직장여성의 삶과 건강

직장여성의 삶과 건강

펴낸곳 서울대학교출판문화원
펴낸이 오연천
지은이 윤순녕·정혜선 외 공저

초판 1쇄 인쇄 2013년 12월 20일
초판 1쇄 발행 2013년 12월 25일

출판등록 제15-3호
주소 서울시 관악구 관악로 1 우편번호 151-742
대표전화 02-880-5252
팩스 02-888-4148
마케팅팀 02-889-4424, 02-880-7995
이메일 snubook@snu.ac.kr
홈페이지 www.snupress.com
영문홈페이지 eng.snupress.com

ISBN 978-89-521-1396-2 93510

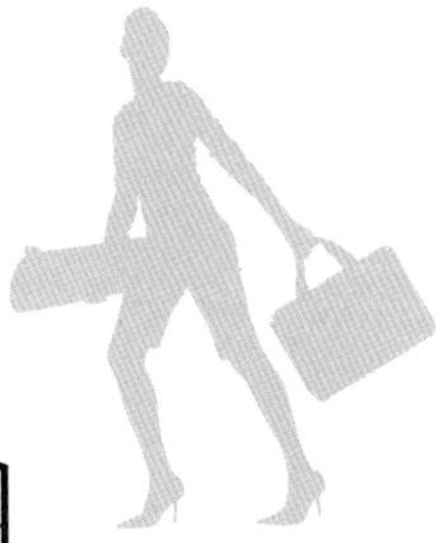

직장여성의

삶과 건강

윤순녕·정혜선 외 공저

서울대학교출판문화원

머리말

우리나라 여성의 취업이 증가하면서 직장생활을 하는 여성의 건강에 대한 관심이 높아지고 있습니다. 이에 직장여성의 건강을 위해 근거기반한 대안에 관심이 있는 전문가와 실무자들이 모여 2004년에 '직업과 여성건강 연구회'를 창립하였습니다.

이 연구회는 한국보건산업진흥원으로부터 3년간 예산지원을 받아 매월 세미나를 개최하며 직업과 여성건강에 관한 연구논문을 리뷰하고, 토론하며 직장여성의 건강관리를 위한 방안을 모색하였습니다. 질병-건강의 연속선상에서 직업으로 인한 질병발생 이후보다는 비용 효과적인 질병예방과 건강증진에 초점을 두었습니다.

연도별 주제는 1차년도(2004년)에는 '생애주기별 직장여성의 건강문제', 2차년도(2005년)에는 '직장여성의 모성보호', 3차년도(2006년)에는 '직장여성의 건강증진행위'가 다루어졌습니다. 특별히 관심 있는 주제는 여성의 전 생애 기간에 걸친 직업과 건강 그리고 사회적으로 주목을 받지 못하는 교대근무, 비정규직, 이주여성의 건강이었고 직장여성의 저출산과 관련된 모성보호였습니다. 그리고 유통업과 금융, 서비스산업의 성장에 따라 급속히 증가된 직장여성의 흡연, 음주, 운동부족과 직무 스트레스, 특히 유해물질과 여성의 생식 건강문제도 중요한 사회적 이슈로 다루었습니다.

이러한 내용들은 직장 내에서 여성의 건강관리를 전담하는 보건관리자, 사업장 밖에서 건강관리를 대행하는 의료기관의 보건관리자와 이들의 사업을 지도하고 관장하는 행정실무자, 직업건강을 전공하는 학생과 교육자에게 유익할 것으로 생각됩니다.

향후 직장여성의 건강 향상을 위해 노력하시는 관계자 분들과 직장여성들의 아낌없는 조언을 구합니다.

끝으로 이 책이 나올 수 있도록 학술 세미나를 지속적으로 지원해 주신 한국보건산업진흥원과 준비한 시간에 비하면 늦은 감이 있으나 집필자들에게 용기를 주신 서울대학교출판문화원 출판연구센터 관계자께 깊은 감사를 드립니다.

2013년 12월

집필자 일동

차례

머리말 • 4

제1장 여성의 생애주기와 건강

여성의 삶과 건강 / 윤순녕 • 13

1. 여성과 건강 • 13
2. 여성의 삶 • 16
3. 여성의 사회참여율 증가 • 17
4. 여성근로자의 건강에 관심을 가져야 하는 이유 • 18

직장여성의 생애주기와 건강 / 김숙영 • 20

1. 생애주기의 구분 • 20
2. 여성근로자의 생애주기별 건강문제 • 22
3. 여성근로자의 생애주기별 건강행위 • 23
4. 여성근로자의 생애주기별 건강관리 방안 • 27

제2장 여성의 취업과 건강

직장여성의 취업현황 / 김영임 • 41

여성의 취업현황 • 41

교대근무와 여성건강 / 이복임 • 56

1. 교대근무 • 56
2. 교대근무와 건강 • 58
3. 교대근무와 여성건강 • 61
4. 건강한 교대근무 • 63
5. 교대근무와 관련된 규정 • 66

비정규직 여성근로자의 건강 / 정진주 • 71

1. 서론 • 71
2. 고용형태와 근로자의 건강 • 73
3. 맺는말 • 109

이주 여성근로자의 건강 / 김희걸 • 112

1. 이주근로자 실태 • 112
2. 여성 이주근로자의 건강실태 • 115
3. 이주근로자를 위한 사회적 지원체계 • 120
4. 여성 이주근로자에 대한 소결 • 122

제3장 직장여성의 건강문제

금연 / 이윤정 • 125

1. 담배이야기 • 125
2. 흡연율 • 131
3. 흡연의 영향 • 132
4. 효과적인 금연 • 139

절주 / 조동란 • 141

1. 서론 • 141
2. 여성의 음주 현황 • 142

3. 음주의 영향 • 147
4. 절주 및 금주 프로그램 • 157
5. 안전한 음주와 절주 • 164
6. 사업장 절주 및 금주 프로그램 사례 • 168

운동과 체중관리 / 정혜선 • 175
1. 운동의 필요성 • 175
2. 운동의 효과 • 176
3. 운동의 원리 • 179
4. 운동의 기본 원칙 • 181
5. 운동의 종류 • 186
6. 운동 시 유의사항 • 188
7. 체중조절과 운동 • 192

직무 스트레스 / 이윤정 • 198
1. 직무 스트레스 • 198
2. 여성의 직무 스트레스 • 203
3. 직무 스트레스 평가 • 207
4. 직무 스트레스 대처법 • 215

뇌·심혈관계 질환 / 최은숙 • 217
1. 개요 • 217
2. 뇌·심혈관 질환 발병위험도 평가 • 218
3. 뇌·심혈관 질환 위험요인과 관리 • 221
4. 심혈관 질환 증상 및 치료 • 227
5. 맺음말 • 229

혈액조혈기 질환 / 이복임 • 230
1. 하지정맥류 • 230
2. 빈혈 • 238

제4장 모성보호와 직장여성건강

국내외 모성보호제도 / 정혜선 • 249

1. 우리나라의 모성보호제도 • 251
2. 외국의 모성보호제도 • 257
3. 모성보호와 관련된 ILO의 규정 • 264
4. 모성보호 실태 요약 • 267

유해물질과 모성보호 / 정혜선 • 270

1. 모성보호를 위한 유해화학물질 관리의 중요성 • 270
2. 유해화학물질이 생식기계에 미치는 영향 • 271
3. 여성과 남성의 생식기계에 영향을 주는 물질 • 273
4. 생식기 건강장애 사례 • 274
5. 유해화학물질과 모성보호에 관한 규정 • 275
6. 관리방안 • 283

직장여성의 임신과 출산 / 정재원 • 285

1. 임신 계획 • 286
2. 임신 초기 관리 • 288
3. 임신 중 건강관리 • 290
4. 출산 • 296
5. 출산 후 관리 • 303

참고문헌 • 309
찾아보기 • 317

제1장

여성의 생애주기와 건강

여성의 삶과 건강

직장여성의 생애주기와 건강

여성의 삶과 건강

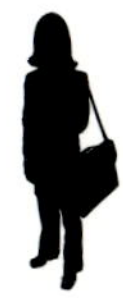

윤순녕

1. 여성과 건강

올바른 의미의 여성건강은 질병이나 출산, 자녀양육의 기능을 넘어서 남성 중심 사회에서 살아가는 여성의 불편함, 즉 여성으로서 겪는 전반적인 경험에 대해 관심을 가지고 여성의 삶 전체적 맥락을 이해하는 것이다(Griffith-Kenny, 1986). 여성은 초경 이후의 가임기부터 생식능력을 상실하게 되는 폐경기, 노년기로 이행되는 과정에서 남성과는 다른 여러 가지 신체적·심리적·사회적 변화를 겪게 된다. 반면 여성은 집안일과 자녀양육·교육문제, 가족건강관리 등에 핵심적인 역할을 수행하기 때문에 여성의 건강은 가족건강에 커다란 영향을 미칠 수 있는 중요한 요소이다. 그러나 그동안 우리 사회에서 여성이 처한 신체적·심리적·사회적 환경이 남성과 다름으로써 나타나는 건강양상의 차이에 대한 연구는 부진한 편이었다.

여성의 건강행위는 각 개인이 처한 사회·문화적 배경에 따라 차이가 있고, 그와 더불어 건강에 대한 지각과 관심, 건강요구는 매우 다르다. 이를테면 국내 몇몇 연구에서 한국 여성들은 주로 전통적인 건강 습관이나 민간요법에 의존하는 경향이 높고, 특히 전통적인 규범을 지닌 여성은 자신의 건강관리를 독립적으로 수행하기보다 배우자에 의해 영향을 받으며 건강전문인에게 의존하는 경향이 있다고 보고한 것이 한 예이다.

현대의 의료사회학자들은 여성과 남성 사이에 존재하는 차이를 과거 생리적 측면에서 접근하던 것에서 문화적·사회적 성(gender)의 측면에서 다루는 관점을 적극적으로 수용하기 시작했다. 사회·문화적으로 부여된 성과 건강과의 관계에 대해서는 여성만이 겪는 독특한 것들, 예를 들어 월경 전 증후군, 갱년기 증상, 자궁절제, 제왕절개, 자궁암, 유방암, 난소암 등을 다룬 연구들과 특히 여성에게 나타나는 골다공증, 식이장애 등에 관한 연구들이 있다.

서구 산업사회에서 이루어진 연구들은 여성이 남성보다 높은 의료 이용률을 보이고 있으며 응급의료서비스를 제외한 거의 모든 종류의 의료서비스를 여성들이 남성보다 더 자주 이용하고 있는 것으로 보고하였다(Meininger, 1986). 그러나 한국의 여성은 남성에 비해 자신의 건강이 좋지 않다고 인식하는 비율이 높고 실제 질병이환율도 연령이 증가하면서 남성에 비해 높은 것으로 나타나고 있으며(질병관리본부, 2009년도 국민건강영양조사결과, http://www.cdc.go.kr) 의료이용률은 남성의 이용률보다 낮은 양상을 보이고 있다. 이는 한국 여성들이 서구 여성들과 마찬가지로 이환율과 의료요구율이 남성에 비해 높은 반면 실제 의료이용률은 높지 않다는 것이다(김정화, 1997). 이런 현상은 여성의 가사, 자녀양육, 경제수준과도 관련이 있으며 특히 의료서비스 이용에 대한 자기결정권이 낮고 정보가 부족하며 사회로부터 주입되어 온 가치관, 건강에 대한 인식 등에서 기인한 복합적 현상의 하나라고 보인다.

우리나라 여성의 평균수명은 84.07세로 남성보다 6.8년이 길어(통계청, 2010) 여성은 남성보다 오래 살긴 하지만 신체적 질환과 이로 수반되는 경제적, 정신적, 사회적으로 어려움을 겪으며 살게 되는 것이다. 이미 많은 연구들이 오래 산다는 것이 더 나은 삶의 질을 의미하는 것이 아니며 오히려 여성 노인들이 겪어야 하는 신체적·심리적·사회적 문제들은 여성 삶의 질과 총체적 건강을 저해하고 있음을 지적하고 있다.

우리 사회가 보건의료 분야의 여러 가지 문제 중에서도 여성건강에 관심을 가져야 하는 까닭은 첫째, 여성은 국가경쟁력의 원천인 '절반의 국민'이고 국가의 미래를 짊어질 국민을 재생산하는 '모성'이기 때문이다.

둘째, 20세기 인류가 이룩한 가장 큰 업적의 하나인 평균수명의 연장이 여성에게 혜택으로 보이는 이면에는 여성 노인의 길어진 수명이 대개 질병으로 고통받는 기간이 되기 때문이다(남정자 등, 2000). 결국 질병을 앓는 삶이 길어질수록 의료비의 증가와 기동성의 저하로 타인에 대한 수발의존도가 높아져 삶의 질을 위협하게 되기 때문이다. 또한 건강수준에 관한 사회계층 간 차이에 있어서도 남녀 간의 차이가 그 어느 계층 간의 차이보다 월등하게 큰 것으로 나타나, 여성의 건강수명 연장과 건강격차를 완화하는 방안이 요구된다.

이에 여성의 직업과 관련된 건강문제와 모성보호를 살펴보고 건강증진 방안을 마련하는 것이 매우 필요하다.

2. 여성의 삶

우리나라 여성의 삶을 가정생활 측면에서 들여다보면 과거에 비해 자녀 수가 줄면서 자녀양육에 소요되는 총 시간도 크게 단축되었고 가족원이 축소됨에 따라 전체적인 가사노동의 양도 줄어들었다. 그러나 자녀 1명을 기준으로 할 때 양육이나 교육에 소요되는 시간이나 비용은 상대적으로 크게 증가했고, 또한 가사노동의 양은 줄었으나 가사노동의 질에 대한 가족원들의 욕구는 더욱 높아졌다. 게다가 아직 자녀양육과 가사노동에 대한 일차적 책임은 여전히 여성에게 맡겨지고 있는 상태이다(이수애, 1997).

더욱이 현재의 입시 위주 교육은 어머니들로 하여금 자녀교육의 지원자나 보조자 역할을 크게 부각시키고 있고 이에 따른 스트레스도 매우 늘어나고 있다. 또한 핵가족화가 일어나면서 가정에서의 역할을 대체해 줄 수 있는 인력이 부족하기 때문에 주부들이 더욱더 가정에 얽매이게 될 수밖에 없다. 최근에 여성의 경제활동 참여가 늘어나면서 가정 내에서 남편이나 다른 가족구성원이 가사 일의 일정 부분을 돕는 역할 변화가 일어나는 추세이다.

그러나 이 2가지 변화의 속도가 크게 달라 여성들의 경제활동 참여 요구는 급격하게 늘어나고 있는 반면, 가사 일을 도와줄 수 있는 남성의 도움이나 가정 내의 대체인력은 그것을 따라가지 못하고 있는 실정이다.

우리나라 직장여성 대부분은 정도의 차이는 있지만, 이중역할 수행에 따른 스트레스를 경험하고 있고 여성들의 취업활동이 여성 자신의 복지에 긍정적으로 기여하는 정도는 가족원의 이해나 협조의 정도 그리고 사회적 지원의 정도에 따라 달라진다.

한국 기혼여성의 전반적 삶의 질은 기혼남성에 비해 낮고 기혼여성 중에서도 교육 수준 및 사회경제적 지위가 높고 부부간 의사소통이 효율적이며 활용 가능한 자원을 많이 보유한 집단과 대비해 그렇지 않은 여성 집단의 삶의 질은 낮은 것으로 나타나고 있다.

한국 기혼여성의 삶의 질이 물질적 요인보다는 심리적 요인에 의해 영향을 받고 객관적 삶의 조건들 역시 심리적 요인에 매개 되어 영향을 미치는 것으로 보고되고 있다. 즉 부부간 효율적 의사소통, 사회적 소속감, 자아존중감, 긍정적 정서 등이 사회경제적 지위 및 활용 가능 자원보다 삶의 질에 더 영향을 미치므로 여성 삶의 질을 살펴보는데 하나의 지표가 되는 총체적 건강을 위한 접근 전략에서 의미 있는 요인으로 볼 수 있다.

3. 여성의 사회참여율 증가

1960년대 이후 한국 사회는 급격한 사회경제적 변화를 경험하였고 여성들의 삶과 사회적 지위도 달라졌다. 과거에 여성은 남편이 경제활동에 전념할 수 있도록 지원하는 가사노동 담당자로만 여겨졌고, 혹은 저소득 계층의 경우 직업전선에 뛰어들면서도 이중적으로 가사노동까지 부담해야 하는 역할에 머물렀다. 그런데 현재는 많은 여성들이 소득계층에 관계없이 사회활동에 적극적으로 참여하고 있는데 비해 여성들의 사회적 지위와 역할의 변화는 그 속도를 따라가지 못하고 있다.

2011년 우리나라 15세 이상 여성 인구는 20,976천 명 정도이며, 이 중 취업자와 실업자를 포함한 일할 의사가 있는 여성 경제활동인구는 약 10,415천 명으로 여성의 경제활동참여율은 49.7%이다(통계청,

2011). 이는 1990년 47%와 비교할 때 증가추세임을 알 수 있다.

여성의 경제활동참여율은 증가하였으나, 우리나라 여성의 경우 다른 OECD 국가에 비해 아직 여성의 경제활동참가율이 낮고, 고학력 여성일수록 남성과의 격차가 크다. 또한 여전히 출산·양육에 기인한 것으로 보이는 경제활동 감소가 1990년대에는 25~29세 연령층에서 현저히 감소하는 M자형을 보였다. 그러나 2006년에는 30~34세에서 경제활동참가율이 감소하였으며 1990년에 비해 조금 둔화된 M자형의 구조를 보여 주었다(여성통계연보, 2007).

우리나라 여성 경제활동의 특징은 첫째, 출산과 육아로 인하여 경제활동참가율이 감소하고 둘째, 교육 수준이 높을수록 경제활동참가율이 낮으며, 셋째, 결혼을 전후로 여성의 취업구조가 상이한데 미혼여성은 사무직 및 상용근로자가 많은 편이나 기혼여성의 경우 서비스업이나 임시직 근로자의 비율이 높고 넷째, 저소득층 기혼여성의 경제활동참가율이 타 계층에 비해 월등히 높다는 것 등을 꼽을 수 있다. 즉 경제활동은 양적으로 증가했으나 질적인 측면에서는 큰 진전을 보이지 못했음을 알 수 있다.

4. 여성근로자의 건강에 관심을 가져야 하는 이유

여성의 취업이 증가함에 따라 기존에 남성근로자에 주로 초점을 맞추었던 산업보건의 영역이 여성에게도 확대되고 있다. 지난 수년간 세계의 많은 나라에서 여성에게 특수한 위험요인에 대한 조사사업과 정책의 설정, 남성과 여성의 작업환경과 건강의 차이를 살펴보는 연구가 수행되고 있다. 이러한 추세는 일반인의 건강문제에 대해 남성에게 적용했던 과학적 전제와 실행이 그대로 여성에게 적용되기 힘들다는 반성과 함께 나타난 건강의 성차 분석과 건강형평성에 기반을 둔 정책의 증가가 산업보건 영역에도 영향을 미친 것이라고 볼 수 있다. 그러나 아직 우리나라에서는 이러한 내용의 연구와 정책이 부족한 실정이다.

남성과 여성은 근로자로서 비슷한 산업과 직종에 종사하고 근로조건이 비슷할 수도 있지만 산업별, 직종별로 분리되어 일하고 있는 경우가 많다. 또한 같은 조직 내에서도 상이한 공정이나 과업을 맡는 경우가 많은 것으로 나타나고 있다. 따라서 일의 차이만큼이나 건강에 영향을 미치는 작업환경과 근로조건도 차이가 있을 것으로 예측된다.

기존의 여성근로자에 대한 연구는 대부분 여성과 남성의 신체적·생리적 기능의 차이로 인한 것이거나 여성의 임신, 출산과 관련한 모성보호에 그 초점이 맞추어졌다. 하지만 여성도 남성과 마찬가지로 일을 하고, 근로조건이 상이하다면 이로 인한 건강장애도 달라지므로 여성근로자가 수행하는 업무에 대하여 분석하고 그로 인해 발생하는 건강장애에 대한 연구가 더욱 필요하다.

직장여성의 생애주기와 건강

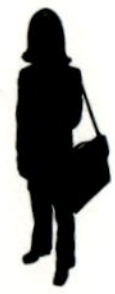

김숙영

1. 생애주기의 구분

건강문제는 연령이나 생애주기별로 큰 차이를 보인다. 여성의 생애주기를 나누는 기준은 분석의 관점과 목적에 따라 여러 가지가 있다. 미국 국립보건원(1995)의 경우 사춘기(1~15세), 청소년기~폐경 전 중년기(15~45세), 전기 노년기(45~65세), 후기 노년기(65세 이후)로 나누고 있다. 이에 따른 주요 건강문제로는 사춘기(1~15세)는 태아의 남아와 여아 간의 발달 차이, 어머니의 건강이 아기에게 미치는 영향, 여아의 사회심리적 발달, 자아개념 등을 든다. 청소년기~폐경 전 중년기(15~45세)의 경우 성 접촉으로 인한 감염, 피임, 임신·출산, 악성종양, 우울증, 심장질환, 만성골반통 등을 들며, 전기 노년기(45~65세)는 폐경과 관련된 건강문제, 호르몬 치료, 골다공증, 심리·정서적 문제 등을, 후기 노년기(65세 이후)에는 노화문제, 삶의 질, 상실과 슬픔, 자가간호, 우울 등을 들고 있다(Fogel, Woods, 1995).

남정자 등(2000)은 한국 여성을 영유아기(0~6세), 청소년기(7~18세),

가임기(19~44세), 중 · 장년기(45~64세), 노년기(65세 이상)의 5단계로 나누었다. 이 보고서에 따르면, 우리나라 여성의 생애주기별 주요 건강문제는 영유아기(0~6세)의 경우 출생성비 불균형, 저체중 출생아에 관한 것이고 청소년기(7~18세)의 경우 10대 임신, 여성 흡연 증가에 관한 것이며, 가임기(19~44세)는 생식건강의 질 저하, 중 · 장년기(45~64세)는 근골격계 질환, 비만, 저조한 건강검진율에 관한 것, 노년기(65세 이상)는 삶의 질 저하에 관한 것을 들었다.

이은희 등(1999)은 생애주기를 연령보다는 결혼과 출산을 중심으로 하여 동일한 연령이라도 결혼 여부에 따라 미혼과 출산양육 집단으로 나누었으며 미혼 집단(18~40세), 출산양육 집단(18~40세), 중노년 집단(40세 이상)의 3단계로 구분하기도 하였다. 그러나 중년기와 노년기를 합쳐 하나의 집단으로 하였기 때문에 신체적 변화, 가족구조, 사회적 역할 등에 있어 뚜렷한 구분이 이루어지는 중년기와 노년기의 차이점을 살펴볼 수 없다는 한계가 있다.

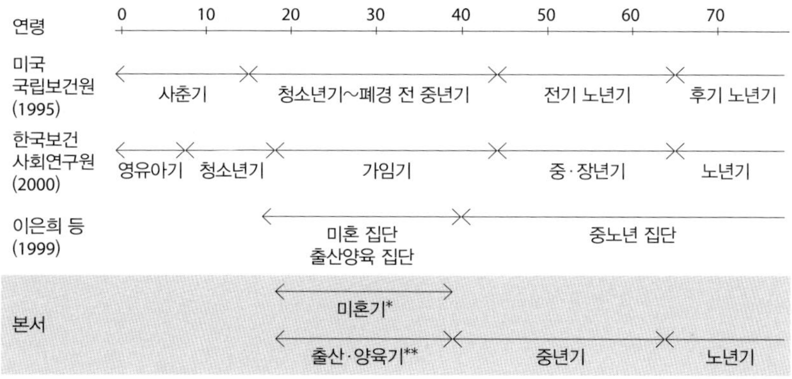

* 미혼기는 20~29세 여성 중 결혼하지 않은 여성
** 출산 · 양육기 여성은 20~40세 미만의 기혼여성

출처: 윤순녕, 김숙영, 이지윤(2005). 한국 여성의 건강증진행위. 서울대학교출판부

〈그림 1〉 생애주기의 틀 비교

본 장에서는 여성근로자의 생애주기를 여성이 겪는 주요 생활변화에 따라 미혼기, 출산·양육기, 중년기, 노년기로 나누었으며, 미혼기 집단은 20세 이상~40세 미만의 미혼여성, 출산양육 집단은 20세 이상~40세 미만의 기혼여성, 중년기 집단은 40세 이상~65세 미만의 기혼여성, 노년기 집단은 65세 이상의 기혼여성으로 정의하여 각 생애주기별로 건강문제와 건강행위, 건강관리 방안을 제시하도록 하겠다.

2. 여성근로자의 생애주기별 건강문제

국민건강영양조사(2002년) 자료에 의하면 여성근로자의 만성질병 유병률은 미혼기 때 30.8%, 출산·양육기 때 42.4%였다가 중년기에 60.2%로 높아지고 노년기에는 89.6%였다.

생애주기별로 많이 발생하는 10대 만성질병을 살펴보면 미혼기 여성근로자는 치아우식증의 유병률이 가장 높고, 다음이 위염소화궤양, 만성변비, 알레르기성 비염, 만성알레르기, 월경이상·생리통, 여드름 등 피부병, 빈혈, 만성두통·편두통, 발무좀 순이었다. 소화기계 질환이 상위를 차지하고 알레르기 질환과 생식기계 계통의 문제, 빈혈이 포함된 것이 눈에 띈다.

출산·양육기 여성근로자의 10대 만성질병은 위염소화궤양이 가장 많고, 다음이 치아우식증, 만성두통·편두통, 요통·좌골통, 알레르기성 비염, 만성변비, 발무좀, 빈혈, 만성알레르기, 관절염 순이었다. 10대 질환에 요통·좌골통, 관절염 등 근골격계 질환이 등장한 것이 미혼기 여성근로자와의 차이라고 보인다.

중년기 여성근로자의 10대 만성질병 유병률은 관절염이 가장 높고 다음이 위염소화궤양, 요통·좌골통, 치아우식증, 고혈압, 만성두통·

편두통, 발무좀, 신경통, 디스크, 만성변비 순이었다. 관절염이 가장 높은 유병률을 보이는 질환으로 대두되었으며, 그 외에도 요통·좌골통, 신경통, 디스크 등 근골격계 질환이 모두 10대 질환에 포함되고 있다. 그리고 고혈압이 10대 질환에 포함되었다.

노년기 여성근로자의 10대 만성질병은 관절염이 가장 많고 다음이 요통·좌골통, 고혈압, 위염소화궤양, 신경통, 당뇨병, 디스크, 만성두통·편두통, 골다공증, 발무좀 순이었다. 여전히 근골격계 질환의 유병률이 높고 새로이 당뇨병과 골다공증이 10대 만성질환에 포함되었다.

3. 여성근로자의 생애주기별 건강행위

2002년 국민건강영양조사 결과에 따른 생애주기별 남녀근로자의 흡연율은 〈그림 2〉와 같다. 흡연율은 남성근로자가 여성근로자보다 높았다. 그러나 남성근로자는 나이가 들어갈수록 흡연율이 감소하는 데 비해 여성근로자는 미혼기에 흡연율이 가장 높고 출산·양육기에 감소하였다가 다시 연령이 증가함에 따라 증가하는 양상을 보였다.

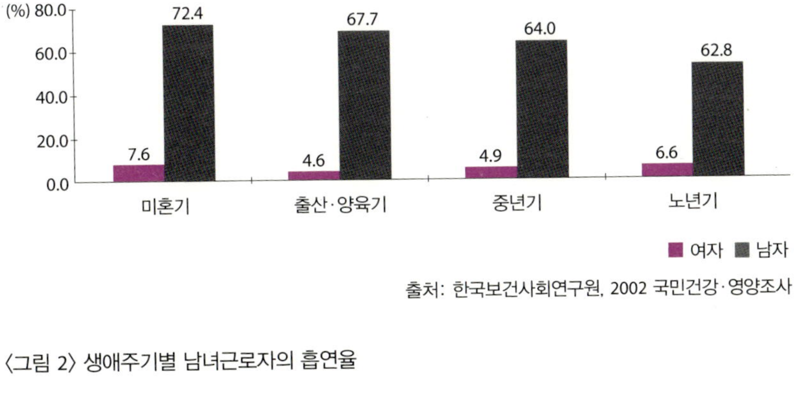

출처: 한국보건사회연구원, 2002 국민건강·영양조사

〈그림 2〉 생애주기별 남녀근로자의 흡연율

흡연자를 대상으로 금연을 시도해 본 적이 있는지 물었을 때 각 생애주기별로 여성근로자는 흡연자의 21.8~62.9%가 금연을 시도해 본 적이 있다고 응답하였고, 남성근로자는 48.2~57.8%가 금연을 시도해 본 적이 있다고 응답하였다.

금연을 시도한 적이 없는 근로자를 대상으로 금연 미시도 이유를 물었을 때 여성근로자들은 '다른 마땅한 스트레스 해소책이 없어서'가 가장 높은 비율을 나타내었고 남성근로자들은 '금연 필요를 못 느껴서'가 가장 높은 비율로 나타났다.

음주율은 남성근로자가 여성근로자보다 높았으며 남녀근로자 모두 나이가 들어감에 따라 감소하는 양상을 보였다. 따라서 미혼기 남녀근로자의 음주율이 가장 높았다.

운동 실시 정도에 대해서는 한 달간 최소 주당 1번, 1회 20분 이상 규칙적으로 운동하였는지 물었을 때 여성근로자는 미혼기의 22.3%, 출산·양육기의 19.0%, 중년기의 18.9%, 노년기의 10.2%가 한다고 응답하였다. 남성근로자는 미혼기의 28.9%, 출산·양육기의 30.0%, 중년기의 32.5%, 노년기의 29.1%가 한다고 응답하였다. 전 생애주기에서 여성근로자의 운동실천율이 남성보다 낮았으며, 남성은 나이가 증가함에 따라 운동실천율이 증가하다 노년기 때 감소하였으나 여성근로자는 나이가 증가함에 따라 감소하는 경향이 나타났다.

1회 20분 이상, 주당 3회 이상의 규칙적 중등도 운동실천율을 살펴보았을 때 역시 남성근로자가 여성근로자보다 높았다. 또한 남성근로자는 출산·양육기, 미혼기, 중년기, 노년기 순으로 운동실천율이 높아졌으며, 여성근로자는 노년기, 출산·양육기, 중년기, 미혼기 순으로 운동실천율이 높았다.

자신이 비만하다고 인지하는 비율은 여성이 26.6~42.8%의 분포를 보였고 남성은 19.5~34.2%의 분포를 나타내었다. 지난 1년간 체중

조절 여부를 살펴보면 여성근로자는 '아무노력안함'을 제외하면 감소하려고 노력하는 비율이 가장 높았는데 미혼기 41.2%, 출산 · 양육기 37.5%, 중년기 30.8%, 노년기 9.5% 순으로 나이가 젊을수록 감소하려는 노력을 많이 하는 것으로 나타났다.

건강검진수진율은 전 생애주기에서 남성근로자의 수진율이 여성근로자보다 높게 나타났다. 남녀근로자 모두 연령이 증가함에 따라 건강검진수진율이 높아지다가 노년기에 다시 감소하는 양상을 보였는데 남녀 모두 건강검진수진율이 가장 낮은 군은 미혼기였다.

우울인지율은 전 생애주기에서 여성근로자가 남성근로자보다 높게 나타났다. 여성근로자는 중년기의 우울인지율이 66.2%로 가장 낮고 미혼기의 인지율이 75.3%로 가장 높았다. 남성근로자는 미혼기의 우울인지율이 48.0%로 가장 낮고 중년기의 우울인지율이 54.3%로 가장 높았다.

여성근로자의 스트레스 인지율은 중년기에 38.5%로 가장 낮고 노년기에 45.9%로 가장 높았다. 남성근로자의 스트레스 인지율은 노년기에 26.2%로 가장 낮고 출산 · 양육기에 43.2%로 가장 높았다.

지난 1년간 죽고 싶다는 생각을 해본 적이 있는지에 대한 질문에 '그렇다'고 응답한 사람의 비율은 전 생애주기에 걸쳐 여성근로자가 남성근로자보다 높았다. 여성근로자의 자살사고율은 출산 · 양육기 때 21.9%로 가장 낮았고 노년기 때 26.4%로 가장 높았다. 남성근로자의 자살사고율은 출산 · 양육기 때 10.9%로 가장 낮았고 중년기 때 13.7%로 가장 높았다.

생애주기별 여성근로자의 건강관리법을 질문하였을 때 전 생애주기에 걸쳐 '없다'고 응답한 비율이 가장 높았다. 건강관리법은 생애주기에 따라 약간 차이를 보였는데 미혼기는 운동/걷기(22.7%)가 가장 많았고, 출산 · 양육기는 휴식/수면(19.4%), 중년기는 운동/걷기(20.6%),

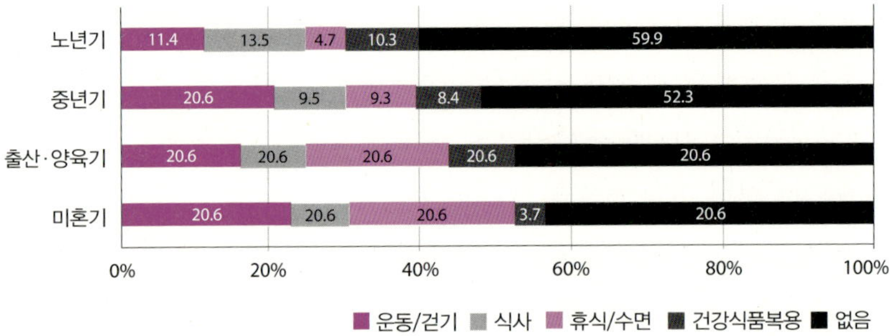

출처: 한국보건사회연구원, 2002 국민건강·영양조사

〈그림 3〉 생애주기별 여성근로자의 건강관리법

노년기는 식사관리(13.5%)를 가장 많이 하는 것으로 나타났다.

여성근로자는 미혼기의 8.7%, 출산·양육기의 7.2%, 중년기의 11.9%, 노년기의 18.8%가 '자신이 건강하지 못하다'고 인식하고 있었다.

피로인지도는 전 생애주기에서 여성근로자가 남성근로자보다 높았으며 여성근로자는 출산·양육기의 피로인지도가 22.5%로 가장 낮았고 중년기가 30.1%로 가장 높았다. 남성근로자는 노년기의 피로인

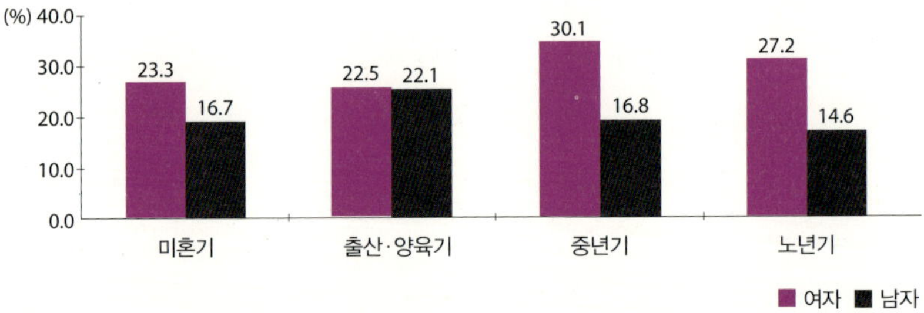

주: 자가보고
(4점 척도 피로를 ① 언제나 느낌 ② 때때로 느낌 ③ 거의 안 느낌 ④ 전혀 안 느낌 중 ①, ② 응답자 비율임)

출처: 한국보건사회연구원, 2002 국민건강·영양조사

〈그림 4〉 생애주기별 남녀근로자의 피로인지율

지도가 14.6%로 가장 낮았고 출산·양육기에 있는 남성근로자의 피로 인지도가 22.1%로 가장 높았다.

4. 여성근로자의 생애주기별 건강관리 방안

1) 미혼기(20~40세 미만의 미혼여성)

20, 30대 여성근로자가 가장 많이 종사하는 업종은 공공개인서비스업이고, 다음이 도소매업, 제조업, 음식숙박업 순이다. 20대 여성근로자의 산업재해 중 가장 높은 비율을 나타낸 것은 근골격계 질환이고, 다음이 세균·바이러스, 과로·스트레스 등 기타 질환, 뇌·심혈관 질환 순이었다. 세균·바이러스성 질환과 과로·스트레스 등 기타 질환에서 20대의 차지 비율은 상당히 높다. 30대 여성근로자의 산업재해 중 가장 높은 비율을 보이는 것은 근골격계 질환이고, 다음이 뇌·심혈관 질환, 과로·스트레스 등 기타 질환, 세균·바이러스 순이다.

미혼기 직장여성은 흡연율과 음주율, 아침 식사 결식률이 전 생애주기 중 가장 높아 건강행위가 좋지 않고 스트레스·우울 등의 증상을 호소하는 비율도 노년기와 더불어 가장 높아 정신건강상태도 좋지 않은 것으로 나타났다. 또한 자신이 건강하지 않다고 인지하는 비율은 생애주기 중 가장 낮아 자신의 건강에 대한 과신과 아직 젊어서 건강과 건강관리의 중요함을 충분히 인식하지 못하는 것이 불건강한 건강행위를 낳는 것으로 생각된다. 이에 이후 생의 기본 체력을 다지는 시기로서, 올바른 건강습관 형성 및 질병예방을 위한 프로그램이 필요한 시기이다.

미혼기 여성근로자에게 필요한 건강관리프로그램은 다음과 같다.

- 흡연·음주프로그램은 기존의 남성 중심 프로그램에서 탈피하여 여성의 참여를 고려한 프로그램이 개발되어야 한다. 이 시기는 사회활동이 많아 사회적 지지 정도가 높은 시기이므로 또래 집단 문화를 건강증진을 추구하는 방향으로 이끌어 가는 것이 필요하다. 따라서 직장에서의 건강증진프로그램도 또래 모임을 활용한 방안을 고민해야 한다. 건강증진 행위가 유익하다는 것은 잘 알고 있는 시기이나 건강의 중요성에 대한 인식이 부족한 시기이므로 건강증진프로그램의 내용은 이를 고려하여 구성되어야 한다.
- 이 시기의 아침 식사 결식률은 전 생애주기 중 가장 높고, 10대 만성질환 중에는 위염소화궤양과 만성변비가 각각 2, 3위를 나타내고 있다. 또한 빈혈도 10대 만성질환 안에 들어 올바른 식습관을 형성하고 고른 영양소를 섭취하도록 하는 식습관 개선 프로그램이 이 시기에 요구된다.
- 체중조절에 관심이 많고 따라서 운동실천율도 타 생애주기 그룹보다 높다. 이 장점을 이용하여 지속적으로 운동실천율을 높이며 적정 체중을 유지할 수 있도록 직장 내 프로그램 지원이 필요하다.
- 우울·스트레스 인지 정도, 자살사고율이 높은 그룹이다. 이에 적절한 스트레스관리프로그램과 상담프로그램을 제공하는 것이 필요하다.
- 미혼 여성근로자를 대상으로 실질적인 피임교육을 포함한 성교육을 실시하여야 한다. 직장 내에서 폭력이나 성희롱은 절대 허용되지 않는다는 정책을 수립하고 모든 근로자들에게 주지시킨다. 미혼 여성근로자를 다수 고용하고 있는 사업장에서는 근로

자 상담요원을 지정하여 성희롱 등 기타 문제 해결에 도움을 주도록 한다.

- 미혼이긴 하나 임신, 출산이 가능한 가임기 여성으로서 자신의 작업환경이 건강, 특히 모성건강에 미치는 영향에 대하여 정확히 숙지하고 대처할 수 있도록 작업환경 관련 교육을 강화하는 것이 필요하다.
- 가임여성으로서 풍진예방접종 유무를 확인하고 접종을 권장한다. 빈혈유병률이 높으므로 올바른 식습관에 관한 교육을 포함한 빈혈관리가 요구된다.

2) 출산 · 양육기(20~40세 미만의 기혼여성)

미혼기와 같은 연령대로 공공개인서비스업 종사 비율이 가장 높고, 다음이 도소매업, 제조업, 음식숙박업 순이다. 20, 30대 여성근로자의 산업재해 중 가장 높은 비율을 나타낸 것은 근골격계 질환으로 전체 여성근로자의 31.8%를 차지하였다. 다음은 세균 · 바이러스성 질환이었으며 전체 여성근로자의 72.5%를 차지하였다. 그다음은 뇌 · 심혈관 질환, 과로 · 스트레스 등 기타 질환 순이었다.

근골격계 질환이 10대 만성질환에 포함된 것이 미혼기와의 차이이다.

출산 · 양육기 여성의 임신중절 실태를 보면 1980년대부터 계속 50%대의 임신중절 경험 비율을 보이고 있다. 즉 기혼여성 두 사람 중 한 사람은 인공유산을 경험한 것이다. 우리나라의 2003년 제왕절개분만율은 38.9%로 세계보건기구(WHO)가 권장하는 10~15%의 3, 4배에 이르고 선진국 중 제왕절개분만율이 가장 높은 미국의 20%(1998년)보다도 2배 정도 높다. 제왕절개분만은 여성과 신생아의 생명과 건강에 심각한 위협을 준다. 한편 15~44세 유배우부인의 모유수유 비율은 1985년 59.0%에서 2000년 10.2%로 급격하게 감소하여 세계 최하위 수준이다.

여성 취업의 증가와 고령화사회로의 진전으로 육아와 노인부양이라는 이중 부담을 갖는 가구가 증가하게 되었다. 자녀양육과 노인부양 같은 가족문제에 대한 불안감과 불충분함은 직장생활에도 영향을 미쳐 결근과 비생산적인 근무시간을 낳을 뿐만 아니라 근로자의 건강과 기업의 생산성에도 좋지 못한 영향을 미치고 있는 것으로 나타나고 있다.

출산·양육기 직장여성은 미혼기 직장여성에 비해 전반적으로 건강행위가 다소 나아지는 양상을 보인다. 이는 이 시기에 결혼이나 양육 등으로 사회적, 가정적으로 부여받은 역할로 건강에 대한 책임감이 증대되기 때문으로 생각된다. 그러나 규칙적인 중등도 이상의 운동실천율은 노년기 다음으로 가장 낮아 가족으로 인하여 건강에 대한 책임감은 높아졌으나 가사노동과 직장생활의 병행으로 정작 개인적 관심에 자원을 투입하거나 자기 자신을 위한 시간을 확보하는 것은 어려워지는 시기인 것으로 종합된다. 또한 아직도 높은 제왕절개분만율과 임신중절경험률, 낮은 모유수유율 등은 향후 개선되어야 할 사항이고 10대 만성질환에 근골격계 질환이 등장한 것이 눈에 띄는 시기이다.

출산·양육기 여성근로자에게 필요한 건강관리프로그램은 다음과 같다.

- 직장생활과 가사노동의 병행으로 따로 운동할 시간과 비용을 부담하는 데 어려움이 있으므로 직장 내 운동프로그램을 제공하는 것이 필요하다. 적절한 운동프로그램은 중년 이후 찾아오는 골다공증을 예방하기 위해서도 중요하다. 운동프로그램은 체중조

절과 체력증진으로 근골격계 질환 예방에도 효과적이다. 이 시기 여성들은 임신과 출산과정을 겪으며 급격한 체중증가를 경험하게 된다. 이때 증가된 체중이 이후에도 그대로 남아 비만으로 이행되지 않도록 이 시기에 적절하고 효과적인 운동프로그램이 필요하다.

- 올바른 교육으로 제왕절개분만율과 인공임신중절경험률을 낮춘다.
- 모유수유가 가능한 착유실을 설치하여 운영한다.
- 가족기능이 높은 시기이므로 가족참여프로그램을 개발하여 시행한다.
- 출산전후 휴가제도와 임산부에게 제한되는 근로조건 등 모성보호법과 권리에 대한 정보를 제공한다.
- 임신 중인 여성근로자는 각종 유해하고 위험한 작업으로부터 격리하고 과중한 근로로 인한 신체적, 정신적 부담을 제거하여야 한다. 또한 목, 허리, 다리 등의 통증을 배려하여 임신한 근로자에게 일하기 편리하고 적절한 작업대와 의자를 제공하는 것이 필요하다.
- 출산·양육기 여성으로서 자신의 작업환경이 건강, 특히 모성건강에 미치는 영향에 대하여 정확히 숙지하고 대처할 수 있도록 작업환경 관련 교육을 강화하는 것이 필요하다.
- 여성들은 임신을 하면서 부인과적인 정기 건강검진을 시작하게 되는 경우가 많다. 따라서 이 시기에 형성된 부인과 건강검진 습관을 출산 후에도 지속적으로 유지할 수 있도록 교육하는 것이 요구된다.
- 자궁암, 유방암 등 부인과질환에 대한 정기적인 건강검진의 중요성에 대하여 교육하고 실행토록 한다.

- 요통·좌골통, 관절염 등의 유병률이 높아진 시기이므로 이에 대한 적절한 관리와 예방법으로 요통예방체조교육 등이 요구된다.
- 기업에서 단지 근로자의 노동조건이나 직장생활뿐만 아니라 근로자의 전반적인 삶의 질을 향상시키는 가족친화적인 프로그램을 도입하는 것은 출산·양육기 직장여성에게는 고용을 계속 유지할 수 있고 직무만족도와 직무수행도를 높일 수 있는 매우 고무적인 일이다. 이에 탄력근로제, 자녀·노인들의 간호나 관련 사항을 처리하기 위한 휴가제, 가족간호제, 자녀를 위한 프로그램 제공 등 직장-가정 양립을 위한 프로그램 지원이 요구된다.

3) 중년기(40~55세 미만의 기혼여성)

중년기 여성근로자는 음식숙박업에 가장 많이 종사하고, 다음이 도소매업, 제조업, 공공개인서비스업 순이었다. 중년기 여성근로자의 산업재해 중 가장 높은 비율을 나타낸 것은 근골격계 질환으로 전체 여성근로자의 산재인정 근골격계 질환 중 중년기 여성근로자가 차지하는 비율이 60%에 가깝다. 그다음으로 높은 비율을 나타낸 질환은 뇌·심혈관 질환으로 이 역시 전체 여성근로자의 50% 정도를 차지한다. 다음은 과로·스트레스 등 기타 질환, 세균·바이러스성 질환 순이다. 전체 여성근로자의 산업재해 중 중년 여성근로자가 차지하는 비율은 50%를 상회하여 생애주기별로 산업재해가 가장 많이 발생하는 시기이다.

중년기는 폐경을 겪게 되는 시기로 폐경에 따른 갱년기 증상은 다른 신체 체계에도 영향을 주어 골다공증 및 근골격계 질환, 심혈관계 질환, 비뇨생식기계에 다양한 문제를 초래한다. 또한 폐경은 정서적 변화를 수반한다. 폐경으로 인해 여성적 매력을 잃지 않을까 하는 우려와 자녀들이 성장하여 독립함에 따라 지금까지 수행해 오던 모성 역할에 더 이상 가치를 부여하지 못함에 따른 상실감과 무가치감, 신체의 노화현상으로 인한 삶의 무의미함과 공허감 및 죽음의 임박감 등으로 우울증이 발생할 수 있다.

여기서 중년기 여성근로자는 40~54세 여성근로자를 의미한다. 이는 일반적으로 지칭하는 중년기와는 다소 차이가 있다. 중년기 여성근로자의 건강행위는 출산·양육기와 더불어 타 생애주기에 비해 양호한 편이다. 하지만 노년기로 접어들기 직전 시기로 만성질환유병률이 높아져 이에 대한 준비가 필요하고 또한 이 시기의 여성근로자들은 영세 소규모 사업장에 종사하는 비율이 높아 사업장 내에서의 건강관리가 취약한 실정이다. 특히, 제조업이나 서비스업에 종사하는 중년 여성은 심한 육체노동을 요하는 작업에 남성보다 저임금으로 고용되어 있다.

중년기 여성근로자에게 필요한 건강관리프로그램은 다음과 같다.

- 근골격계 질환, 골다공증과 고혈압, 당뇨 등 만성퇴행성 질환을 관리하고 예방하기 위하여 적절한 유산소 운동이 필요하다. 유산소 운동은 뼈와 심장의 기능을 향상시키고 혈중 콜레스테롤을 정상으로 유지시켜 주므로 이들 질환예방에 중요하며 또한 체중이 감소되어 비만을 예방한다.
- 이 시기는 건강에 대한 관심은 높으나 올바른 정보가 부족한 시기로 올바르고 다양한 정보를 제공해 주는 것이 필요하다. 생리적으로 정신질환이나 스트레스 등이 발생하기 쉬운 연령이며, 가사노동과 직장에서의 스트레스로 이중 부담을 갖고 있으므로 이를 관리하기 위한 종합적인 대책이 마련되어야 한다. 스트레스 관리 및 정신건강 증진을 위하여 직장 내외의 사회적 지지체

계를 강화하는 방안이 필요하다.

- 중년기 여성의 근골격계 질환 유병률은 남성보다 높다. 사업장 단위에서 중년기 여성근로자를 위한 근골격계 질환을 예방하기 위한 전략과 적절한 체중유지 및 비만관리가 이루어져야 한다.

갱년기 건강문제 해결을 위하여 신체적 건강문제뿐만이 아닌 정신사회적 건강문제를 고려한 총체적인 건강관리프로그램이 필요하다.

- 근로자의 학습능력을 고려한 작업환경 관련 교육이 필요하다.
- 작업환경이 취약한 영세 소규모 사업장 종사 여성근로자를 대상으로 유해인자 및 관리에 대한 교육이 요구된다.
- 중년기는 악성종양의 발생이 증가하는 시기이므로 유방암, 자궁암, 골다공증 등 여성 다발 질환에 대한 건강진단을 확대하는 것이 필요하다.
- 유방암 자가검진 프로그램을 실시하여 자가관리가 가능하도록 한다.
- 정기적인 혈압측정, 혈당 및 콜레스테롤을 측정하여 건강을 적정 수준에서 지속적으로 관리하고, 질병을 조기 발견하도록 한다.
- 만성질환관리를 위하여 생활양식(체중관리, 식사관리, 규칙적 운동 등)을 개선할 수 있도록 지도하는 것이 필요하다.

4) 노년기(55세 이상 여성근로자)

노인복지법에서는 65세 이상 인구를 노인이라고 정의하나 고령자 고용촉진법에서는 55세 이상인 자를 고령자, 50~55세 미만인 자를 준고령자로 정의한다. 노년기 여성근로자는 농림어업에 가장 많이 종사하고, 다음은 도소매업, 공공개인서비스업, 제조업, 음식숙박업 순이다.

노년기 여성근로자의 산업재해 중 가장 높은 비율을 나타내는 것은 뇌·심혈관계 질환이고, 다음이 근골격계 질환, 유기용제, 진폐, 과로·스트레스 등 기타 질환 순이다.

노년기에는 근골격계, 심맥관계, 신경계, 소화기계 등 신체 각 부분의 노화가 일어나고 따라서 노동 관련 능력도 30대의 노동 관련 능력을 1로 보았을 때 60세에는 청각, 자세균형, 기억력, 악력 등이 0.29~0.83까지 감소하고 동작반응시간은 1.30으로 늦어진다(한국산업안전공단, 2004).

심리적 측면의 노화로는 연령이 증가하면서 기억력과 습득력이 떨어지고 신체적 질병과 관련하여 우울상태가 나타난다. 또한 노화로 인한 사회적 기능의 손상은 주변 환경과의 상호작용이 평형을 이루지 못할 때 나타나게 되는 것으로 타인에게나 자신의 일상생활에 대한 흥미의 상실, 불행감, 불만족, 부정적 자아개념과 원만치 않은 대인관계 등이 있다.

그러나 고령근로자는 풍부한 경험, 높은 숙련도, 높은 직무만족도, 긍정적인 생각과 태도, 그리고 일에 대한 성실한 동기화 등의 긍정적인 면을 지니고 있다. 고령근로자의 육체적 기능 쇠퇴가 곧바로 사회적 활동능력이 감소하는 것이 아니며, 이들에게 사회적, 경제적인 기회를 제공하고 개발하는 것이 고령사회의 과제라는 새로운 인식이 필요하다.

정신적·육체적인 능력은 노화에 따라 감소하지만, 반대로 사회적인 능력으로 다른 사람과의 관계를 유지하는 능력은 연령이 증가함에 따라 발달한다. 고령근로자들이 연령 증가에 따라 신체적·인지적 능력이 감소되었다고 하더라도 직무에 대한 선택과 최적화를 통해서 예전과 같은 수준으로 직무수행능력을 유지할 수 있다.

노년기 여성의 경제활동참가율이 증가함에 따라 전체 여성근로자의 산업재해 중 노년기 여성근로자가 차지하는 비율도 점차 증가하고 있다. 노년기 여성근로자는 만성질환 유병률이 높고 건강행위도 미혼기와 더불어 가장 좋지 않은 것으로 나타나 집중적 관리가 필요한 집단이다. 또한 노년기 여성근로자들은 소규모 영세사업장에 비정규직으로 종사하는 비율이 높고 저소득 여성이 많은 취약한 집단으로 이에 대한 관리가 요구된다.

노년기 직장여성의 흡연율은 미혼기 다음으로 높다. 이에 금연프로그램이 필요하며 프로그램은 여성근로자가 참여할 수 있도록 배려해야 한다.

노년기 여성근로자에게 필요한 건강관리프로그램은 다음과 같다.

- 근골격계 질환, 골다공증과 고혈압, 당뇨 등 만성퇴행성 질환을 관리하고 예방하기 위하여 적절한 유산소 운동이 필요하다. 유산소 운동은 뼈와 심장의 기능을 향상시키고 혈중 콜레스테롤을 정상으로 유지시켜 주므로 이들 질환 예방에 중요하며 또한 체중이 감소되어 비만을 예방한다.
- 이 시기는 건강에 대한 관심은 높으나 올바른 정보가 부족한 시기로 올바르고 다양한 정보를 제공하여 주는 것이 필요하다.
- 생리적으로 정신질환이나 스트레스 등이 발생하기 쉬운 연령이므로 이를 관리하기 위한 종합적인 대책이 마련되어야 한다.
- 생애주기 중 사회적 지지가 가장 약한 시기로 스트레스 관리 및 정신건강 증진을 위하여 직장 내외의 사회적 지지체계를 강화하는 방안에 대한 고민이 필요하다.
- 사업장 단위에서 노년기 여성근로자를 위한 근골격계 질환을 예방하기 위한 전략을 마련해야 한다.
- 적절한 체중유지 및 비만관리가 이루어져야 한다.

• 유방암, 자궁암, 골다공증 등 여성 다발 질환에 대한 건강진단을 확대하는 것이 필요하다.
• 유방암 자가검진 프로그램을 실시하여 자가관리가 가능하도록 한다.
• 정기적인 혈압·혈당·콜레스테롤 측정으로 고혈압, 당뇨, 고지혈증을 철저히 관리하도록 한다.
• 만성질환관리를 위하여 생활양식(체중관리, 식사관리, 규칙적 운동 등)을 개선할 수 있도록 지도하는 것이 필요하다.

노년기 여성근로자의 노동능력에 적합한 작업환경 개선을 해야 한다.

• 조명은 밝게 하고, 청각신호보다는 청각과 시각신호를 동시에 사용한다.
• 계단의 경사를 완화하고, 미끄럼방지조치를 한다.
• 중량물 운반은 기계화하고, 작업도구는 가볍게 경량화하며, 작업속도를 낮춘다.
• 개인의 건강상태, 경험, 희망을 고려하여 작업을 조정한다.

여성근로자의 학습능력을 고려한 교육을 실시한다.

• 되도록 개별 교육을 실시한다.
• 교재의 글씨는 크게 한다.
• 교육의 속도는 천천히 하며, 내용을 생략하지 않는다.
• 저소득 빈곤여성근로자에게는 지역사회 자원 활용에 대한 정보를 제공한다.

제2장

여성의 취업과 건강

직장여성의 취업현황

교대근무와 여성건강

비정규직 여성근로자의 건강

이주 여성근로자의 건강

직장여성의 취업현황

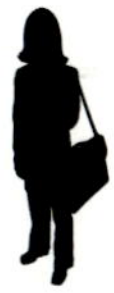

김영임

여성의 취업현황

우리나라 여성의 취업현황을 여성 경제활동인구와 여성 취업인구로 구분하여 알아보기로 한다. 경제활동인구는 만 15세 이상 인구 중 조사기간 동안 재화나 용역을 생산하기 위하여 노동을 제공한 사람과 노동을 제공할 능력이 있는 사람을 말하며, 취업자와 실업자를 포함하는 개념이다. 취업인구는 수입을 목적으로 1시간 이상 일한 자, 또는 가족종사자로 주당 18시간 이상의 무급 가족 종사자 그리고 직업이나 사업체는 있으나 질병 등으로 일하지 못한 일시휴직자가 포함된다. 그러므로 경제활동인구 중 실업자를 제외한 경우 취업인구가 된다.

1) 여성 경제활동인구

여성 경제활동인구에 대해 경제활동참여율과 실업률, 연령별, 교육정도별, 산업분류별, 사업장 규모별로 살펴보기로 한다.

가. 여성 경제활동참여율

산업화가 진행되면서 가정 내 무형의 근로자였던 여성이 공장으로 진출하게 되었고, 이제 공장뿐 아니라 사회 각 분야에서의 임금근로자로서 사회경제에서 차지하는 비중이 날로 증가하고 있다. 통계청 자료에 의하면 2011년 현재 우리나라 15세 이상 여성 인구는 20,976천 명 정도이며, 이 중 취업자와 실업자를 포함한 일할 의사가 있는 여성 경제활동인구는 약 10,415천 명으로 여성의 경제활동참여율은 49.7%이다. 이는 1990년 47%, 2000년 48.3%, 2006년 50.3%와 비교할 때 증가 추세를 보이고 있다(그림 5).

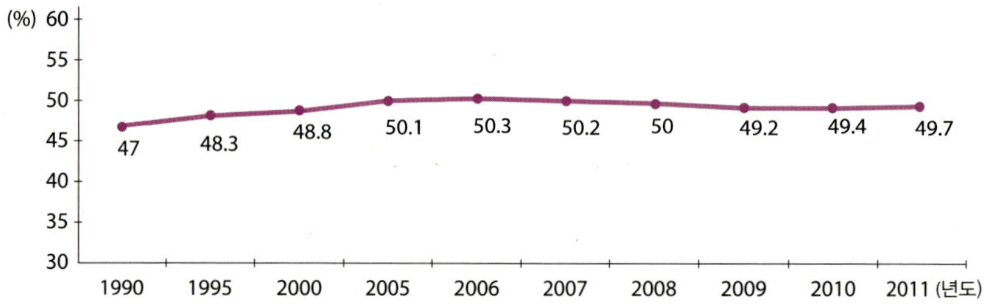

출처: 통계청, 『경제활동인구연보』, 각년도

〈그림 5〉 연도별 여성 경제활동참여율

이렇듯 우리나라의 여성 경제활동참여율이 증가하고는 있지만, 아직도 대부분의 OECD 국가보다 낮은 수준에 있다. 2005년 우리나라 여성 경제활동참여율은 50% 수준인 데 비해, OECD 평균은 60.4%이며, 일본은 60.8%, 미국은 69.2%, 캐나다는 73.1%, 스웨덴은 77.7%를 보이고 있다(표 1).

〈표 1〉 OECD 국가의 여성 경제활동참여율: 15~64세

(단위: %)

국가명	2001년	2003년	2005년
캐나다	70.8	73.2	73.1
프랑스	62.3	63.6	63.8
독일	63.8	64.5	66.9
이탈리아	47.3	48.3	50.4
일본	60.1	59.9	60.8
노르웨이	76.4	75.8	75.4
스페인	51.6	55.7	59.1
스웨덴	77.1	76.8	77.7
영국	69.0	69.2	69.6
미국	70.4	69.7	69.2
전체 OECD	59.4	59.6	60.4

출처: OECD, 「OECD Employment Outlook」(2005)

나. 여성 실업률

2006년 우리나라의 여성 경제활동참여율 50.3%는 2005년의 50.1%보다 0.2% 상승한 것인데, 여성 실업률은 2.9%로 전년의 3.4%보다 하락하여 2개년도를 비교해 볼 때, 근소하지만 여성 취업률이 상승하는 양상을 보이고 있다.

다. 성별 경제활동참여율

남성 경제활동참여율은 2011년 73.1%를 나타내 여성 참여율에 비해 23.4% 높다. 하지만 1990년과 비교해 보면 남성이 74%, 여성이 47%로 남성과 여성의 차이가 27%였던 것에 비하여 2011년 차이는 23.4%로 남성 참여율은 감소하고 여성 참여율은 약간 증가하는 양상을 보이고 있다.

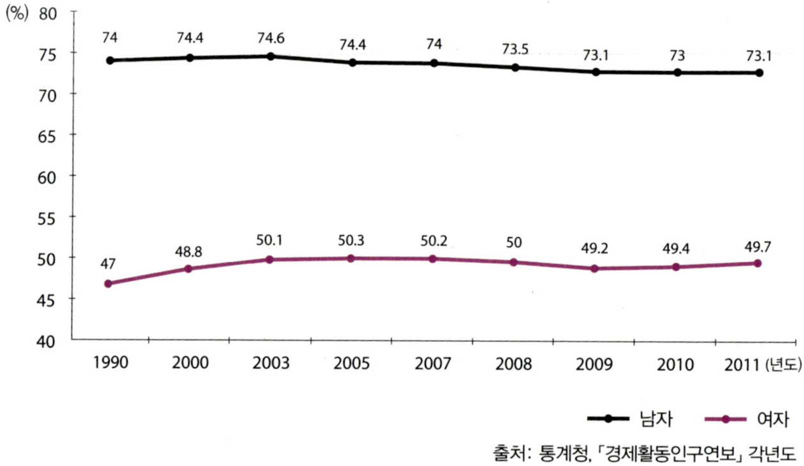

〈그림 6〉 성별 경제활동참여율 추이 비교

라. 연령별 여성 경제활동참여율

여성의 경제활동참여율은 2006년 이전만 하더라도 25~29세가 가장 높고, 30대 전반에 감소하였다가 40대 전반까지 계속 증가하다가 이후 다시 감소하는 양상을 보였다. 1990년 자료와 비교해 보면 두 기간 모두 약한 M자형을 보이는 것은 동일하나 1990년대는 20~24세가 가장 정점을 이룬 반면, 2006년에는 25~29세가 정점을 이루어 5년 정도 취업 연령이 옮겨진 것을 알 수 있다.

이를 최신 자료를 통해 10년 연령 간격으로 살펴보면 20대 연령층보다 40대 연령층이 가장 높은 양상을 나타내고 있다.

여성의 경우 20대는 취업과 임신·출산기를 거쳐 감소하다가 40대 이후 취업률이 증가하는 양상을 보이는데, 이러한 양상은 과거와 비교해 취업시기와 결혼연령이 늦어짐으로 인해 그 차이가 이동된 것이라 할 수 있다. 여성도 60세 이전까지 지속적으로 취업활동을 하고 있으므로 결혼, 임신, 출산, 육아기를 거치는 여성 취업인구에 대한 연령대

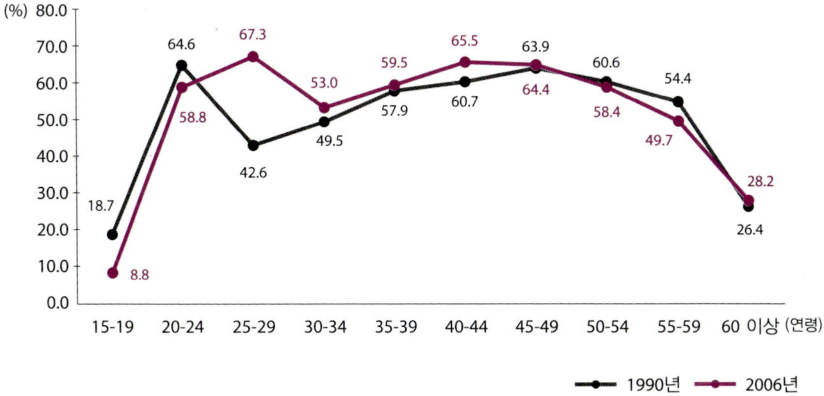

출처: 한국여성정책연구원, 여성통계연보(2007)

〈그림 7〉 연령별 여성경제활동 참여율

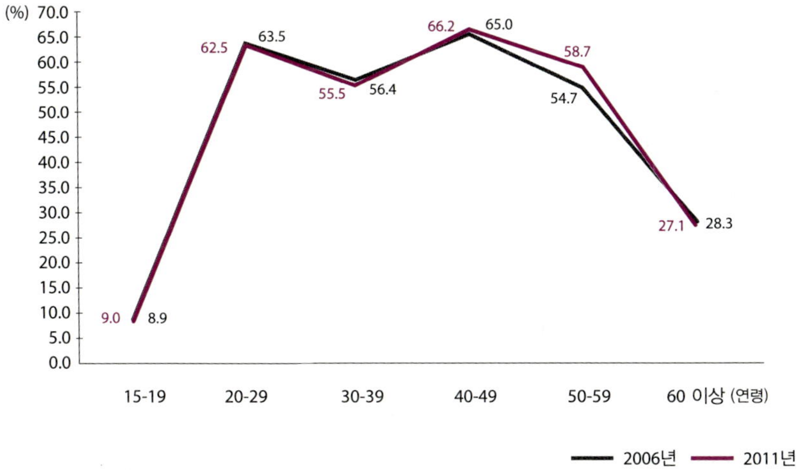

출처: 통계청, 성/연령별 경제활동인구

〈그림 8〉 연령별 여성경제활동 참여율

별 관심과 여성 중장년층 및 노인인구 경제활동에 대한 부가적 지원이 요구된다.

마. 교육정도별 여성 경제활동참여율

2011년 현재 여성의 경제활동참여율은 대졸 이상이 64.6%, 고졸이 58.5%, 중졸 38.1% 초졸 이하 37.7%로 학력이 높을수록 경제활동참여도 높은 것으로 나타나고 있다. 특히 대졸 이상은 전체 평균 경제활동참여율인 49.7%보다 14.9% 높은 수준을 보인다. 2001년과 비교해 초졸 이하의 감소와 더불어 대졸 이상의 증가 폭이 두드러지게 높게 나타나고 있어 대조되는 양상을 나타내고 있다.

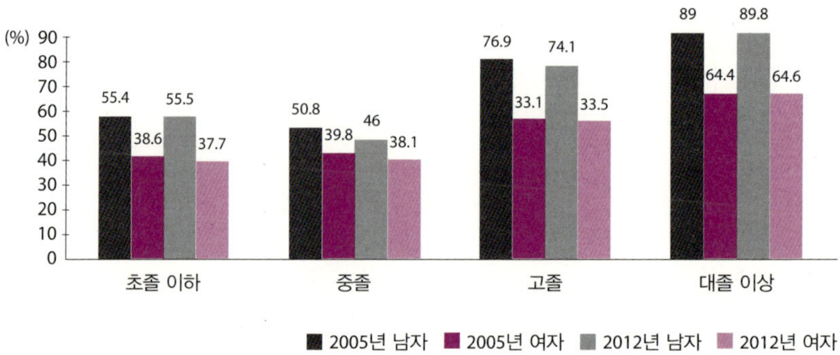

출처: 통계청, 「경제활동인구연보」 각년도

〈그림 9〉 성별 교육 수준별 경제활동참가율

또한 남성과 여성의 교육 수준별 경제활동참여율의 차이는 대졸 이상에서 25.4%, 고졸에서 20.6%, 중졸이 7.9%, 초졸이 17.8%로 교육 수준이 높을수록 경제활동참여에서 남성과의 차이가 더 커 향후 교육을 더 받은 여성의 경제활동참여 촉진이 필요함을 시사하고 있다.

한편, OECD 국가의 교육정도별 여성경제활동참여율은 대졸에서 스웨덴이 90.6%로 가장 높고, 대부분 국가에서 80%를 상회하고 있다. 전체 평균으로 보면 대졸이 82.8%로 가장 높고, 중고졸, 초졸 순으로 고학력일수록 경제활동참여가 활발함을 보여 주고 있다. 우리나라에서도 대졸 이상이 가장 높지만 OECD 국가들의 수준에는 훨씬 못 미치는 수준이다.

〈표 2〉 OECD 회원국 교육정도별 여성 경제활동참여율(2005) (25~64세 / 단위: %)

회원국	초졸	중고졸	대졸
캐나다	49.2	74.0	82.4
프랑스	58.7	75.3	83.4
독일	54.3	72.9	83.0
이탈리아	36.5	68.2	81.0
일본	32.4	61.8	67.0
노르웨이	64.3	79.3	89.2
스페인	45.5	70.7	83.7
스웨덴	63.0	82.5	90.6
영국	47.9	76.1	87.5
미국	48.7	69.7	79.7
전체 OECD	51.0	70.4	82.8

출처: OECD, OECD Employment Outlook(2007)

2) 여성 취업인구

경제활동인구 중 실업자를 제외한 여성근로자에 대해 연령별, 교육정도별, 산업분류별, 사업장 규모별로 살펴보기로 한다.

가. 연령별 여성 취업인구

2011년 현재 여성근로자의 연령별 구성비는 40대가 26.8%로 가장 높게 나타나 1990년에 20대가 27.4%로 가장 높았던 것과 차이를 보인다. 최근으로 올수록 40세 이상 연령층의 취업구성비가 늘고 있어 20대보다 40대의 취업률이 높아진 역전 현상을 보이고 있다. 또한 60세 이상 취업구성비도 꾸준히 증가하고 있는 양상이다.

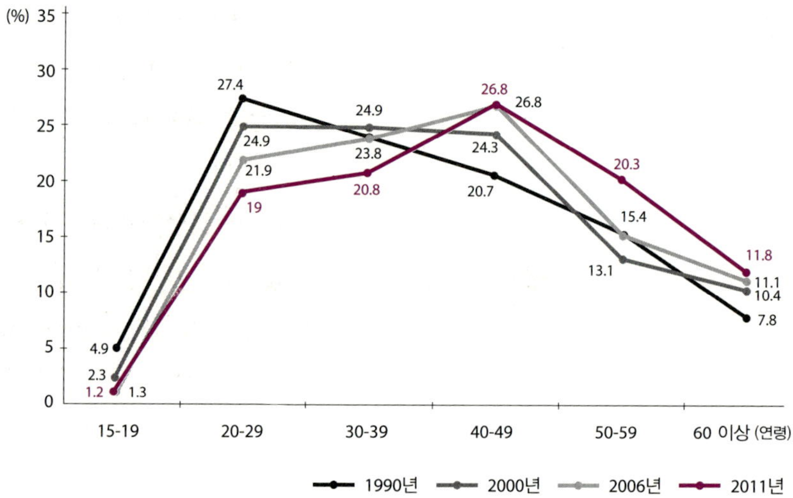

출처: 통계청, 「경제활동인구연보」 각년도

〈그림 10〉 여성근로자의 연령별 구성비

나. 교육정도별 여성 취업인구

여성의 교육정도별 취업자는 고졸 39.9%, 대졸 이상 29.4%, 초졸 이하 18.4%, 중졸 12.3% 순으로 나타났으며(2006년), 1990년과 비교해 볼 때 고졸과 대졸 이상은 증가하였고, 초졸 이하와 중졸은 감소하였는데, 특히 초졸 이하가 절반 정도로 감소하고, 대졸 이상의 여성 취업인

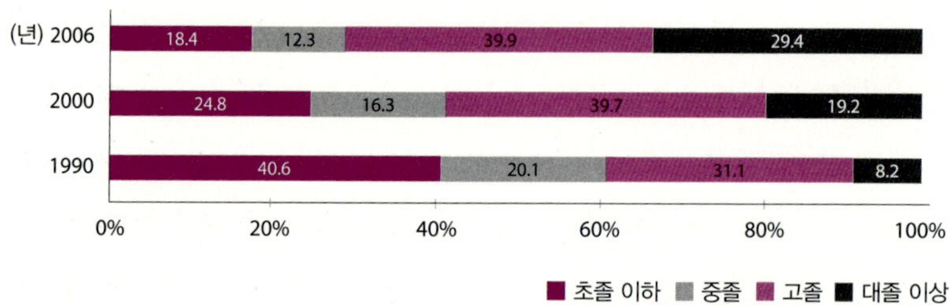

출처: 통계청, 「경제활동인구연보」 각년도

〈그림 11〉 여성근로자의 교육정도별 구성비

구는 3.6배 정도 증가하여 상반된 양상을 보이고 있다. 특히 2000년 이후 대졸 이상의 여성 취업률이 급격히 증가한 양상을 나타내고 있다.

다. 산업분류별 여성 취업인구

2008년 현재 여성근로자가 근무하는 사업장의 산업 대분류별 분포를 보면(표 3) 사회 및 개인서비스업, 도소매업, 부동산, 금융 등 3차 산업에 78.8%가 근무하며, 2차 산업인 광공업(제조업)에는 13.3%, 1차 산업에는 7.9%가 근무하여 서비스업 분야가 차지하는 비율이 높다. 연대별로 비교해 볼 때 1·2차 산업 취업 비중은 감소하고 3차 산업 여성취업 비중은 더 증가되는 경향을 보이는데, 이는 이 분야에 직장여성에 대한 관심이 구체화되어야 함을 의미한다.

이를 남성과 비교하여 여성이 상대적으로 많이 취업하고 있는 업종은 '가사서비스업', '보건 및 사회복지사업', '음식숙박업', '교육서비스업' 등 4개 업종으로 나타났으며, '건설업', '광업', '운수업' 등의 남성 중심 업종의 여성 취업률은 매우 낮게 나타나고 있다.

〈표 3〉 산업 대분류별 취업현황 (단위: 천 명)

산업별	여성			남성		
	2000년	2006년	2008년	2000년	2006년	2008년
계	8,769	9,706	9,874	12,387	13,444	13,703
농림,어업	1,072 (12.2%)	838 (8.6%)	783 (7.9%)	1,171 (9.5%)	947 (7.0%)	910 (6.6%)
광공업	1,535 (17.5%)	1,374 (14.2%)	1,313 (13.3 %)	2,775 (22.4%)	2,812 (20.9%)	2,788 (20.3%)
사회간접자본 및 기타 서비스업	6,161 (70.3%)	7,495 (77.2%)	7,779 (78.8%)	8,442 (68.2%)	9,686 (72.0%)	10,005 (73%)

출처: 통계청, 「경제활동인구연보」 각년도

한편, 2006년의 취업현황을 2000년과 그림을 통해 구체적으로 비교해 보면, 사업서비스업, 교육서비스업, 보건 및 사업복지사업, 기타 개인 공공, 수리 및 개인서비스업 등 서비스업 분야에서 취업이 증가한 반면, 농업 및 임업, 제조업의 1차 산업분야와 3차 산업분야에서는 도매 및 소매업, 가사서비스업에서 감소한 양상을 보이고 있다(그림 12 참조).

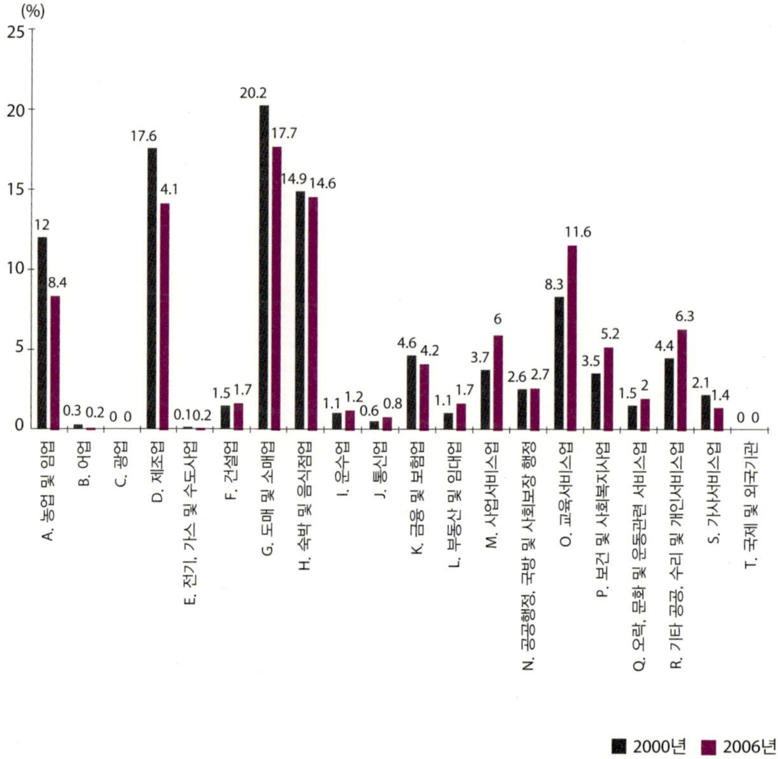

출처: 통계청, 「경제활동인구연보」 각년도

〈그림 12〉 여성의 산업별 취업자

라. 직종별 여성 취업 분포

2011년 직종별 직장여성의 분포는 서비스 판매직 30.85%, 기능, 기계 단순조립이 23.37%로 전체의 54%에 이르고, 관리자 전문가가 21.37%를 차지하고 있으며, 농림어업 숙련 종사자는 5.84%를 나타내고 있다. 이는 2004년에 비해 서비스 종사자 및 농림어업 숙련 종사자는 감소하고, 전문가 및 사무 종사자가 증가된 양상을 보이는 것이다.

〈표 4〉 직종별 여성 취업 분포

직업별	2004	2011
* 관리자 · 전문가(1,2)	16.42	21.37
1. 관리자	0.45	0.52
2. 전문가 및 관련 종사자	15.97	20.85
3. 사무 종사자	16.11	18.56
* 서비스 · 판매 종사자(4,5)	35.98	30.85
4. 서비스 종사자	18.63	16.20
5. 판매 종사자	17.35	14.65
6. 농림어업 숙련 종사자	8.16	5.84
* 기능 · 기계조작 · 조립 · 단순노무 종사자(7~9)	23.32	23.37
7. 기능원 및 관련 기능 종사자	4.30	3.32
8. 장치, 기계조작 및 조립 종사자	3.91	3.24
9. 단순노무 종사자	15.11	16.81

출처: 통계청, 「경제활동인구연보」 각년도

구체적으로 직종별 여성 취업 분포를 살펴보면, 2011년 현재 전문가 및 관련 종사자의 비율이 가장 높으며, 다음이 사무 종사자, 판매 종사자, 단순노무 종사자의 순으로 나타나, 2004년의 자료와 비교해 볼 때 전문가와 사무 종사자가 각각 4.9%와 2.5% 수준 증가한 반면, 서비스 종사자와 판매 종사자가 2.4%와 2.7% 감소한 것이 특징이라 할 수 있다.

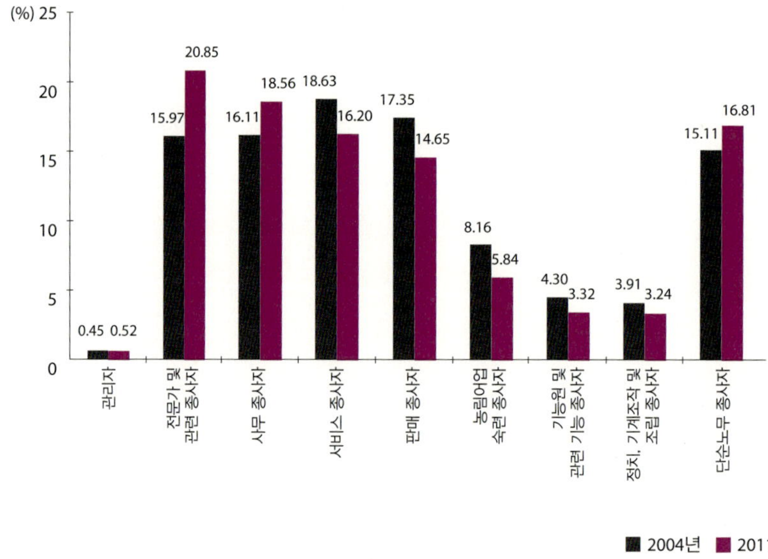

출처: 통계청, 「경제활동인구연보」 각년도

〈그림 13〉 직업별 취업자 분포

마. 사업장 규모별 여성 취업인구

우리나라의 여성근로자를 사업장 규모별로 살펴보면 2010년 300인 이상의 사업장에 12.5%가 취업하고 있고, 300인 미만 사업장에 87.5%가 근무하고 있다. 세부적으로 더 구분하여 보면 50인 이상 300인 이하의 사업장에 16.6%, 50인 미만 사업장에 67.8%가 취업해 있는데, 그중 10인 미만 사업장에 39.0%가 취업하고 있어 직장여성의 3분의 2가 50인 미만 소규모 사업장에서 근무하고 있는 것을 알 수 있다(그림 14). 이러한 양상을 2007년과 비교해 보면 300인 이상 사업장 여성근로자 비율이 약간 증가하였고, 50인 미만 사업장에 취업하고 있는 여성근로자의 비율은 비슷하나, 특히 10인 미만 영세 사업장의 여성근로자가 약간 감소한 양상을 보이고 있다.

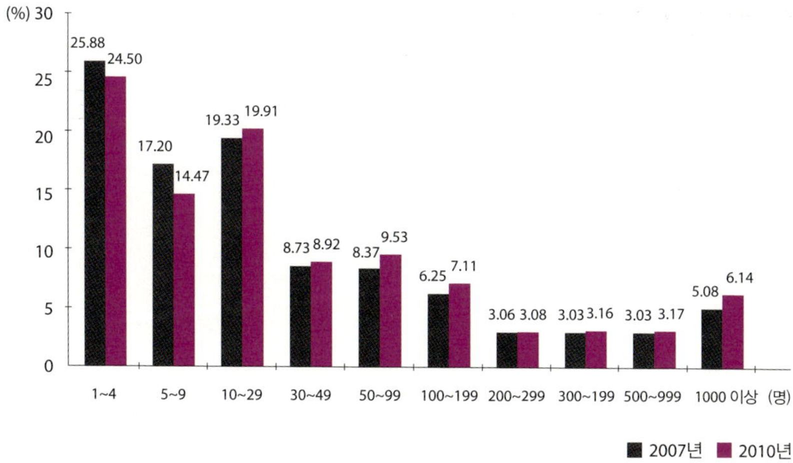

출처: 노동청, 「사업체 노동실태현황」 각년도

〈그림 14〉 사업장 규모별 직장여성 분포

바. 고용형태별 여성 취업 분포

고용형태별 여성근로자 분포를 살펴보면 2006년 임시직 근로자가 30.0%, 일용근로자가 10.8%로 전체의 40.8%가 비정규 근로자 신분이고, 상용직 근로자는 27.0%를 나타내고 있다. 이를 2000년과 비교해 보면, 임시, 일용, 무급 종사자의 비율이 61.6%에서 54.3%로 감소하고, 상용근로자의 비율이 약간 증가하였지만, 여성의 고용 불안은 여전히 전체 취업자의 절반이 넘는 수준에 있다.

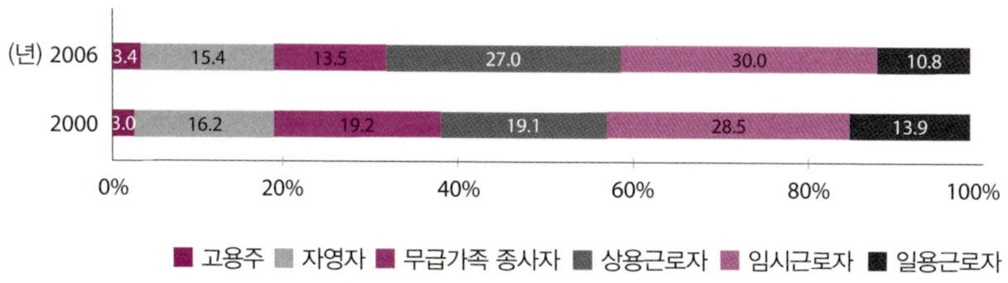

출처: 통계청, 「경제활동인구연보」 각년도

〈그림 15〉 여성근로자 고용형태

사. 여성 취업 특성에 대한 함의

우리나라 전체 여성경제활동률은 약 50% 수준으로 갈수록 증가하고 있으나 OECD 국가 평균 60.4%와 비교해 볼 때 아직 낮은 수준이다. 교육정도별로 대졸 이상 학력의 여성 경제활동 인구가 64.6%로 최근 들어 증가하고는 있지만, 이 역시 OECD 국가의 대졸 평균 92.8%와 비교하면 아직 낮은 수준으로 고학력 여성인구에 대한 취업경제활동 기회가 증가되어야 할 것이다. 연령별로 40대가 가장 활발한 취업 양상을 보이는데, 이는 20대의 경제활동률에서 30대 이후 다시 증가하는 급한 M자형 양상이 굳어지는 양상을 보이는 것이며, 더불어 60세 이후까지 꾸준히 활동하는 양상을 보이고 있어 연령대별 결혼, 출산, 양육으로 이어지는 사회적 관심이 뒷받침되어야 함을 시사하고 있다.

최근 우리나라 여성의 취업 양상은 20대부터 취업하기 시작해 40대까지 증가하다 이후 감소하되 60대 이후까지 10% 이상 취업하는 양상으로 평생직업화되는 경향을 보이고 있다. 교육정도별로 중졸 이하의 취업률은 감소하고 고학력 특히 대졸 이상 여성 취업이 증가하고 있으며, 산업부문에서는 1차 업종의 취업률이 감소하고 전문관리직업종 취업률이 증가하는 양상이다. 직종별로는 농림어업 숙련 종사자는 감소하고, 전문기술행정 관리자가 증가된 양상을 보이고 있다. 사업장 규모별로는 300인 이상 사업장 여성근로자 비율이 12.5%로 대부분 여성근로자는 300인 미만 사업장에 근무하며, 50인 미만 사업장 취업이 전체 취업의 3분의 2 이상을 차지하고 있는데, 최근 사업장 규모별 취업 양상은 300인 이상에서 약간 증가하였고, 10인 미만 영세 사업장의 여성근로자가 약간 감소한 양상을 보이고 있다. 직종별로 사무관리 전문직이 약간 증가하고 있으나 아직 40%에 미치지 못해 고용구조의 다양화가 요구된다. 고용형태별로 임시, 일용, 무급 종사자의 비율이 최근 6년간 61.6%에서 54.3%로 감소하고, 상용근로자의 비율이 약간 증가하였지만, 여성의 고용 불안은 여전히 전체 취업자의 절반이 넘는 수준에 있어 열악한 상태이다.

이를 통해 볼 때, 우리나라 여성 취업률은 더 향상되어야 하며, 연령별 각 연령대가 취업할 수 있는 사회적 지원과 관심, 아울러 여성 고학력인력 활용을 통한 사회적 자원의 창출이 필요하다. 고용구조에서 상용근로자 비율은 전체의 3분의 1에 못 미치고 있어 안정적 근무환경에서 취업할 수 있는 제도적 지원이 있어야겠고, 특히 출산·양육기 여성근로자를 위한 50인 미만 영세 사업장 취업근로자에 대한 적극적 지지가 요구된다.

교대근무와 여성건강

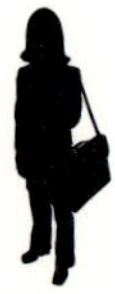

이복임

1. 교대근무

교대근무란 작업자들을 2개 조 이상으로 나누어 이들을 각기 다른 시간대에 근무하도록 함으로써 기업의 전체 작업시간을 늘리는 조정제도이다.

교대제가 주로 시행되는 업무는 간호사, 경찰, 소방관, 경비원, 택시운전사 등과 같이 의료, 방송, 통신 등의 국민생활과 이용자의 편의를 위한 공공사업 분야부터 석유정제나 화학공업, 금속제련 등 작업공정상 조업 중단이 어려운 산업분야에 이르기까지 매우 다양하다. 발전소의 경우 석유, 석탄, 핵 등의 자원을 이용하여 전력을 생산하기 위해 보일러, 터빈 등의 기계·설비를 작동시키는 발전 공정상 24시간 작업가동이 불가피하고 이를 위해 1일에 4~6개 조가 3교대로 순환교대 방법에 따라 연속교대 체계의 교대근무를 실시하고 있다.

교대근무는 배치방법에 따라 크게 '고정교대'와 '순환교대'로 구분할 수 있는데, 고정교대는 각 교대조가 영구히 같은 교대시간에 할당

되는 것이며, 순환교대는 일정 기간마다 교대시간을 변경하는 것이다(손경현, 2006).

또한 근무조와 근로시간에 따라서도 구분할 수 있는데, 24시간 근무 후 24시간 휴식하는 2조 격일제, 12시간 근무 후 12시간 휴식하는 2조 2교대, 12시간 근무 후 24시간 휴식하는 3조 2교대, 3조가 하루에 8시간씩 각각 근무하는 3조 3교대, 3조가 하루에 8시간씩 근무하고 나머지 1개 조는 쉬게 되는 4조 3교대 등으로 구분된다. 대부분 근로자가 2교대 근무와 3교대 근무를 하고 있는데, 2교대 근무제는 근무자를 2개 조로 나누어 1개 조가 하루(24시간)를 근무하고 다음 근무조와 교대하는 근무방식이다. 이러한 2교대 근무제는 막대한 업무시간과 야간 근무로 인한 스트레스의 증가로 많은 문제점을 가지고 있어 현실적으로 일반기업체에서도 '경비직' 이외에는 채택하지 않는 제도이다. 3교대 근무제는 근무자를 3개 조로 나누어 1개 조가 각각 8시간씩 근무하는 방법이다. 지하철공사의 경우 4개 조를 편성하여 1일 8시간 3교대 근무를 채택하고 있다. 그러나 이러한 방식은 실제 많이 사용되고 있지 않다. 경찰공무원의 경우는 12시간을 근무하고 24시간을 휴무하는 3교대 방식을 택하고 있고, 교정직 공무원의 경우 당번, 비번, 일근 방식의 변형된 3교대 근무제를 채택하고 있다.

교대근무 양상은 근무시간, 근무조가 바뀌는 양상에 따라 다양하게 구분되지만 교대근무 체계는 특정한 교대근무에서 연속적으로 근무하는 연수에 따라 느린 교대근무, 중간 교대근무, 빠른 교대근무로 나눌 수 있다(손경현, 2006).

수 주 이상 근무 후에 교대근무를 하는 느린 교대근무는 교대근무 시 일주기 리듬이 새로운 환경에 적응하는 동안 리듬의 교란이 지속되지만, 일단 적응된 후에는 수행능력이 정상상태로 복구되는 장점이 있다. 따라서 이러한 교대근무 형태는 급격한 환경변화에 대해 리듬이 쉽게 교란되는 반면 빠르게 적응하는 일주기 리듬의 변화 진폭이 적은 사람에게 적합하다. 3일 내지 2주 정도 근무 후에 교대근무를 하는 중간 교대근무는 리듬이 교란된 후 충분히 적응할 시간적 여유가 없으며 적응된다 하더라도 다시 다른 근무시간대로 교대되어 가장 바람직하지 못하다. 1~2일마다 교대근무를 하는 빠른 교대근무는 일주기 페이스메이커(circadian pacemaker)의 내적 불일치가 적으므로 일주기 리듬변화(circadian rhythm)가 적게 일어난다. 이러한 교대근무는 이전 환경으로 돌아가고 바로 적응하게 되지만, 수행능력이 낮게 나타나는 단점도 있으므로 환경변화에 즉시 일주기 교란이 유발되지 않는 일주기 리듬의 진폭이 큰 사람에게 적합하다.

현재 우리나라 전체 생산직 근로자의 4명 중 1명이 교대제를 시행하고 있다. 통계에 따르면 우리나라의 교대근무 사업장은 5인 이상 산업재해보상보험에 가입한 제조업체 사업장의 약 19.6%이며, 상시근로자 수가 300인 이상의 사업장의 경우 2조 2교대 근무(25.4%)와 3조 3교대 근무(23.6%)의 비율이 가장 높다(노동부, 2004). 병원 종사자들의 경우에는 과중한 업무량과 업무 지속성의 중요성으로 인해 교대근무는 필수불가결하며 또한 업무 과중을 해소하기 위한 업무 효율성 측면에서 3교대 또는 2교대형의 근무 형태가 점차 늘어나고 있는 실정이다(정연재, 2008).

2. 교대근무와 건강

사람에게는 생체리듬과 수면각성리듬이 있다. 생체리듬은 내인성 일주기리듬(endogenous circadian rhythm)이라고 하는데, 이는 1729년 굴광성식물이 낮 시간 동안 빛에 노출되면 잎이 열리고 밤에는 잎이 닫히는 현상이 빛이 전혀 없는 어둠 속에서도 일어난다는 사실을 발견한 이후부터 알려지기 시작하였다. 사람의 생체리듬은 밤이 시작되면 멜라토닌 분비가 시작되고, 프로락틴 분비가 2배로 늘어나며, 코티졸 분비와 수면성향이 증가하게 된다. 아침이 되면 멜라토닌 분비가 중지되고, 프로락틴 분비가 다시 반으로 줄어들며, 코티졸 분비와 수면성향이 감소하게 된다. 일반적으로 체온과 멜라토닌으로 측정하게 되는데, 체온은 새벽 5시경 최소값을 보이고 저녁 6~7시경에 극값을 보이고 멜라토닌은 밤 10시경에 분비되기 시작하여 새벽 3시경에 극값에 도달하고 아침 10시경에 분비가 종료된다.

교대근무를 하는 경우 생체리듬과 수면각성리듬이 부조화를 이룰 수 있는데, 이를 비동기화(desynchronization) 상태라고 한다.

멜라토닌 분비가 최대가 되는 새벽 3시경, 체온이 최소가 되는 새벽 5시경 가장 졸리게 되는데 야간근로자는 가장 졸릴 때 작업을 해야 하고, 잠을 자야 하는 낮에는 멜라토닌 분비가 중지되고 체온이 급상승하면서 가장 잠들기 힘든 때가 된다.

교대근무 시작 시 모든 근로자가 생체리듬 교란을 경험하나, 시간이 경과할수록 대부분의 근로자는 적응하지만, 5~20% 정도의 근로자들은 적응에 실패하게 된다(CDC, 1986). 40세 이상의 고연령이거나 주간근무를 하는 사람들과 공동생활을 하는 경우, 생체리듬의 교란에 대한 내구력이 낮은 경우 적응에 실패하기 쉬워진다.

교대근무에 적응하지 못하는 경우 정서장애, 소화기계·내분비계·심맥관계 질환 등의 교대근무 부적응 증후군(Shift Maladaption Syndrome)이 유발되게 된다. 교대근로자들은 숙면을 취할 수 없어 만성적으로 피로가 누적되며, 면역력과 관계있는 멜라토닌 호르몬의 분비가 억제되어 감기 등 감염성 질환에 잘 걸린다. 또 우울증, 위장질환, 고혈압, 심근경색, 기억력 감퇴, 월경불순, 성기능 감퇴 등도 야근자에게 흔하다. 일반적으로 교대근무 부적응 증후군과 관련된 대표적 증상으로는 수면장애와 만성적인 피로감, 작열감, 변비, 설사와 같은 위장관계 질환, 불면증 자가치료와 관련된 알코올과 약의 남용, 사고와 실수의 증가, 우울증, 피로, 감정장애, 권태감, 인격 변화, 대인관계의 어려움 등이다.

그러나 무엇보다 조심해야 할 것은 집중력 저하로 인한 각종 사고 위험의 증가이다. 호주 수면연구센터의 연구에 따르면 17시간 동안 잠을 자지 않고 운전을 하면 혈중알코올농도 0.05(면허정지 기준), 24시간 동안 잠을 자지 않고 운전을 하면 혈중알코올농도 0.1(면허취소 기준) 상태로 운전하는 것과 같다. 실제로 야간근무자들의 60~70%가 교통사고를 당할 뻔한 경험이 있는 것으로 조사되고 있다. 체르노빌 핵발전소 사고(Mitler et al. 1988), 기관사의 안전사고(Hildebrandt et al. 1974), 가스작업장에서의 계기판 판독오류(Bkerner et al. 1955) 등 수많은 대형 참사가 교대근무로 인한 집중력 저하와 관계 깊은 것으로 알려져 있다.

이러한 신체적·정신적 건강문제뿐만 아니라 사회적 문제도 발생하게 된다. 대부분의 교대근로자에게는 휴일 개념이 없다. 주간근무가 끝나면 하루 쉬고, 야간근무가 끝나면 이틀 쉬고 하는 등 근무일에 따라 휴무일이 정해지기 때문에 일요일이나 공휴일에도 출근을 하게 되며, 평일에 쉬는 경우가 많다. 이러한 생활패턴은 교대근무를 하지 않는 친구나 가족 등과 함께 교유할 수 있는 시간을 맞추기가 어려워 사회생활과 가정생활을 지속적으로 원만하게 해 나가기가 어렵다.

교대근무로 인한 건강 결과는 크게 3가지의 형태로 구분하여 다음과 같이 요약할 수 있다.

첫째는 수면장애, 비만, 피로, 식욕부진, 우울증, 심혈관 질환 등 유병률의 증가 등과 같은 신체적·정신적 불편감이다(Blankfield RP et al., 2004; Giovanni C, 1996; Hossain & Shapiro, 1999; Learthart S, 2000; Moore et al., 2012; Murata K et al., 1999; Tenkane L et al., 1997; Zhao et al., 2012).

둘째는 이러한 신체적·정신적 불편감으로 인해서 야기되는 직무 불만족, 직무 스트레스 증가, 산업재해의 증가, 병가의 증가 등 업무상의 장애가 나타난다(김남신과 문희자, 1992; Bökerman & Laukkanen, 2010; Hänecke K et al., 1998; Leger D, 1994; Niedhammer et al., 2008).

마지막으로 가정생활의 부조화, 자녀양육의 어려움, 대인관계 불편 등 사회생활의 부적응 문제가 발생한다(Barton J, 1994; Bosch & De Range, 1987; Haines et al., 2008; Skipper JK et al., 1990).

3. 교대근무와 여성건강

비록 교대근무가 여성건강에 부정적인 영향을 미친다는 것에 대한 논란의 여지가 있기는 하나, 최근 우리나라 여성근로자들의 경제활동 참가가 증가하고 있고 경제활동 참가여성 중 가임연령기에 있는 여성근로자가 매년 70% 이상을 차지한다는 점에서 여성건강에 대한 교대근무의 영향을 무시할 수는 없다.

현재 세계 각국에서 교대근무와 건강, 교대근무와 여성건강에 대한 연구를 활발히 수행하고 있다.

핀란드의 경우 많은 수의 근로자가 탄력적 근무제도를 선택하고 있는데, 이러한 근무를 선택한 여성근로자들의 병가가 50% 정도 늘었다고 보고하고 있다(전국공공운수노동조합연맹, 강원대학교 의과대학, 한국노동안전보건연구소, 2007). 또한 주 50시간 이상 교대제 근무자는 심장, 소화기계통, 유방암 등 발병률이 높음을 밝혔다.

덴마크 코펜하겐 암 연구소가 유방암 환자 7,000여 명의 병력과 생활습관을 1964년까지 소급해 추적한 결과를 2002년 발표한 바에 따르면 교대근무 기간이 6개월을 넘어서면 유방암 발병률이 증가하기 시작해 평균적으로 50% 정도 높아지는 것으로 나타났다. 그에 앞서 미국 프레드 허친슨 암 연구소 조사에 따르면 주기적으로 야근을 한 기간이 3년 미만인 여성은 그렇지 않은 여성에 비해 40%, 3년 이상인 여성은 60% 유방암 발병 위험이 높은 것으로 나타났다.

최근 미국 하버드 의대가 간호사 78,586명을 조사한 결과에 따르면 한 달에 세 번 이상씩 15년간 야간근무를 한 간호사는 그렇지 않은 간호사에 비해 결장·직장암 발병률 또한 35% 높은 것으로 나타났다. 이는 야근을 하면 멜라토닌의 분비가 줄어들고, 대신 여성호르몬 에스트로겐이 증가하면서 유방암 발생요인 등이 증가하기 때문인 것으로 추정되고 있다.

한편 여러 논문들에서 교대근무와 임신 즉 자연유산,[1] 태아의 성장지연,[2] 저체중아[3] 출산, 임신합병증의 증가, 조산[4] 등과의 관련성을 보고하고 있다. 교대근무가 임신에 미치는 영향이 부정적이라는 것에 대해 논란의 여지는 있지만, 여기에서는 몇몇 논문에서 소개된 부정적 영향의 사례를 소개하고자 한다.

캐나다 퀘벡 지방에서 실시한 연구에 따르면 임신 23주 이후에 일을 한 저녁근무자와 야간근무자에서 조산율이 증가하였고, 프랑스의 리온 지방에서는 다른 모든 종류의 작업 스케줄에 비해 교대(야간)근무자의 조산율이 1.6배가 증가하였다. 또한 중국의 안휘에서는 비순환 주간근무자에 비해 순환 교대근로자의 조산율이 2.0배 높음을 보고하

1 임신 24주 안에 태아가 자궁 밖으로 배출되는 것을 유산이라고 한다.
2 해당 제태기간에서 출생체중이 10백분위수(percentile) 미만일 경우를 말하며, 3백분위수 미만이면 심한 발육지연, 10백분위수 미만인 경우를 중증도 발육지연으로 나눈다.
3 출생 시의 체중이 2,500g 이하인 경우를 말한다.
4 임신 20~38주 사이에 아기가 태어나는 경우를 말한다.

였다(Tuula Nurminen, 1998).

국가 출생코호트를 이용한 덴마크의 연구에서는 고정된 밤근무자는 조기출산의 위험이 1.35배 높고, 고정된 저녁근무자는 저체중아 출산의 위험성이 1.80배 높은 것으로 나타났다(Zhu JL et al., 2004a). 또한 고정된 밤근무 여성근로자의 사산 위험성이 1.85배 높았다(Zhu JL et al., 2004b). 고정적인 저녁근무자와 고정적인 밤근무자의 임신 대기시간은 더 길었다(Zhu JL et al., 2003).

중국에서 시행된 연구에서도 순환 교대근무와 임신주수, 출생 시 태아 몸무게가 유의한 관련성이 있음이 입증되었고, 교대근로자의 경우 조산의 위험성이 2.0배 높고 저체중아 출산의 위험성이 2.1배 높은 것으로 조사되었다(Xu X et al., 1994).

교대근무와 조산, 저출산, 부당경량아(SGA: Small for Gestational Age), 자간전증 간의 관계를 파악하기 위하여 23개의 관련 문헌을 고찰한 Bonzini 등(2011)은 교대근로자는 조산의 위험성이 1.03배 높고, 저체중아 출산의 위험이 1.27배 높으며, 부당경량아 출산의 위험성이 1.12배 높다고 보고하였다. 그러나 자가전증과의 관련성은 찾을 수 없었다(Bonini et al., 2011).

4. 건강한 교대근무

야간근무를 마치고 아침에 퇴근할 때는 선글라스를 착용해 밝은 빛을 피하는 게 좋다. 귀가해서도 커튼을 치고 소음을 차단해 밤과 같은 분위기를 연출하면 도움이 된다. 또 퇴근 즉시 잠을 자지 말고 출근 직전인 오후에 잠을 자는 게 좋다. 방의 온도는 적당히 하는 것이 좋은데, 너무 춥거나 더우면 수면에 방해가 되기 때문이다. 잠자기 전에 따뜻한 물로 샤워를 하는 것이 좋다. 찬물 목욕은 당장은 시원하다는 느낌을 주지만, 피부혈관이 일시적으로 수축했다가 확장돼 체온을 높이기 때문에 좋지 않다. 밤에 출근한 뒤엔 조명을 최대한 밝게 해 낮과 같은 분위기를 연출해야 한다. 이렇게 해야 수면과 각성을 조절하는 생체시계가 야근에 적응하게 된다.

교대근로자들은 커피나 술, 담배를 삼가해야 한다. 술이나 담배는 몸을 각성상태로 만들기 때문이다. 담배를 피우더라도 근무 후반부에는 되도록 금연하는 것이 좋다. 야간근무 후반에는 카페인 음료를 마시지 말고, 취침 전에는 기름기 많은 음식을 피하는 것이 좋다. 배가 부르면 장이 음식을 소화시키기 위해 일을 해야 하므로, 수면에 방해가 되기 때문이다. 자기 전 가벼운 간식, 특히 수면과 관계되는 트립토판이 함유되어 있는 따끈한 우유 한 잔을 마시는 것이 좋다.

교대근무에 빨리 적응이 되지 않을 때는 멜라토닌 호르몬제를 사용하면 도움이 된다. 쉽게 잠이 들뿐 아니라 생체시계 자체가 재조정되므로 야간교대근무를 시작한 뒤 2~3일 아침에 복용하면 된다. 일반의약품인 멜라토닌은 처방전 없이 약국에서 구입할 수 있다.

한편 교대근무로 인한 각종 증상은 주·야간 근무의 교체 기간이 짧을수록 심해진다. 따라서 주·야간 근무는 최소 3주 이상 간격으로 교체되는 게 적당하며, 교체 전 2~3일의 적응기간을 갖는 게 좋다.

교대근무에 대한 적응력을 높이기 위하여 다음과 같은 방식의 교대근무를 제안한다.

첫째, 피로회복을 위한 충분한 시간확보를 위해서는 근무시간표를 순차적(시계방향) 근무방식으로 편성하는 것이 바람직하다. 예를 들어, 주간근무조 다음에는 저녁근무조로 교대하고 다음으로는 야간근무조로 변경하는 방식이다.

둘째, 근무조를 변경할 때에는 당해 근무시간 종료 후 다음 근무 시작 시간까지 최소 11시간 이상의 휴식시간을 두어야 하고, 특히 야간근무조 후에는 24~48시간의 휴식을 두어야 한다. 근무 간격이 최소 11시간 이상이어야 8시간 수면이 가능하기 때문이다.

셋째, 교대근무의 시작 및 종료 시각은 최대한 근로자의 수면을 방해하지 않도록, 아침교대 시각은 아침 7시 이후, 야간교대 시각은 밤 11~12시로 하는 것이 바람직하다. 야간근로자의 퇴근시각을 너무 앞당길 경우 아침근무조의 출근시각이 이에 따라 앞당겨져 아침근무조의 수면시간이 부족하게 되어 만성적인 수면장애를 일으킬 수 있다.

넷째, 야간근무 시에는 간이수면, 운동 등을 위한 휴식시간을 근무시간 중에 두어야 한다. 야간작업 시 피로감이 가장 심한 시간대는 새벽 3~5시이므로, 해당 시간대에는 근로자가 교대로 간이수면, 운동 등을 취할 수 있도록 하여 피로의 급속한 진행을 완화시키도록 해야 한다.

다섯째, 상대적으로 가벼운 작업은 야간근무조에 배치하는 등 업무내용을 탄력적으로 조정해야 한다. 야간근무 시에는 생체리듬 불규칙 등으로 인하여 민첩성이 감소하고 육체적·정신적 기능의 저하되어, 작업능률의 저하뿐만 아니라 안전사고의 위험성이 크게 증가하기 때문이다.

여섯째, 연속 3일 이상의 야간작업은 가급적 피하고, 잔업(연장근무)은 1일 2시간 이상을 넘지 않도록 해야 한다. 일반적으로 교대근무로 인한 신체·정신적 부담 및 기능 저하는 야간근무 개시 후 3일째부터 시작되어 4일째 가장 심하기 때문이다.

일곱째, 교대 일정을 근로자가 미리 알 수 있도록 하고, 변경 시에는 최소 일주일 전에 사실을 알려 당해 근로자의 의견을 반영해야 한다. 교대근로자들은 비교대근로자들에 비해 가족모임, 친교모임 등 가정적·사회적 활동 참여에 제한이 있어 그에 따른 사회적·정신적 스트레스가 크므로, 교대근로자가 이와 관련된 일들을 사전에 계획할 수 있도록 하여 이에 따른 스트레스를 최소화하도록, 교대 일정이 근로자에게 미리 알려져야 한다.

5. 교대근무와 관련된 규정

1) 우리나라 근로기준법

1주간의 근로시간은 휴게시간을 제외하고 40시간을 초과할 수 없다. 또, 1일의 근로시간은 휴게시간을 제하고 8시간을 초과할 수 없다(근로기준법 제50조). 그러나 근로자가 동의한 경우에는 1주간에 12시간을 한도로 근로시간을 연장할 수 있다(동법 제53조).

한편, 근로시간이 4시간인 경우에는 30분 이상, 8시간인 경우에는 1시간 이상의 휴게시간을 근로시간 도중에 두어야 한다(동법 제54조).

임신한 여성의 경우 오후 10시부터 오전 6시까지 또는 휴일에 근로시킬 수 없다. 단 여성이 청구한 경우는 가능하다(같은 법 제70조).

2) 우리나라의 KOSHA GUIDE

국내에서 제시된 야간근로자의 건강보호방안으로는 KOSHA GUIDE (H-22-2011)가 있는데 여기에는 야간작업을 고려한 근로시간에 대한 기준 및 야간작업 중 휴식시간에 대한 기준이 제시되어 있지 않다. 예를 들어, 야간작업에 대한 근로시간 규정은 다음 사항의 적용을 반영할 수 있어야 한다.

① 일, 주, 월 또는 연 단위로 작업시간계획을 수립한다.

② 업무량에 적합하도록 특정근무번의 기간을 정한다.

③ 2개의 근무번 사이에 짧은 간격(8시간 또는 10시간)의 휴무를 피하도록 한다.

④ 적절한 간격으로 휴일을 배정한다.

⑤ 일부 주말은 자유롭게 해준다.

⑥ 근무번은 규칙적으로 순환하게 한다.

⑦ 결근자를 대체할 수 있도록 미리 계획을 세운다.

⑧ 야간작업을 연속해서 하는 근무일수를 최소화한다.

⑨ 다양한 근무번을 선택할 수 있도록 개인에게 어느 정도의 융통성을 허용한다.

⑩ 야간근무, 주간근무, 휴일, 휴가의 빈도를 조정할 수 있도록 연간계획을 수립한다.

⑪ 야간작업 시 위험이 더 큰 업무는 낮 동안에 하도록 한다.

⑫ 야간작업 동안에는 보다 안전하고, 힘이 덜 드는 작업방법을 사용한다.

⑬ 실수나 오류를 줄일 수 있는 조치를 강화한다.

⑭ 야간작업 시 특히 위험한 작업을 할 때 안전수칙을 잘 지키는지를 확인한다.

⑮ 주간작업과 야간작업에 대해 합의하고 좋은 팀워크 절차를 적절하게 적용한다.

⑯ 야간작업 시에는 혼자 고립되어 작업하는 것을 피한다.

⑰ 야간근무는 물론 매 근무번마다 적절한 휴게시간을 포함한다.

⑱ 작업자의 요구와 선호에 따라 야간근무 중 적절한 수면시간을 허용한다.

⑲ 쉬거나 잠시 잠을 잘 수 있도록 편안하고 위생적인 휴식 공간을

제공한다.

3) 국제노동기구(ILO)의 교대작업에 대한 권고(제178호) 규정

야간근로자의 정상 작업시간을 하루에 8시간을 넘지 말아야 하고, 연장근로는 피하고 특히 특정 유해물질 혹은 심각한 물리적·정신적 긴장이 있는 작업인 경우에는 연장근무를 금지해야 한다.

야간근무를 포함한 교대근무를 하는 경우에는 연속적인 교대근무는 피하고, 교대 순환 사이에는 최소한 11시간의 휴식시간을 가져야 한다. 전체 휴식시간의 길이 및 스케줄은 야간근무 성격, 근로자의 요구에 따라 조정되어야 한다.

야간근로자의 업무내용을 결정할 때에는 야간작업의 특성, 환경적 요인의 영향, 작업조직의 형태 등에 대해 검토해야 한다. 독성물질, 소음, 진동, 조명, 과도한 신체적·정신적 스트레스를 유발하는 작업조직의 형태 등 특별한 요인에 대해 주의해야 하고 이러한 요인의 복합적 영향을 고려하여 작업조직의 형태를 줄이거나 피해야 한다.

작업자의 거주지와 작업장 사이의 수송수단은 가능한 한 시간을 줄이거나 제한할 수 있도록 해야 하고, 야간에 수송될 때의 안전을 고려해야 한다. 그 지역의 대중교통 서비스의 스케줄과 작업의 시작 시간과 끝나는 시간의 배열을 고려하여, 대중교통 서비스가 이용 가능해야 하고, 야간근로자에 대한 보조와 부가적인 교통수단 이용에 소요되는 비용에 대한 적절한 보상이 이루어져야 한다.

야간근로자의 휴식의 질을 향상시킬 수 있도록 해야 한다. 예를 들어, 소음을 피할 수 있는 적당한 장소가 어디인지를 충고하거나 도와주는 것, 소음 수준을 줄이기 위해 필요한 주거단지를 설계하거나 장치하는 것 등이다. 적절하게 장치가 되어 있는 휴게시설을 야간근로자가 이용할 수 있도록 해야 한다.

고용주는 야간근로자가 음식이나 음료수를 먹을 수 있도록 조치를 취해야 한다. 이러한 조치는 야간작업 종사자의 요구에 맞추어 이루어져야 하며, 예를 들어 야간작업 시 먹을 수 있는 음식이나 음료수를 적당한 장소에 두어 먹을 수 있도록 하거나 자신이 가지고 온 음식을 먹거나, 추위를 피하거나 작업을 준비할 수 있는 시설을 준비하는 것 등이 있다.

야간작업을 확대하는 경우에는 양육해야 하는 자녀, 거주지 등이 고려되어야 한다. 야간작업을 강제 받은 근로자에 대해서는 문화적, 스포츠 혹은 여가활동, 교육훈련 등 특별히 배려를 받아야 한다.

야간작업 여성근로자가 임신한 경우에는 가능한 한 주간근무를 하도록 해야 한다.

교대근무를 하는 고령근로자, 훈련 중인 근로자, 가족을 책임지고 있는 근로자들은 야간근무자를 결정할 때 특별히 고려되어야 한다. 야간작업 수행이 필요한 설득적인 이유를 근로자에게 제공해야 한다. 야간작업 종사자들에게 비용 제공을 포함한 교육의 기회를 제공해야 하고, 적절한 조치를 취해야 한다.

4) 미국 국립산업안전보건연구원(NIOSH) 권고

상시적, 고정된, 순환되지 않는 야간교대작업은 피해야 한다. 연속적인 야간교대작업은 최소화해야 한다.

빠른 교대는 피해야 한다. 같은 날 아침근무에서 저녁근무로 가는 등 7~10시간의 짧은 휴식시간은 피하고, 야간근무 후 다른 근무로 가기 전에 적어도 24시간 이상의 휴식이 있어야 한다. 자유로운 주말계획을 가질 수 있도록 배려해야 한다.

4~7일의 휴가 뒤 여러 날의 작업은 피해야 한다. 10~14일 일하고 5~7일을 연속적으로 쉰다거나 하면 나이 든 작업자의 경우 휴가 후 근무로 돌아오는 것이 힘들어진다. 긴 교대주기를 두고 잔업은 최소화해야 한다. 12시간 교대작업은 2~3일 근무가 최대이고, 연속적인 야간근무는 2일이 적당하며, 야간근무 후 1~2일의 휴일이 필요하다.

교대를 탄력적으로 운영해야 한다. 즉, 교대근무 일수를 업무량에 따라 조정하고, 중노동, 정신적 노동, 지루한 일을 야간근무에 하는 것은 피해야 한다. 긴 근무시간에 가벼운 일을 배치하고, 이른 아침이나 한밤중에는 과도하고 위험한 일이 배치되지 않도록 업무량을 분산하는 것이 좋다.

업무 시작 시간과 종료 시간은 근로자의 가정생활과 사회생활을 고려하여 정해야 한다. 아이들을 돌보거나 통근시간이 장시간 소요되는 경우에는 작업종료 시간을 고려하고, 러시아워 시간을 피해서 교대시간을 정하는 것이 좋다. 교대계획을 정기적이고 예상 가능하도록 세우는 것이 좋다. 휴식시간을 고려해야 한다.

비정규직 여성근로자의 건강

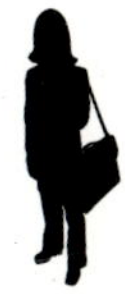

정진주

1. 서론

건강은 우리의 삶의 질을 결정짓는 데 중요한 기준일 뿐 아니라 건강한 사람만이 지속적인 노동을 수행할 수 있고, 일하는 동안 근로자의 건강은 보장받아야 한다. 하지만 전 세계적으로 노동조직의 변화 속에서 근로자들은 근로계약을 통해 적절한 보호를 받고 있지 못하고 있으며 한국의 경우 그 양상은 더욱 어려워지고 있다. 정규직 고용과 대비되는 비정규직 고용은 증가하고 있을 뿐만 아니라 그 양상도 매우 다양해지고 있다. 따라서 근로자의 건강에 영향을 주는 요인을 이제 더 이상 직무내용으로만 판단하기는 어려워졌다. 특히 전통적인 고용형태가 아닌 다양한 고용형태, 불안정한 고용형태가 근로자의 건강과 밀접한 관련을 맺고 있기 때문이다.

건강상태 및 수준에 영향을 미치는 정규직 노동 대비 비정규직이 최근에 발생한 것은 아니다. 지난 수십 년 동안 노동조직의 변화는 다양한 형태의 하청을 비롯해, 노동의 형태에 많은 변화를 가져왔다. 최근에는 다양한 간접고용 및 시간제 근로의 증가 등으로 나타나고 있다. 사실 이러한 현상은 이미 자본주의의 발전 이래로 생산비용 절감이라는 이유로 발생되었지만 최근 그 양상은 더욱 다변화, 복잡한 양상으로 급증하고 있다. 따라서 쾌적한 노동환경에 대한 근로자의 권리, 근로자의 권리를 박탈하거나 건강을 위험하게 하는 환경에 대한 문제 제기가 강력하게 필요한 시점에 와 있다.

2011년 8월 통계청의 경제활동인구조사에 의하면 현재 우리나라 비정규직 근로자는 599만 5천 명이다. 이 중 한시적 근로자는 344만 2천 명, 시간제 근로자 170만 2천 명, 비전형 근로자 242만 7천 명으로 전년 8월 대비 각각 16만 2천 명(4.9%), 8만 2천 명(5.0%), 13만 8천 명(6.0%)이 증가하였다. 연령계층별로는 50대(9만 1천 명, 8.1%), 60세 이상(7만 4천 명, 8.3%)의 고령층을 중심으로 크게 증가하였다. 산업별로는 보건 및 사회복지서비스, 사업시설관리 및 지원서비스 등을 포함한 사업·개인·공공서비스업(19만 2천 명), 전기·운수·통신·금융업(7만 2천 명) 등에서 증가하였고, 그들의 평균 근속기간은 2년 3개월로 전년 8월보다 3개월 증가하였다.

비정규직 근로자는 규모 면에서 급속히 증가하고 있고, 특히 50대 이상의 중·고령층 근로자의 비정규직 비율이 크게 증가하고 있다. 정부 조사 외에 다른 종류의 비정규직 규정을 적용한다면 그 규모는 더 증가할 것이다. 문제는 남성보다 여성이 비정규직에 종사하는 비율이 더 높다는 것이다. 2012년 3월에 실시한 경제활동인구조사의 근로형태별 부가조사에 따르면 비정규직에 종사하는 남성은 269만 명인데 반해, 여성은 311만 9천 명이며, 노동계에서 정의한 비정규직은 이보다 규모가 크고 여성의 비율이 더 높은 것으로 나타났다.

따라서 이 글에서는 고용형태와 건강은 어떠한 관련이 있는지를 기존 문헌연구를 통해 알아보기로 한다.

2. 고용형태와 근로자의 건강

1) 이해를 위한 틀

근로자의 건강과 안녕에는 작업장 안과 밖의 많은 요인들이 영향을 미친다. 근로자의 사회경제적인 문제, 가족 및 결혼 상태와 같은 직업 외적인 요인과 개인적 요인은 어떠한 고용형태로 노동하게 되는지와 건강상태에 영향을 미친다. 한 사회의 사회정책 및 근로자의 세력화 정도 및 각종 법률의 내용에 따라 비정규직의 규모와 여성의 비정규직으로의 편입 방식은 달라질 수 있다. 특정 비정규직으로 편입된 여성은 작업조직, 작업조건, 산업안전보건체계에서 상이한 위치를 차지하게 되고 정규직과의 차별성으로 인해 건강상태도 달라질 수 있다. 고용형태와 성(gender)에 따라 노동환경 내에서 상이하게 달라지는 건강상태는 노동세계 외적인 요인과 결합하여 전반적인 건강수준을 결정하는데 영향을 미치게 된다.

또 다른 설명틀(미국의 NIOSH)을 살펴보면 특정 직업에서 일하는 사람들의 건강수준의 영향과정을 알 수 있다. 근로자의 사회심리적 상태에 영향을 미치는 원인은 크게는 국제적 수준에서의 변화로 경제, 사회적, 기술적 변화, 근로자의 인구·사회적 변화가 있다. 이러한 여건은 다시 관리구조, 감독체계, 생산방법, 인적자원관리정책 등에 영향을 미치는데 고용형태는 여기에 해당한다. 이러한 작업조직의 거시적 변화는 근로자가 현장에서 일하는 직무특성, 즉 노동시간, 조직체계, 인간관계, 근로자의 역할에 영향을 미치게 된다. 따라서 비정규직 근로자의 건강상태를 이해하고 건강의 향상을 위한 전략은 비정규직이 직면하고 있는 세부 특성만이 아니라 노동환경의 거시적, 미시적 변화 및 현황을 총체적으로 이해해야 하는 것을 의미한다.

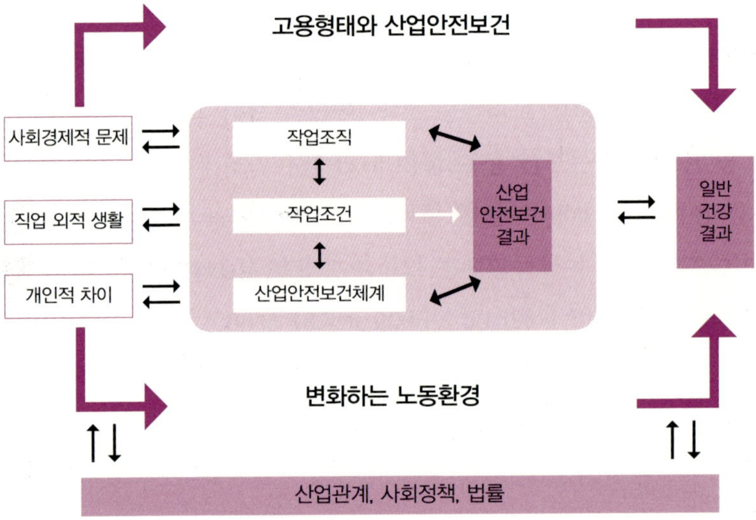

작업조직	작업조건	산업안전보건체계	산업안전보건결과
작업조직형태 • 전통적 • 팀제 • 권위 정도 등 고용관계 • 전일제 • 임시제 • 단시간 근로 등	아래 사항들에 있어 차이 • 물리적 · 화학적 · 생물학적 위험요인 • 근골격계 직무요구 또는 인간공학적 위험요인 • 직무요구도, 직무통제력, 작업의 속도 • 단조로운 작업, 훈련이나 기술개발에 대한 접근도, 차별 • 폭력, 괴롭힘, 성희롱 • 근무시간, 유연성, 연장근무 • 다른 스트레스 요인들	• 비정규직의 참여 • 산업안전보건체계에서 비정규직의 주류화 • 실무중재 • 건강증진과 작업장 평등 • 재활중재 등	아래 사항들의 차이 • 결근율, 장애도, 재활, 보상 • 사고 • 직무 스트레스 • 근골격계 장애 • 기타 질병들 : 뇌심혈관 질환, 감염성질환, 피부질환, 청력장애, 암 등 • 임신, 출산 관련 건강

〈그림 16〉 고용형태 및 성과 산업안전보건의 개념틀[5]

5 European agency for safety and health at work(2003)에 수록된 개념틀을 수용, 수정한 것임.

작업조직의 사회심리적 환경

외부환경

국제적/국가적 수준에서의 경제적, 법적, 정치적, 기술적, 인구통계학적 환경
- 경제변화(예: 세계화)
- 규제, 무역, 경제정책(예: 정보/컴퓨터 기술)
- 근로자의 인구사회학적 변화와 노동공급의 변화(예: 인구의 노령화)

↓

작업조직의 거시적 변화

관리구조, 감독체계, 생산방법, 인적자원관리정책
- 구조조정(예: 다운사이징)
- 새로운 질 관리(예: 높은 성과를 위한 작업시스템)
- 노동유연화(예: 비정규직)
- 팀조직, 직무확대, 다기능화 등 유연한 업무 조정
- 급여와 보상시스템의 변화(예: 성과급)

↓

직무특성의 미시적 변화

직무특성
- 조직체계/조직문화
- 업무특성: 직무요구도, 직무자율성, 고용안정
- 직무의 사회적 관계 측면
- 근로자의 역할
- 작업스케쥴

〈그림 17〉 작업조직의 사회심리적 환경

2) 고용형태와 건강 연구

가. 국내 연구

국내에서 근로자 건강은 다른 사회적 이슈와 비교해 볼 때 관심과 정책적 지원이 매우 미비한 사안이었다. 한국에서 고용형태와 건강에 관한 논의는 극히 제한적이고 최근에 이르러서야 연구가 시작되고 있다고 볼 수 있다. 따라서 이 절에서는 고용과 건강에 관한 연구의 흐름을 살펴보고자 한다.

최근 문제가 되고 있는 학교 비정규직 중 여성 조리사에 대한 이야기를 살펴보면 이들의 현실을 알 수 있다.

산재 신청을 하기 위해 어떤 노동조건에서 일해 왔는지 들어봤다. 이 노동자는 2002년부터 서울의 한 초등학교에서 최근까지 일했다. 1천 530명에 달하는 아이들의 식사를 단 7명이 준비했다고 한다. 1인당 평균 218명꼴이다. 1인당 218명의 식사를 단 3시간 만에 준비해 내는 슈퍼우먼들이 대한민국 서울의 초등학교 곳곳에 배치돼 있는 셈이다(참고로 다른 지역에서 학교급식 종사원 배치기준이 가장 열악한 곳으로 꼽히는 곳에서도 급식인원은 150명당 1명이다).

이 노동자들이 아침에 출근해서 처음 하는 일은 국재료 70킬로그램, 무침재료 50킬로그램, 튀김재료 90킬로그램을 냉장고에서 꺼내 검수를 위해 나르고, 검수가 끝나면 이를 다시 냉장고로 옮기는 것이다. 그것도 여성 2명이 단 10여분 만에 처리해야 한다.

밥을 하기 위해서는 우선 90킬로그램에 달하는 쌀을 20킬로그램 들이 쌀 포대로 4번 반 나른다. 이 쌀을 씻고 쌀과 물이 혼합된 5킬로그램 정도의 밥판 54개를 찜솥에 일일이 꽂아 놓는다. 밥판을 꽂고 빼는 일을 총 108회 반복한다. 5킬로그램짜리 물건을 108번이나 올렸다 내리는 것은 헬스장에서나 할 법한 일이다. 참고로 노동부는 "하루에 총 2시간 이상, 분당 2회 이상 4.5킬로그램 이상의 물체를 드는 작업"을 근골격계부담 작업으로 고시하고 있다.

아이들이 좋아하는 떡국을 조리하기 위해서는 떡을 140킬로그램 집어넣고, 25킬로그램 정도의 쇠고기를 넣은 뒤 물과 그 밖의 양념을 넣어 300킬로그램이 넘는 걸쭉해진 떡국을 뜨거운 열기에 1시간 이상 저어 줘야 한다. 불고기를 하려면 90킬로그램의 고기, 40킬로그램의 양념과 씨름하며 재료를 넣고, 버무리고, 볶는다. 이를 용기에 넣었다 빼냈다 하다가 배식을 위해 54개의 배식통에 일일이 퍼 담는 일을 해야 한단다.

아이들이 밥을 다 먹고 나면 1천 530개의 식판을 걷어 설거지도 해야 한다. 그래서 잠깐의 식사가 끝나면 거의 2시간 동안 설거지만 한다. 설거지가 끝나면 다시 청소와 물청소가 남아 있다. 이렇게 기계처럼 몇 년을 일했을 때 과연 성한 몸이 얼마나 될까.

인용: http://blog.daum.net/tkdtlfdmltleo/235(학교 비정규직 여성근로자의 현실)

그렇다면 고용형태는 건강에 어떤 영향을 미치는가? 여러 연구가 그 결과를 보여 준다. 노동패널조사 자료를 사용하여 분석한 안주엽(2004)의 연구는 건강한 근로자와 건강하지 못한 근로자가 노동시장에서 서로 다른 위치를 차지하고 있다는 점을 밝히고 있다. 실업자와 취업자를 기준으로 삼아 대상자 대부분이 취업비중이 점점 높아지지만 건강이 좋지 못한 경우는 취업비중에 변화가 없는 것으로 나타났다. 건강상태가 좋지 못한 경우에는 취업확률에 부정적인 추가 효과를 보이지만 건강이 좋은 경우에는 특별한 영향이 없었다. 이러한 결과는 남녀 모두에게 비슷한 양상으로 나타났다. 단, 여성은 현재의 주관적 건강상태가, 남성은 그 이전의 주관적 건강상태까지 취업확률에 유의하게 효과를 보이지만 이에 대한 해석은 보류 상태이다.

또 노동패널 자료를 사용하여 비정규직 여성근로자의 고용환경 및 생활만족에 관한 연구(박재규, 2004)에서 고용형태별로 건강상태에 차이가 나타나 정규직 남녀근로자가 비정규직 남녀근로자보다 건강한 것으로 나타났다. 고용형태와 성을 교차 분석해 보면 정규직 남성의 경우 '건강하다'가 87.7%인 반면, 비정규직 남성근로자는 74.4%에 달하고 있다. 정규직 여성근로자의 83.4%가 '건강하다'고 응답한 반면, 비정규직 여성근로자의 66.7%가 '건강하지 못하다'고 응답했다. 따라서 비정규직 여성이 성과 고용형태를 고려한 유형에서 가장 건강이 좋지 못한 집단으로 나타났다. 또한 이 연구는 건강상태와 특정 고용형태의 유지/변경을 살펴보았는데, 자신의 건강상태가 양호하다고 평가한 응답자 중에서 계속 정규직에 머물러 있는 남녀근로자가 약 80~90% 정도로 계속 비정규직에 머물러 있는 근로자의 70% 수준에 비해 높게 나타났다. 그러나 자신을 건강하지 않다고 평가한 근로자 중에서는 비정규직 남녀근로자가 7.4~10.7%로 정규직 남녀근로자 2~3%에 비해 3배 정도 높게 나타났다. 특히 정규직에서 비정규직으로 전락한 여성근로자의 경우 건강하지 않다고 평가한 사람이 9.8%로 남성근로자 1.2%에 비해 큰 차이를 보였다.

"직장여성의 건강 관련 실태조사"를 사용하여 고용형태별 안전보건관리실태, 건강상태 및 건강 영향요인을 알아본 연구(정진주 외, 2005)를 보면 안전보건교육은 정규직의 41.7%, 비정규직의 13%만이 실시하고 있었다. 생산직만을 고려하면 정규직의 74.0%, 비정규직의 31.1%만이 보건교육을 실시한다고 응답하였고, 정기적 건강진단은 정규직의 76%, 비정규직은 단지 41%만이 받고 있었다. 직장에 보건관리자가 있는 경우는 정규직의 62.9%, 비정규직의 49.5%로 나타났고, 현재 질병이 있는 사람 중 치료 중인 사람은 정규직의 27.4%, 비정규직의 20.9%가 현재 치료하고 있다고 응답하였고 비정규직 내에서 일용직과 수습직은 50% 이상이 치료하지 않고 있는 것으로 나타났다. 정규직과 비정규직의 건강을 비교해 보면, 비정규직은 정규직에 비해 질병이 있거나 있는 것 같은 확률이 1.1배 높고 건강상태는 보통이거나 나쁜 확률이 1.1배 높으며 정신발달장애는 1.2배 높고 CMI는 1.270배 높은 것으로 나타났다. 비정규직의 세부형태를 정규직과 비교해 보면 질병 여부는 계약직이 정규직에 비해 2.029배로 2배 이상 높은 반면 일용직은 0.685로 정규직에 비해 질병이 있는 확률이 낮은 것으로 나타났다. 결근 경험은 계약직이 정규직에 비해 약간 낮은 반면(OR: 0.925), 일용직은 약간 높았고(OR: 1.044), 건강상태 인식에서도 계약직이 정규직에 비해 건강하다고 인식하는 반면(OR: 0.813), 일용직은 정규직에 비해 보통이거나 나쁘다고 인식하는 것으로 나타났다(OR: 1.176). 피로상태는 정규직이 비정규직보다 피로하게 느끼나 계약직은 정규직에 비해 1.167배 피로하다고 응답한 반면, 일용직은 0.673으로 정규직에 비해 덜 피로하다고 응답하여 계약직이 정규직은 물론 일용직에 비해 피로를 더 느끼는 것으로 나타나 고용형태별 차이가 있는 것으로 보인다. 정신발달장애는 정규직에 비해 비정규직의 장애 정도가 높은 것으로 나타났으며 이는 세부적인 비정규직의 고용형태에 따라서도 같은 결과이다. 즉 계약직은 정규직에 비해 정신발달장애가 높은 비율이 1.5배이며 일용직은 1.4배로 나타났다. 이러한 결과는 정규직 대비 비정규직뿐만 아니라 세부 비정규직의 특성을 정규직과 대비한 건강 결과를 고찰하는 것이 중요하다는 것을 의미한다.

비정규직 근로자의 안전보건문제를 알아보기 위해 2000~2005년간의 신문기사를 검색한 결과를 보니 성별로도 차이가 있었다. 비정규직 여성근로자의 경우 일용직, 특수고용, 하청, 용역, 파견 등 다양한 고용형태별 건강문제가 나타났다. 종사하는 업종 및 직종은 급식조리원, 유통업체, 제조업, 학습지 교사, 환경미화원, 청소용역 등이었다. 안전보건상의 문제로는 사다리에서 추락, 과도한 업무, 실적강요 등의 스트레스, 연장영업과 폭행, 장시간 단순반복 작업이었으며 불건강의 결과는 사고, 사망, 근막통증증후군, 관절염 등으로 나타났다. 반면 남성근로자의 경우 대체로 하청근로자의 안전보건사고가 주로 보도되었다. 제조업의 생산직 비정규직의 건강문제가 주로 보도되었으며 이외 병원 종사자, 집배원, 시간강사, 철도청 근로자가 포함되었다. 일로 인한 건강상의 문제는 사망, 부상, 혼수상태, 과로사, 만성 소화불량, 가슴통증, 근육통, 간암, 자살 등이었다. 건강문제의 발생원인은 작업도구나 작업환경의 비정상 상황이나 오작동(감전, 폭발, 전기 메인 스위치 미차단, 위험물질 노출 등), 노동 공간의 수준 미달, 무리한 작업공정, 업무량 과다, 장시간 노동, 야간근무, 사회보험 미적용, 저임금 등으로 나타나 성별 차이를 보였다. 신문기사에 나타난 고용형태 및 성별 건강문제는 비정규 남녀근로자가 각기 종사하는 업무와 고용형태의 차이를 반영하고 있음을 알 수 있다.

김혜련 등(2004)의 연구는 고용형태에 따른 건강이 중요한 분석 주

〈표 5〉 성 · 연령 보정 직업계층별 사망률의 상대 비

「1998년도 국민건강 · 영양 조사」의 사망추적 결과

사회경제적 위치	N	사망자 수	상대 비	(95% CI)
직업 유형				
비육체근로자	1,557	12	1.00	–
육체근로자	2,088	88	2.73	(1.47~5.06)
기타	1,962	164	4.94	(2.64~9.24)
종사상 지위				
상용근로자	1,158	14	1.00	–
고용주	203	3	0.98	(0.28~3.41)
자영업자	1,225	56	1.49	(0.81~2.74
임시 및 일용 근로자	422	20	3.01	(1.50~6.03)
기타	2,599	171	2.75	(1.51~5.01)
직업 계층				
Class I/II/III(상/중상/구중간/신중간)	1,363	17	1.00	–
Class IV(노동 계층)	735	15	1.67	(0.84~3.35)
Class V(농어업 자영자 계층)	595	44	1.69	(0.93~3.07)
Class VI(하류 계층)	842	80	3.06	(1.75~5.36)
기타(주부, 학생, 군인 등)	2,072	108	2.76	(1.52~5.01)

출처: 김혜련 등(2004). 「건강수준의 사회계층 간 차이와 정책 방향」 96쪽.

제는 아니지만 건강에 영향을 미치는 사회 불평등의 지표로 고용형태를 포함하고 있다. 이 연구에 따르면 종사상의 지위를 기준으로 할 때, 상용근로자(전일제/시간제)에 비해 사망 위험의 상대비는 고용주에서 0.98배(95%, 신뢰구간(CI): 0.28~3.41), 자영업자에서 1.49배(95%, CI: 0.81~2.74)였지만, 통계적으로 유의하지 않았다. 하지만 상용근로자에 비해 임시 및 일용근로자의 사망 위험은 3.01배(95%, CI: 1.50~6.03), 기타 군은 2.75배(95%, CI: 1.51~5.01) 정도 높아 고용형태별 사망위험의 차이를 보여 주고 있다.

김일호 등(2004) 역시 국민건강영양조사 자료를 사용하여 고용형태와 성별에 따른 근로자의 건강상태를 분석하였다. 비정규직과 자가

건강진단의 관계를 보기 위해 연령, 교육 수준, 결혼상태, 평균수입, 사회적 지위 자가진단, 직업적인 구분, 건강습관을 보정하여 다중 로지스틱 회귀분석을 하였다. 분석 결과에 따르면 모델 1은 연령만 보정한 것으로 정규직 남성을 기준으로 했을 때 정규직 여성의 OR 값이 1.39로 건강이 나쁜 것으로 나타났고, 비정규직 여성 또한 OR 값이 2.34로 유의하게 나쁜 것으로 나타났다. 모델 2는 연령을 보정한 모델 1에 건강습관을 제외한 나머지 변수를 보정한 것인데, 이 결과 또한 여성에서 남성보다 더 유의하게 나쁜 것으로 나타났다. 모델 3은 건강습관까지 보정한 것으로 정규직 남성에 비해 정규직 여성(OR: 1.51)이 건강상태가 더 나쁜 것으로 나타났고, 비정규직 여성(OR: 2.01)은 유의하게 나쁜 것으로 나타났다. 이에 반해 비정규직 남성에서는 별 차이가 없었다. 이 연구에서는 비정규직과 건강의 관계를 살펴보기 위해 성별과 직업적 구분에 따라 층화하여 비정규직의 영향을 살펴본 결과, 여성은 육체노동을 하는 경우에 정규직에 비해 1.86배 정도 건강이 나쁜 것으로 나타났으나 남성은 유의한 차이가 없는 것으로 나타났다. 그러나 저자는 남성 육체정규직이 비정규직에 비해 유의하게 건강하지 못한 결과와 여성근로자의 고용형태별 차이를 설명하는 데 있어서는 근로자 건강효과, 노동환경과 조건의 차이, 건강지표의 차이 등 다양한 차이가 존재할 수 있으므로 단편적인 해석보다는 보다 많은 연구 축적으로 고용형태와 건강과의 상관성을 검토할 것을 제안하였다.

한편, 눈에 띄는 연구는 근로자의 노동환경에 관한 변인을 포함한 조명우 등(2004)의 연구로 한국산업안전공단에서 수집한 2003년도 근로자 건강실태조사를 대상으로 분석한 것이다. 기존의 연구가 노동 패널, 국민건강영양조사 등의 자료를 이용하여 근로자가 종사하고 있는 노동조건에 대한 정보가 부재한 반면, 이 연구에서는 노동조건이 포함되어 있다는 장점이 있다. 노동력 구성과 동원 방식의 변화를 고려할 때 비정규직 근로자들의 건강수준 실태와 건강수준에 영향을 미치는 제반 요인 및 영향력 기전을 밝히는 것이 중요하다고 보고, 건강에 직접적인 영향을 미칠 것으로 기대되는 다양한 건강 영향요인을 대상으로 고용형태의 영향력을 알아보았다. 이 연구에서 이용한 비정규직의 형태는 임시계약직, 단시간시간제, 파견근로자, 도급근로자였으며 인구·사회적 특성과 노동환경 변수는 포함되었으나 안전보건관리 등의 다른 변인은 포함되지 않았다. 이 연구에서 밝혀진 주요한 사항은, 고용형태가 작업환경 및 소득 등의 변수를 경유해서 건강에 간접적인 영향을 미칠 것으로 예상하였으나 예상 매개변수는 물론이고 여타 기존의 주요 건강요인 변수를 통제시켰음에도 고용형태가 건강에 직접 효과를 가지고 있는 것으로 나타났다. 또한 비정규직 중 사용자가 두 사람 이상인 파견 및 도급 근로자는 정규직에 비해 근골격계 질환과 만성적 피로를 포함한 전반적인 신체 증상은 더 심각한 것으로 나타났으나 정신건강은 정규직에 비해 오히려 더 낮은 것으로 나타났다. 이 연구는 비정규직 중에서도 파견 및 도급 근로자의 건강수준이 좋지 못함을 밝히고 있으며, 고용형태 자체가 직접적으로 건강에 영향을 주므로 비정규직 근로자의 건강 향상을 위해서는 소득수준 향상, 노동환경 개선을 넘어서 파견이나 도급관계 자체에 대한 고려가 있어야 함을 강조하고 있다.

이제까지의 분석이 다양한 사업장에서 종사하는 근로자를 대상으로 실시한 연구 결과라면 동일한 업종에서 하청관계에 있는 비정규직을 대상(대부분이 남성임)으로 한 연구는 업종 내의 고용형태와 건강의 상관성을 보다 잘 드러내는 연구라고 볼 수 있다. 조선 업종에서 직무스트레스를 살펴본 이 연구(고상백 등, 2004)에서는 비정규직의 스트레스가 정규직보다 유의하게 높은 것으로 나타났다. 조선 업종의 2개 원청 사업장의 정규직과 40개의 하청업체의 하청근로자, 일용직, 계약직을 비교해 본 결과 정규직과 비정규직의 특성 차이는 흡연, 취미생활, 불충분한 수면, 근무기간, 주당 평균 노동시간, 이직, 실직, 직무요구도, 직무자율성, 사회적 지지 및 직업불안성에서 나왔다. 스트레스를 많이 받는 고긴장 집단은 정규직에 비해 비정규직이 유의하게 많은 분포를 보이고 있고, 사회심리적 건강상태(PWI: Psychocosocial Well-being Index)는 정규직보다 비정규직에서 스트레스가 높게 나타났다. 이 연구는 동일 업종의 정규직과 비정규직을 대상으로 작업환경에서 발생하는 스트레스 원인과 건강상태의 차이를 살펴봄으로써 고용형태에 따른 차이를 보다 명확히 볼 수 있는 장점을 가지고 있다.

모기업과 하청업체 근로자들의 건강수준을 비교하기 위하여, 정기건강진단(일반, 특수)과 채용건강진단 자료를 이용하여 건강수준(SF-36)을 살펴보았다. 1998년 수검자 중 2000년까지 연속해서 검진받은 수검자는 40.3%였다. 건강진단 결과 유소견자 규모를 통해 모기업과 하청업체 간의 건강수준을 비교해 보았는데, 모기업은 일반질병 요관찰자와 질병자를 포함한 유소견자가 약 10%의 유소견율을 보이고 있고, 질병자의 경우 유병률이 5%를 웃돌고 있다. 반면, 하청업체의 경우 유소견자가 6%, 질병자는 4%의 유병률을 보이고 있다. 이러한 수치로 보아 건강진단의 경우 모기업의 정규직에 비해 하청업체의 근로자의 건강수준이 더 낫다고 볼 수 있다. 그러나 건강진단에서 누락된 비정규직을 포괄하기 위하여 건강 설문조사를 시행한 결과, 전체 건강수준의 총합은 하청보다 원청 근로자가 높았고 통계적으로 유의하였다. 한편 채용건강진단을 받은 수검자는 전체 수검자의 37.9%를 차지한다는 사실과 직업병 유소견율의 경우, 하청업체의 경우 5년 이상의 장기 근속자가 높은 비율을 차지하고 있는 모기업과 달리 2년 이하의 단기간 근무자가 대부분을 차지하고 있다는 사실은 하청근로자들이 고용형태에 따라 검진을 받지 못한 경우가 많아, "건강한 노동자 효과"로 표현될 가능성이 있다는 점을 시사하고 있다. 이러한 "건강한 노동자 효과"를 보정하여 정확한 판단을 내리기 위해서는 정기건강검진의 누락자들에 대한 정보가 포함되어 있는 채용건강진단 결과를 분석하는 것이 하청업체 근로자들의 건강수준을 보다 실제에 가깝게 반영한다고 할 수 있다. 하청업체 근로자들은 연속 검진율이 떨어지고, 이동하는 경우가 많아 건강에 문제가 있는 근로자는 정규직으로 채용하는 과정에서 탈락될 가능성이 높아 상대적으로 모기업 정규직 근로자의 건강이 비정규직보다 더 좋지 못한 것으로 나타날 가능성이 존재한다는 점을 지적하고 있다.

한편 김일호 등(2011)은 1992~2006년 사이 시행된 사회통계조사를 분석하여 산업군과 고용형태별로 흡연의 고위험군을 살펴보았다. 동 기간에 대상자가 같은 연령대라고 상정했을때 정규직의 흡연율이 가장 많이 감소하였고, 일용직과 정규직의 흡연율의 격차가 가장 컸다. 산업군별로는 동 기간에 제조업, 건설업, 도소매업, 서비스산업에서 증가하였다. 특히 서비스산업의 정규직과 비정규직의 흡연율이 증가하였다.

한편 1997년 외환위기 이후 우리나라는 높은 비율의 비정규직 근로자 문제와 함께 높은 자살률을 보이고 있다. 고용형태와 자살생각과의 연계를 살펴본 연구[6](이원철, 2011)에 의하면 제반 변수를 보정한 결과 비정규직 근로자의 자살생각 위험도는 여성에서 유병비 1.24~1.37로 모든 조사에서 통계적으로 유의하게 높았고, 남성은 유병비 1.36~

6 국민건강영양조사 제1기(1998년), 제2기(2001년), 제3기(2005년) 및 제4기(2007~2009년) 자료에서 20~69세의 임금근로자 13,632명을 분석대상으로 하였다. 고용형태는 정규직(상용직 전일제 근로자)과 비정규직(시간제, 임시직, 일용직 근로자)로 분류하였으며, 조사시기별로 정규직 근로자에 비교한 비정규직의 자살생각 위험도를 포아송회귀분석에 의한 유병비(prevalence ratios)를 통해 산출하였다.

1.52로 제1기(1998년)를 제외한 모든 조사에서 유의 혹은 경계적으로 유의하게 높은 통계적 관련성을 보였다. 이 연구는 비정규직 고용형태가 자살생각과 밀접한 관련성이 있음을 시사하며 향후 지속적인 연구와 정책적 개선 노력이 필요함을 뒷받침한다. 노병일(2011)은 건설일용직 근로자를 중심으로 비정규직 근로자는 고용 불안정과 열악한 근무 여건 때문에, 사회적 배제를 겪을 가능성이 크다고 보고 이는 정신건강문제로 연결됨을 분석하였다. 이 중에서 우울은 음주, 자살, 장애 등을 유발하는 증상이므로 관심을 가져야 할 정신건강문제로 사회적 배제와 우울 사이의 관계를 실증적으로 살펴보았다. 조사 결과, 일용근로자의 사회적 배제는 우울에 유의미하게 영향을 미치는 요인으로 나타났다. 신순철 · 김문조(2007)의 연구도 고용형태가 주관적 건강상태에 매우 중요한 결정적 요인으로 작동하고 있음을 밝혀내고, 정규직은 이제 '생계의 차원'을 넘어서 '생존의 차원'에서 다루어져야 함을 역설하였다.

한편, 여성들이 주로 종사하고 있는 직종이나 특수고용근로자의 건강상태에 대한 연구가 진행되었다. 특수고용근로자는 현행법에서 근로자성을 인정받지 못해 근로기준법, 산업안전보건법에서 제공하는 혜택에서 제외된 집단이다. 현재 이러한 특수고용근로자의 법적 권리를 확대하는 방안이 논의되고 있어 향후 건강보호에 대한 논의가 포함되어야 할 것으로 전망하고 있다.

특수고용근로자의 건강상태로는 골프장 경기보조원에 관한 연구(노동건강연대 · 여성노동조합, 2004)가 있는데, 조사대상자 120명의 직무스트레스는 생산직이나 사무직 근로자와 비교하였을 때 직무재량도는 낮고 정신적 직무요구도가 높아 작업긴장도가 높은 것으로 나타났다. 경기보조원의 피로수준, 생리관련 이상증상, 근골격계 질환, 위장증상 호소율이 타 직종에 비해 유의하게 높은 것으로 나타났고, 경기보조원이라는 작업의 특성상 농양 및 기타 야외근무로 인한 장애가 관찰되었다. 특히 경기보조원의 높은 근골격계 질환 유병률은 허경화 등(2004)의 연구에서도 일관성 있게 나타나고 있다.

최근 증가하고 있는 학교급식 조리근로자 건강실태의 연구(노동건강연대, 2004)를 보면 이들의 직무 스트레스가 다른 직종에 비해 직무긴장도가 높은 군으로 평가되었고, 사고발생이 빈번하다고 인지되는 금속산업의 사내 하청근로자나 골프장 경기보조원에 비해서도 사고율이 높은 것으로 드러났다. 근골격계 질환 증상도 높아 즉각적인 조치가 필요한 사람은 26.2%에 달했다. 조리근로자라는 직종과 관련하여 피부증상 및 관련 질환의 유병률도 높은 것으로 나타났다. 또한 여성이 많이 종사하고 있으면서도 임시직의 형태로 고용되어 있는 미용사의 경우도 근골격계 자각증상 호소율이 94.4%에 이른 것으로 나타났다. 학교급식 조리근로자의 근골격계 질환 위험도는 전업주부의 약 5배라고 한다. 가까운 나라 일본은 학교급식 근로자의 건강권 문제가 사회이슈화됐다. 실태조사 결과 초등학교 학교급식 근로자의 74%가 요통증상을 호소할 정도로 심각했다.

여성이 주로 종사하고 있는 학습지 교사의 안전보건실태조사(전국학습지 노동조합 등, 2004)는 특수고용근로자의 건강보호가 필요함을 보여 주고 있다. 조사 대상자의 86%가 여성인 학습지 교사를 설문과 면접조사를 통하여 살펴본 연구에 따르면 학습지 교사의 건강은 근골격계 질환, 위장염, 방광염, 스트레스 등 다양한 부정적인 건강 결과를 초래하는 것으로 나타났다. 이러한 부정적인 건강 결과가 나타난 주요한 이유는 장시간 노동, 부족한 휴식시간, 영업실적에 대한 부담, 업무조절 불가능 등으로 일상이 서둘러야 하기 때문에 발생하는 사고와 실적 중심의 관리에 의한 부담과 스트레스가 발생하는 것으로 나타났다. 또한 물리적 폭력, 인격적 폭력, 성폭력 및 성추행은 학습지 교사가 위협받고 있는 부분이며 이는 늦은 시간까지 학생의 집을 방문해야 하는 학습지 교사의 노동의 특성에서 비롯된다. 특히 건강상에 위협을 느낄 때 쉴 수 없거나, 문제가 발생해도 충분히 치료할 수 없는 상황이 지속되어 건강상태가 악화되고 있다.

따라서 이 연구에서는 학습지 교사의 건강을 지키기 위해서는 노동관계와 노동과정의 개선이 필수라는 결론을 내리고 있다. 교사들의 건강과 안전을 위협하는 요인은 실적 강요와 권력남용이 주요하므로 이 부분에 대한 개선 없이는 학습지 교사의 건강이 개선되기 어렵다고 보고 있다. 이 연구는 특수고용직 중 하나인 학습지 교사를 사례로 건강의 결과에만 국한하지 않고 부정적인 건강상태가 발생하는 노동의 특성, 노동과정을 분석함으로써 건강의 발생 원인에 대한 보다 명시적이고 구체적인 내용을 포함했다는 데 의의가 있다.

박세홍(2009)은 한국사회에서 우울을 호소하는 인구가 날로 증가하고 자살문제가 심각한 사회문제로 대두되고 있는 원인 중 하나로 삶의 불안정, 고용의 불안정 문제가 대두된다는 측면에서 고용문제가 인구 집단의 정신건강에 미치는 영향에 주목할 필요가 있다고 하였다. 이 연구는 정규-비정규-실업 간 고용상태의 변화와 우울감의 변화를 함께 추적하여 고용상태 변화와 정신건강의 인과적 관계를 파악해 보고자 하였다. 한국복지패널의 1, 2차 조사에 모두 응답한 가구원 중 2005~2006년간 주된 경제활동 참여 상태가 각각 정규직 임금근로자, 비정규직 임금근로자, 실업자이며 응답에 결측치가 없는 3,833명을 연구의 대상으로 하였으며, 이들이 2005~2006년 사이 겪은 고용상태 변화가 2007년의 우울감에 영향을 미친다고 가정하고 1년간의 고용상태 변화에 따라 대상자의 특성을 분석하였다. 기술분석 결과, 남녀 모두에게서 2006년 현재 고용상태뿐 아니라 2005년도의 고용상태가 정규-비정규-실업 순으로 낮아질수록 낮은 사회경제적 위치를 가지며,

건강상태가 나쁜 것으로 나타났다. 정규직을 유지하거나 정규직으로 편입한 집단은 소득수준이 높으며 건강한 것으로 나타났다. 로지스틱 회귀모형을 적용하여 고용상태 변화가 우울감에 미치는 영향을 분석한 최종 분석에서는 남성의 경우, 고용상태가 우울감에 유의하게 영향을 주는 것으로 나타났으며 고용변화에 의한 효과는 나타나지 않았다. 여성의 경우 고용상태와 고용변화가 각기 우울감에 유의한 영향을 주는 것으로 나타났으며, 두 변수를 동시에 투입한 모형에서 고용상태에 의한 효과만이 유의하게 나타났다. 연구 결과, 고용상태가 임금근로자와 실업자의 정신건강에 영향을 미치는 중요한 요인임을 확인하였다. 불안정한 고용과 우울감이 연관성을 가진다는 연구결과는, 노동이 생존과 직결되는 한국 사회에서 안정적인 일자리가 개인의 정서적 안녕에 영향을 미치며, 일자리의 위협 및 상실은 개인의 삶에 위협으로 작용한다는 것을 시사한다.

이창미(2010)가 위탁급식소 영양사 8곳의 100명을 대상으로 한 조사[7]에 따르면 위탁급식 영양사의 연령은 26~30세가 80.6%로 가장 많았고, 결혼 여부에 따라서는 미혼 영양사가 81.6%로 많았다. 최종학력은 4년제 대학졸업이 76.5%로 가장 많았으며, 전문대 졸업은 8.2%로 적은 비율을 차지하고 있었다. 고용형태는 정규직(신입 입사)이 78.6%로 가장 높았고, 비정규 계약직은 7.1%로 낮았다. 영양사로서의 근무년수는 3~5년 미만이 44.9%로 가장 높게 나타났다. 월평균 급여는 151~200만 원이 64.3%로 가장 많았으며, 대부분(79.6%)의 위탁급식 영양사는 150만 원 이상의 월평균 급여를 받고 있었다. 위탁급식 영양

7 본 조사에 사용된 설문지는 Walker et al(1987)의 건강증진 생활양식 측정도구와 선행연구를 수정, 보완하여 건강증진 생활양식 실천도, 직무 스트레스, 직무 스트레스 대처방법, 스트레스를 받은 후 변화(건강, 식습관) 등으로 구성하였다.

사의 건강증진 생활양식은 최고점 5점 중 평균 3.09점으로 중 정도의 실천도를 보였으며, '생활관'(낙천적인 생각, 미래에 대한 기대감, 삶의 목적, 만족감, 행복감)(M=3.65)이 가장 높게 나타나 비교적 긍정적인 생각을 가지고 생활한다는 것을 알 수 있다. '대인관계'(타인과의 관계, 타인 의견존중, 새로운 사람과의 만남, 감정표현), '스트레스 관리'(스트레스 해소, 스트레스 요인 파악)는 평균 3점 이상으로 실천도가 양호하였으나 '건강관리'(종합건강검진, 전문가 상담, 약복용, 건강정보 습득), '운동과 식습관 관리'(규칙적인 운동과 식사, 영양을 고려한 음식섭취, 체중조절, 영양표시사항 고려)는 3점 이하로 건강과 영양에 직접적으로 관련이 있는 영양사라는 직업임에도 불구하고 실천도가 낮게 나타났다. 위탁급식 영양사의 스트레스 정도는 '매우 많이 느낀다' 13.3%, '많이 느낀다' 50.0%, '보통이다' 26.5%, '조금 느낀다' 10.2% 등으로 나타나 전체 63.3%가 스트레스를 많이 느낀다는 것을 알 수 있다.

스트레스 해결 시 가장 도움이 되는 사람은 '친구'가 42.9%로 가장 높게 나타났고, 근무년수에 따라 3년 미만이나 5년 이상의 경우 친구가 가장 도움이 된다고 하였으나 3~5년 미만의 경우 직장동료가 가장 도움이 된다고 나타났다. 영양사 직무수행 전과 후의 성격변화를 알아본 결과 '화를 참지 못하거나 신경질적이 되었다'가 53.1%으로 가장 높게 나타났고, '우울해졌다' 18.4%, '활발해졌다' 16.3%, '전과 별 다른 차이가 없다' 11.2%, '소극적이 되었다' 1.0%로 나타났다. 활발해졌다거나 전과 별 다른 차이가 없다라는 의견을 제외한 72.5%가 부정적인 성격으로 변화되었다는 것을 알 수 있다. 위탁급식 영양사가 느끼는 직무 스트레스 요인을 알아본 결과, '직무관련'(손익관리, 위생안전점검 대응, 재계약관리, 고객 컴플레인 대처능력, 행사준비 등)(M=3.46)이 가장 높게 나타났고, 직무관련 요인 중에서도 '매출 등 손익관리'(M=4.08)는 영업목표를 중요시하는 위탁급식의 특성상 가장 높게 나타난 것으로 보여진다. '인간관계 관련'(직속상사, 회사동료, 조리원, 고객, 고객사 keyman과의 관계)(M=3.06), '환경관련'(사업장환경, 고용형태, 급여, 교통여건, 복리후생, 승진제도)(M=2.98), '조직관련'(회사 방향이나 목표, 의사결정 참여, 소속감, 불만회사반영도)(M=2.79), '개인관련'(육체적 피로, 건강문제, 가사일병행, 육아, 개인적 사정)(M=2.30)이 순서대로 나타났다. 위탁급식 영양사의 스트레스 대처방법에 대해 알아본 결과 친구와 대화, 선배나 동료들에게 조언 요청, 병가나 연차를 통한 휴식, 사무실 분위기 개선, 해결책 모색, 퇴직 고려 등의 '직접적 대처방법'(M=3.24)이 가장 높게 나타났고, 이 중에서도 '친구와 대화한다'(M=4.10)가 가장 높게 나타났다.

전체적으로 볼 때 국내 연구는 고용형태와 건강에 관한 연구가 이제 시작하는 단계라고 볼 수 있다. 분석 내용을 보면 정규직과 비정규직의 대비에 관한 연구가 주를 이루고 있어 비정규직의 세부 유형별 차이는 나타나고 있지 않다. 또한 다양한 건강지표의 사용보다는 주관적인 건강인식을 바탕으로 건강상태를 측정하는 경향이 높게 나타난다. 이는 기존 연구가 고용형태와 건강이라는 주제를 연구목적으로 삼고 시행된 연구라기보다는 비정규직이 증가하면서 기존의 서베이 내용에 고용형태가 포함되는 자료를 재분석했기 때문인 것으로 풀이할 수 있다. 즉 고용형태를 대변할 수 있는 노동환경의 구체적 내용, 안전보건관리현황, 고용의 불안정성, 사회적 안전망 등의 현황과 이러한 사항이 어떻게 건강과 연계되는지에 대한 연구가 거의 없는 현실을 반영하고 있다. 또한 고용형태별, 성별 건강수준을 밝히는 연구는 거의 없으며, 있다 하더라도 노동환경과 관련된 정보를 제공하고 있지 못하기 때문에 분석 결과에서 고용형태의 차이로 인한 건강상태의 차이에 대한 해석을 명확히 할 수 없는 한계를 가지고 있다.

더욱이 노동시장에 진입하기 이전의 건강상태와 건강상의 이유로 노동시장에서 퇴출된 근로자, 즉 "건강한 노동자 효과"가 명확히 제시되지 않는다면 고용형태와 건강에 대한 연구 결과는 왜곡된 형태로 남을 수밖에 없다. 고용형태와 안전보건체계에 관한 연구는 더욱 부족하여 이 부분의 연구가 활성화되어야 할 것으로 보인다.

나. 국외 연구

비정형 또는 비정규직의 건강상태에 관한 외국 연구는 최근 다양한 연구 활동이 진행 중이다. atypical, non-standard, contingent, precarious, irregular employment 등으로 대변되는 비정규직과 건강에 관한 연구의 흐름은 전반적으로 3가지로 분류할 수 있다. 첫째, 다양한 고용형태와 건강과의 상관성, 둘째, 고용 불안정과 건강과의 관계, 셋째, 새로운 고용형태의 출현으로 인한 근로자 건강보호를 위한 사회정책과 안전보건관리의 중요성을 환기시키는 연구이다. 고용형태와 건강을 연구하는 외국의 연구 사례가 증가하고 있지만 아직은 실태를 파악하는 수준이며, 고용형태에 따른 안전보건관리의 필요성을 강조하고 있지만 구체적인 대안은 논의·개발 중이라고 볼 수 있다.

가) 고용형태와 건강

고용형태와 건강에 관한 연구는 정규직 대비 비정규직의 건강상태를 알아보거나 정규직 대비 세부적인 비정규직의 건강상태를 비교하는 방식으로 시행되고 있다. 국가마다 비정규직의 정의가 다르고 사용된 건강지표가 다르지만 대체로 비정규직의 건강상태가 정규직 대비하여 좋지 못한 것이 흐름이다. 물론 이러한 사실을 해석하는 데 있어 고용형태에 영향을 주는 다양한 변인들이 영향을 주고 있다는 점이 지적되고 있다.

Virtanen(2002)의 횡단적 조사는 계약상의 고용안정, 인지적인 고용안정과 근로자 건강의 관계를 살펴보기 위해 8개 핀란드 시공무원을 대상으로 조사하였다. 근로자 집단은 영구계약직 근로자(employees with a permanent contract)인 5,981명과 2,786명의 비영구직 근로자(employees with a non-permanent contract)—2,194명은 고정기간 계약(fixed term contract), 682명은 정부 보조된 계약(government subsidized contract)—로 나뉘었으며 자가 진단, 만성질환, 심리적 고통에 관해 측정하였다. 그 결과 고정기간직 남자와 여자 모두 영구근로자(permanent employees)와 비교하여 자기 건강을 더 좋게 진단하였고 만성질환 또한 더 적은 것으로 나타났다(남자 OR: 0.69, 여자 OR: 0.89). 하지만 여성은 더 많은 심리적 고통을 가진 것으로 나타났다. 정부 보조근로자와 영구근로자의 단 하나의 차이는 여성의 높은 심리적 고통 수준이었다(OR: 1.35). 낮은 고용안정 인식은 세 측정치 모두에서 좋지 않은 건강과 관련 있었다. 영구근로자의 심리적 고통과 낮은 고용안정의 관련 정도는 고정기간직이나 보조근로자보다 의미가 컸다. 영구계약 근로자에게 있어 고용안정 인식이 정신건강에 매우 중요함을 보여 주고 있다. 이는 건강의 위험요인으로 계약상의 고용안정과 인지적인 고용안정을 분리해서 보아야 하는 시사점을 던져 주고 있다.

Saha 등(2004)은 직업적 상해 감독 연구(5년간의 기록 연구)를 위하여 동인도에 위치한 비료산업의 근로자를 포함하여 시행하였다. 또한 임시근로자(temporary piece rated worker)가 영구근로자(permanent time rated worker)에 비해 더 높은 업무상의 사고 위험을 가지고 있는지 평가하는 작업을 진행하였다. 그 결과 노동의 특성이나 교육 수준, 경험, 습관 같은 다른 변수들의 분포는 임시근로자와 영구근로자가 매우 비슷하게 나타났다. 그러나 돌발 사고율, 사고 빈도율, 사고의 경중도는 임시근로자인 경우 매우 높게 나타났다. 이 차이는 노동시간 손실이 없는 사고인 경우보다 노동시간의 손실이 있는 사고에서 현저하게 나타났다. 노동시간 손실 사고의 상대 위험도는 2.3에서 18.0까지 변하였고, 노동시간 손실이 없는 사고인 경우 1.1에서 2.6까지 변하였다. 2가지 사고가 함께 일어난 후 상대위험을 고려하였을 때 1.2에서 3.5까지 분포되었다. 이 연구는 임시근로자가 업무상 사고에 더 취약하다는 결론에 이르렀다.

성별에 의한 임시직(non-permanent employee)과 영구직(permanent employee)에 있어서의 사회심리적 노동 요소와 노동 관련 병결 간의 관계를 실험하기 위한 연구가 Gimeno(2004)에 의해 시행되었다. 유럽연합의 15개국 근로자를 대상으로 실시한 이 연구는 영구직 근로자와 임시직 근로자를 포함하여 분석한 결과 높은 심리학적 직업 요구와 낮은 작업 통제, 높은 긴장과 수동적인 노동은 노동 관련 병결과 높은 연관성을 보이고 있다. 이 위험은 여자에 비해 남자가, 영구직 근로자보다는 비영구직 근로자에게 크게 나타났다. 스웨덴의 노동 시장조사 통계로부터 대표되는 샘플로부터 28%의 영구직 근로자들이 원하는 직장에 있지 않음을 발견한 Aronsson(1999)은 이러한 상황이 부분적으로 일자리 부족과 기간 제한 고용계약의 불안정 같은 노동시장 상황에서 비롯된 것이라고 보았다.

한편 Bohle(2004)의 연구는 교대제 고용자들이 불확실하게 고용됨에도 불구하고 교대제 노동 연구는 계속 고용이 보장된 전일제 근로자들에만 초점을 맞추어 온 사실에 근거하여 임시(precariously employed) 근로자의 노동시간, 노동-삶의 대립을 같은 직업과 작업환경에 있지만 전일제, 영구직으로 고용된 근로자와 비교하였다. 호텔근로자를 대상으로 전일제 근로자 26명과 13명의 임시근로자가 참여했다. 22명의 남자와 17명의 여자를 포함한 19~61세의 근로자들이었다. 자기 통제가 불가능한 임시근로자(casual employee)들은 매우 불규칙한 노동시간을 가지고 있다고 인식하고 있었으며 그들의 매일, 일주일의 노동시간은 조직의 요구에 따라 매우 길기도 하고 짧기도 하였다. 예상과 통제가 불가능한 임시직의 긴 노동시간은 가족과 사회적인 삶에 큰 방해가 되었고 노동-삶의 균형을 더 약화시켰다. 어떤 경우에는 직업을 많이 가져 불규칙적인 노동시간을 가지면 이 문제들이 더 악화되었다. 건강 관련 이슈들은 수면장애, 피로, 운동 중단, 불규칙적인 식사 등을 포함한 노동-삶의 대립으로부터 발생된 것으로 나타났다. 이 연구는 교대제라는 근무조건과 같은 환경에서 일하고 있는 근로자를 대상으로 하여 이들의 건강에 영향을 미칠 수 있는 다른 요인들을 상당히 배제한 상황에서 이루어진 연구방법이라는 점에서 의미가 있다.

Benavides(2000)는 전일제와 단시간 영구직 근로자, 전일제와 단시간 임시직 근로자(temporary), 전일제와 단시간 자영업자(피고용자 없이 혼자 일하는 경우), 소규모 고용주(한 명 이상 10명 미만의 사람을 고용)를 직무 만족, 병결, 스트레스, 요통, 근육통, 피로와의 관계를 살펴보았다. 전체적으로, 취약한 고용근로자는 영구직 근로자보다 높은 비율의 직무 불만족과 피로, 요통, 근육통을 보인다. 반면, 취약한 고용근로자보다 영구직 근로자들의 결근이나 스트레스의 비율이 훨씬 높다. 소규모 고용주는 높은 비율의 스트레스와 피로를 보인 반면, 결근은 상대적으로 낮았다. 자영업자는 일반적으로 낮은 결근율을 제외한 모든 결과에서 높은 비율을 나타냈다. 각각의 고용형태(임시계약직 제외)에서 전일제 근로자는 단시간 근로자보다 건강 결과가 좋지 않은 경향이 있음이 보고되었다. 임시 계약인 근로자 사이에서 전일제와 단시간 근로자의 건강 결과 차이가 연구된 6개의 지표에서 일관되게 나타나지 않았다. 고용형태에 의한 각각의 건강 지표를 나이와 성이 조정된 OR을 구해 본 결과, 나이와 성이 조정된 후에 발견된 패턴은 조절되지 않고 설명된 패턴과 거의 일관되게 나타났다.

자영업자와 취약한 고용근로자(고정 기간과 임시 계약)는 전일제 영구직 근로자보다 업무 만족이 더 높게 나타났다. 가장 강력한 관계는 임시직 근로자에서 발견되었다(단시간 OR: 2.52; 95%, CI: 1.79~3.55, 전일제 OR: 2.25; 95%, CI: 1.70~2.97). 전일제 고정기간 계약을 제외하고 모든 형태의 근로자들은 영구 전일제 계약보다 파트타임제 자영업자인 경우 OR이 0.45부터(95%, CI: 0.33~0.61) 파트타임제 영구직인 경우 OR 0.87(95%, CI: 0.77~0.98)까지 훨씬 낮은 수준의 결근을 보였다. 스트레스에 대한 결과는 다소 일관되지 않는다. 소규모 고용주와 전일제 자영업자는 전일제 영구직 근로자보다 증가된 스트레스가 드러났다. 반면, 파트타임제 영구직 근로자와 고정기간 계약제와 임시 계약제는 스트레스가 낮았다. 높은 수준의 피로가 소규모 고용주(OR: 1.55; 95%, CI: 1.32~1.81), 전일제 자영업자(OR: 1.67; 95%, CI: 1.47~1.89), 전일제 고정기간 근로자(OR: 1.44; 95%, CI: 1.23~1.69), 전일제 임시직(OR: 1.42; 95%, CI: 1.07~1.86)에 대해 보고되었다. 전일제 자영업자, 전일제 임시근로자, 전일제 고정 기간 계약 근로자는 영구직 근로자보다 요통과 근육통을 더 많이 보였다(OR: 1.18~1.66). 다른 개인적 수준 변인의 조절 추가도 이 결과를 변화시키지 않음이 조사되었다. 4가지 고용 분류(영구직, 취약한 고용, 소규모 고용주, 자영업자)의 패턴은 거의 국가마다 비슷한 것으로 나타났다.

EU에 의해 지원되고 Benavides 등(1999)에 의해 수행된 연구는 고용 불안정과 다른 형태의 고용간의 6가지 건강 관련 상태(outcomes)와의 관계를 담고 있는 복잡한 관계들을 검토한 연구로서, 유럽 연합의 15개국을 대상으로 한 최초의 연구이다. 이 조사는 국가 수준의 집단 자료인 유럽통계(Eurostat)와 기타 자료 등 "제2차 노동 조건에 관한 유럽 서베이(the Second European Survey on Working Conditions)" 자료와 적절한 방법론적인 접근들(예를 들어, 비조건부 로지스틱 회귀분석과 다변량 분

석)을 통해 수행되었다. 그 결과를 보면 다음과 같다.[8]

① 전일 계약 근로자들은 단시간(part-time) 노동 계약자들과 비교하였을 때, 항상적으로 건강 관련 상태들이 대부분 열악한 것으로 나타났다. 이러한 일반적 경향에 대해 3가지 예외가 발견되었는데, 단시간 임시 계약자들은 불만족, 결근 및 스트레스가 더욱 많은 것으로 보고되었다. 이러한 발견은 고용에 있어 전일제와 단시간 계약이 상이한 의미를 지니고 있음을 반영하고 있다.

② 가장 열악한 건강상태가 2개의 직업군(농수산업 및 기계 조작원)과 2개의 경제분야(농업, 사냥, 임업, 수산업, 건축)에서 발견되었다. 이러한 결과는 이미 열악한 노동 조건으로 알려진 직업 범주와 경제 영역과 일치한 결과이다.

③ 국가에 따른 분석과 관련하여, 그리스가 거의 모든 건강 관련 상태에서 높은 수치를 기록하였다. 부가하여, 남부 유럽 국가들이 불만족이 보고될 확률이 높았으며 오스트리아와 독일은 결근율이 높게 나타났다. 이러한 결과를 설명하기 위하여, 지역적 국가적 수준의 더 많은 연구들이 요구된다.

④ 고용 불안정은 상시 고용과 비교하였을 때, 스트레스는 덜 받으나 불만족도는 더 높은 것으로 나타났다. 이 결과는 직업 범주, 경제 영역 그리고 국가로 구분하여 수행하여도 동일하게 나타난다. 스트레스와 비교하여, 우리는 불만족이 단기간 건강 변화

8 위와 같은 결론이 나왔음에도 불구하고 이러한 결과는 다음과 같은 한계를 가진다는 점에서 그 유효성과 정확성이 떨어질 수 있다. 첫째, 이 연구는 종단적인 분석 결과로 인과성을 부여할 수는 없다는 점이다. 두 번째로 이 연구가 갖는 자료의 한계인데 유럽 서베이가 건강상태에 있어서 고용형태의 영향을 평가할 수 있는 특정한 틀을 제공하고 있지 않는다는 점이다. 또한 국가 간 응답률의 편차가 있고, 고용형태의 상이한 구분은 가장 중요한 한계이다.

에 있어서 더욱 민감한 지표라고 볼 수 있다.

⑤ 상시 고용은 다른 형태의 고용과 비교하였을 때 피로, 허리 그리고 근육통이 적은 것으로 나타났으나 건강 관련 결근율은 더 높은 것으로 나타났다. 동일한 결과가 직업 범주, 경제 영역 그리고 국가에도 적용된다.

⑥ 상시 고용과 비교하여, 일인 사업자는 피로와 근육통이 더 많이 일어날 가능성이 높은 반면 건강 관련 결근율은 적은 것으로 나타났다. 동일한 결과가 직업 범주, 경제 영역 그리고 국가에도 적용된다.

⑦ 상시 고용과 비교하여, 소규모 사업장의 근로자가 피로를 더 많이 느끼는 것으로 보고되었으나 결근율은 낮은 것으로 나타났다. 그러나 이는 경제 영역 및 국가에 걸쳐 지속적으로 균등한 형태를 지니고 있지는 않았다.

⑧ 고용형태와 건강상태 간의 결합은 개인의 노동 조건을 통제해도 지속되는 동일한 결과를 가져오고 있었다. 이러한 결과는 고용의 상이한 형태가 노동 조건과 상관없는 건강 관련 상태와 관련된 독립적 효과를 지닌 것을 말해 주고 있다.

⑨ 기업 규모와 인체공학적 변수는 미미하게나마 몇 가지 주요한 변화를 보여 주고 있다. 이 두 변수는 조직화된 조건과 연계되어 있으며 미래의 연구에 포함되어야 할 것으로 보인다.

⑩ 생태학적인 변수는 매우 미미한 것으로 나타났다. 생태학적인 변수는 고용과 건강상태 간의 개인에 따른 효과를 변화시키지 못하는 것으로 나타났다.

Benavides(2000)의 연구는 다양한 국가를 상대로 시도된 첫 번째 연구로 고용형태와 건강에 관해 최근에 이루어진 것이다. 위에서 살펴보았듯이 인구사회적 특성으로 포함된 성(gender)을 보정한 전과 후에 고용형태가 건강에 미치는 패턴이 크게 변화하지 않았다는 사실은 고용형태가 여성과 남성 모두에게 중요한 요인으로 작동하고 있음을 알 수 있다.

Fuhrer 등(2002)은 질병률에 있어 고용형태별 사회적 차이가 있는지를 알아보기 위해 영국과 프랑스의 공무원들을 대상으로 국가 간의 비교가 가능한지를 질문하고 있다. 5,825명의 런던 공무원과 6,818명의 프랑스 사무직 근로자를 대상으로 행해진 이 종단적 연구는 4년 동안의 병결에 대한 판독과 자가 건강보고를 사용하였다. 건강에 있어서 큰 사회적 차이는 두 집단 모두에서 관찰되었다. 건강 행동은 두 샘플의 사회경제적 위치와의 관계가 다름을 보였다. 심리사회적 업무 특징은 두 집단에서 큰 차이를 보였다. 특정 집단의 유의미한 위험요인은 병결과 자가 건강보고의 차이에 있어서 12%에서 56% 사이까지 차이가 났다. 이러한 연구가 보여 주는 바는 특정 요인이 건강과 질병의 사회적 차이의 기초가 될 수 있음을 보여 주고 있고 문화적 불평등이 질병률과 사망률의 패턴을 설명하는 데 중요한 시사점을 던져 준다고 볼 수 있다.

고용형태와 건강에 관한 연구가 가장 활발하게 진행되고 있는 유럽의 경우를 살펴보면 다양한 건강위험요인과 건강상태를 알 수 있다. 유럽연합 보고서(2000, 2005)는 취약한 일자리 계약 근로자와 임시직 근로자(temporary)가 진동, 큰 소음, 위험한 제품이나 반복적인 업무 같은 매우 열악한 작업환경에 노출되어 있음을 발견하였다. 예를 들어, 임시직 근로자는 영구직 근로자(permanent)보다 더 고되거나 피곤한 위치에서 일하며(42%와 비교하여 57%) 강한 소음에 더 노출되어 있고(29%와 비교하여 38%), 더 자주 반복적인 업무를 수행한다(29%와 비교하여 46%). 업종에 있어서는 건설업 종사 근로자와 생산직 근로자의 경우가 더 높은 위험요인을 안고 있는 것으로 나타났다. 또한 여성에 비하여 남성이 전반적으로 더 높은 수치를 나타냈지만 이 또한 업종과 직종별 차이로 인한 것으로 나타났다.

한편, Virtanen(2002)은 핀란드 10개 병원의 5,650명의 취약계층 근로자(남자 654, 여자 4,976) 집단을 대상으로 자가 건강진단과 병결기록을 분석하여 고용형태에 따른 근로자의 건강과 병결을 분석하였다. 인구사회적 특성과 업무 관련 특성을 조정한 후, 불안정(contingent) 근로자의 자가진단 건강상태가 더 좋은 것으로 나타났다(더 좋지 않거나 평균인 건강상태와 비교하여 OR: 0.76). 진단된 만성 질병의 보급과 심리적 질병률에 있어서는 고용형태별 차이가 없었다. 취약계층 근로자는 영구직 근로자(permanent employees)보다 자기 보증 병결(1~3일, self certified sickness absence) 비율이 더 낮았다(OR: 0.90). 성별에 관계없이 취약계층 근로자는 영구근로자에 비해 의학상 병결(>3일) 비율이 0.77배(95% 신뢰구간 0.71~0.84) 정도 낮았다. 자가 건강진단에서 좋지 않은 상태, 진단된 만성 질병의 보고, 심리적 질병률과 의학상 병결은 영구직 근로자보다 비정규직 근로자와 관계의 정도가 미미하였다.

이 결과들은 영구직 근로자들보다 비정규직(contingent) 근로자들이 자가 건강진단에서 더 낫고 병결비율이 더 낮음을 보였지만, 저자는 고용형태와 건강과의 관계는 단지 건강이 실제 나쁘다는 것의 표현이 아닌 아플 때 업무나 병결을 사용할 수 있는 위치와 관련되어 있음을 시사하였다. 즉 몸이 아프더라도 고용상의 이유로 실제 병결을 사용하지 못함으로써 건강이 더 낫게 해석될 수 있다는 점을 보여 주고 있다.

한편 고용형태가 건강에 부정적인 영향을 특별히 보이고 있지 않은 연구 결과도 존재한다. Rodriguez(2002)의 연구는 가구패널비교연구(Household Panel Comparability Project) 자료를 이용하여 영국과 독일의 비정규직의 건강상태를 알아보았다. 배경요인을 통제한 후 고용기간과 노동시간(전일제, 단시간 근로)을 기준으로 하여 주관적인 건강상태를 알아본 결과, 영구계약하에서 파트타임으로 일하는 근로자는 영구계약하에서 전일제로 일하는 근로자와 건강상의 차이를 나타내지 않았다. 한정된 계약기간 내에서 전일제로 일한 근로자는 영구계약으로 일하는 근로자에 비해 42%나 건강상태가 더 좋지 않은 것으로 나타난 반면, 영국의 경우 계약기간이 없이 파트타임으로 일하는 비정규직의 경우만 좋지 않은 건강과 관련이 있는 것으로 나타났으나, 통계적으로 의미가 없었다.

Bardasi(2004)의 연구 역시 비정규라는 고용형태가 건강에 특별히 부정적인 영향을 미치고 있지 않다는 결론을 내렸다. 영국의 7,000명의 남녀를 포함한 Household Panel Survey를 분석한 결과 배경요인을 통제한 이후에 비정규직이라는 고용형태가 정신건강, 전반적 건강상태, 삶의 만족도, 직무만족도에 큰 관련성이 없는 것으로 나타났으며, 이는 여성과 남성에게 동일한 효과를 보이고 있다. 고용형태의 변화가 부정적인 건강 결과를 낳은 사례도 매우 적은 것으로 나타났다. 그러나 저자는 비정규직의 교섭력을 증대시키고 비정규직의 건강에 영향을 미칠 수 있는 노동조건을 향상하기 위한 정책이 필요하다고 역설하고 있다.

한편 핀란드 병원종사자 5,650명(남자 674, 여자 4976)의 코호트를 기초로 비정규직(contingent)의 자가 건강진단과 병가 기록을 분석한 결과(Virtanen, 2001)를 보면, 인구학적인 면과 일과 관련된 특징을 보정한 후 임시직 근로자들의 자가 건강진단의 결과가 더 좋은 것으로 나타났다(정규직 대비 0.76). 만성적인 질병발병률과 정신의학적 사망률은 유의한 차이가 없었으며 자가 건강진단과 혼란변수, 여성을 보정한 후의 결과는 정규직 근로자보다 임시직 근로자의 경우 자기평가의 병가 비율(상대비)이 0.90으로 낮았다. 성별과 관계없이 임시직 근로자는 정규직 대비 상대비가 0.77로 의학적으로 진단된 병가의 비율도 낮았다. 즉 정규직보다 비정규직에서 더 높은 자가 건강진단과 낮은 병가율을 보이는 것으로 나타났다.

고용형태와 건강과 관련하여 다양한 연구가 시행되고, 때로는 건강에 미치는 영향이 상이하지만 최근 발표된 2개의 리뷰 논문을 보면 전체적인 양상을 보다 명확하게 알 수 있다. Quinlan(2001)은 고용형태가 건강에 어떠한 영향을 미쳤는지를 1994년 이후 발표된 93개의 논문을 검토하면서 비정규노동이 어떻게, 왜 근로자의 건강을 악화시키는지를 살펴보았다. 전반적으로 볼 때 76개의 연구는 임시고용(precarious employment)이 상해율, 질병 위험, 위험에 노출, 근로자(상사)의 직업 건강과 안정(OHS)에 대한 지식 등의 측면에서 직업 건강과 안녕상태와 관련이 있음을 보였다. 결론적으로 비정규노동과 산업안전보건 간에는 압도적으로 부정적인 관계가 나타난 것으로 보고하고 있다. 24개의 연구 중 14개가 직업 건강과 안정(OHS)에 부정적 결과를 보여 준 연구들이었으나 이러한 증거는 소규모 사업장에서는 설득력이 적었다. 파트타임 근로자에 대한 많은 연구에서는 부정적 직업 건강과 안정(OHS) 결과와의 관계가 명백하게 발견되지 않았다(어떤 경우는 반대였다). 이 연구에 포함된 비정규노동은 파트타임, 다양한 조직 형태에 속한 노동(예컨대 고용 불안정을 일으키는), 외주 등의 형태로 고용된 비정규노동, 소규모 사업장에 고용된 인력 등이었으며 재해율과 다양한 건강지표, 주관적 건강인식, 병가, 산업보건에 대한 책임 및 법적 권리에 대한 인지도, 기업 내 산업안전보건 정책 및 교육에 대한 내용을 살펴보았다. 비정규노동과 관련된 요인으로는 경제적 보상, 정형화되지 못한 조직구조, 전통적인 작업조직으로부터의 분리를 기준으로 분석하였다. 특히 기존 연구 결과에 따르면 실직에 대한 공포, 고용에 대한 경쟁, 직업유지에 대한 불안, 생계유지에 대한 불안, 스트레스, 작업인원의 부족과 노동강도, 산업안전보건체계에서 배제, 비정규직 근로자의 안전보건관리의 어려움 등이 주요 원인으로 밝혀지고 있다. 이 연구에 따르면 조사 결과 사이에 성차를 나타내는 결과들이 있는데, 성차를 낳게 한 배경을 보면 남녀의 직무가 다르기 때문—남성의 경우 건설이나 운반 등의 근력을 요하는 직무에, 여성은 판매나 교환직, 병원 등의 직종에 종사—으로 직업상 성차가 건강상의 차이로 이어지고 있다고 보고 있다.

비정규직과 건강에 관한 가장 최근의 논문인 Vertanen 등(2005)의 연구는 임시고용(temporary employment)과 각종 건강 결과들에 관한 연구들을 체계적으로 찾아 27개를 분석하였다. 이들 연구자는 현대의 탄력적 경제는 임시계약직의 사용을 늘이는 것으로 특징지어지고 연구 결과들이 쌓이기 시작하였으나, 임시고용이 건강에 위험요인이라는 것에 대한 합의는 이루어진 바가 없다고 보면서 기존 자료를 재분석하였다. 임시(temporary), 고정 임기(fixed-term), 비전형적(atypical), 비정규(non-permanent), 표준이 아닌(non-standard), 탄력적인(flexible), 불확정(contingent) 근로자와 고용(employment), 직업(work), 일(job), 건강(health), 질병률(morbidity), 사망률(mortality)을 중심으로 자료를 분석하여 (i) 정신적 건강상태, (ii) 신체 및 전반적 건강상태(사망률 포함), (iii) 골격계(musculoskeletal) 이상, (iv) 산업재해(occupational injuries), (v) 병가 및 국가별 임시고용 비율과 실업률에 관한 통계자료를 포함하여 분석하였다. 기존 연구 중 14개는 전향적 연구였고, 2개는 회고적 그리고 11개는 교차적 연구들이었다.

정규직 근로자들과 비교하여, 종합적 위험도 평가 결과 임시계약직에서 더 높은 심리적 피로(정신적 고통)를 보였으나(OR: 1.25) 높은 이질성이 나타났다. 열악한 신체적·전반적 건강상태에 상응하는 교차비는 1.08, 근육 및 골격 이상 1.24, 병가 0.77로 나타났다. 산업재해와 관련해서는 효과의 크기를 알 수 있는 통계치가 나와 있는 연구결과의 수가 메타분석을 위해 충분치 않았으나 13개 가운데 7개의 개별적인 보고서들이 임시직 근로자들 가운데 산업재해 위험성의 증가를 보여 주었다. 모든 연구들에 관한 메타분석에서 임시직 근로자의 질병률/사망률의 통합 교차비는 1.13으로 나타났고, 임시고용의 불안정성이 높을수록 그 연관성이 더 큼을 보여 주었다. 또한 상황적 요소들이 임시고용과 질병률 사이의 관계를 변화시켰다. 질병률은 실업률이 낮을수록 그리고 임시계약직의 비율이 낮을수록 높았다. 노동시장활동지표, 여성의 비율 그리고 연구 유형은 임시고용과 질병률 사이의 관계를 변화시키지 않았다.

결국 저자는 현재까지 연구된 바에 따르면 임시고용과 정신적 질병률 사이의 연관성은 분명히 존재한다고 명확하게 이야기할 수 있다고 보고 있다. 정규직 근로자와 비교했을 때, 임시직 근로자의 정신적 질병률이 더 높게 나타났고, 임시직 근로자들은 산업재해의 위험성이 더 높지만 병가는 더 적은 것으로 나타났다. 질병률은 고용 불안정이 높은 임시직 근로자와 실업자 수가 더 적은 국가들에서 더 높다는 결론을 내릴 수 있다. Virtanen 등은 이러한 연구 결과가 현재로서 알 수 없는 혼동요인(confounding)이나 자료 선정에서의 편견들이 연구 결과를 왜곡했을 수도 있기 때문에 메타분석은 현재의 연구에 대한 예비적인 조사로 간주되어야 할 것이라고 못 박았다.

나) 고용의 불안정성과 건강

고용 불안정과 건강과의 연구는 비정규직을 대상으로 한 것이라기보다는 정규직에 종사하는 근로자가 고용 불안정에 직면했을 때 나타나는 다양한 건강상의 결과를 살펴본 것이다. 고용 불안정이 근로자에게 가져다주는 건강 영향을 살펴봄으로써 비정규직에 내포되어 있는 불안정성의 실체를 이해하는 데 도움이 되기 때문에 살펴보기로 한다. 또한 비정규직 근로자가 실업자나 정규직으로부터 유입된 경우 현재의 비정규직 근로자의 건강상태를 간접적으로 이해하는 데 도움이 될 수 있다.

고용 불안정에 관한 연구는 다양한 국가에서 다양한 근로자 집단을 대상으로 실시되었다. Ferrie 등(1995)은 장기적인 건강상태를 알아보기 위해 영국에서 실시되고 있는 Whitehall II의 자료를 대상으로 일의 변화와 비고용(실직)으로 예상되는 건강 영향을 살펴보았다. 중년층 화이트칼라 공무원 남녀를 대상으로 일의 변화와 비고용(실직)이 건강상태에 예상되는 영향을 평가한 것으로 건강지표로 주관적 건강상태(self reported)를 살펴보았다. 근로자의 작업의 변화와 고용의 상실에 직면한 20개의 공공 부서의 근로자를 대상으로 초기 상태와 4년 후의 상태를 평가하였다. 특히 공기업의 민영화를 예상하기 전과 예상하는 동안의 건강상태를 살펴보았는데, 고용 불안정 기간에는 코호트 구성원과 그 코호트의 결과 사이에서 건강습관의 변화에 대한 유의한 차이는 없었지만 코호트의 심적 평안을 비교하였을 때 민영화를 예상하는 근로자 사이에서 저하되는 양상이 보였다. 고용 불안정이라는 사실이 특정 심리적 건강상태에 부정적인 영향을 보이고 있음을 밝혔다.

조직의 변화와 고용 불안정에 노출되었거나 노출될 것으로 예상되는 집단과 대조군 사이에 구조적인 변화의 영향과 직업불안정에 대해 연구(Ferrie et al, 1998)가 시행되었다. 7,419명의 영국의 사무직 근로자의 건강상태를 살펴본 결과, 변화가 예상되는 집단의 남성은 대조군에 비해 자가 건강진단에서 '보통 또는 나쁨', 장기적인 질병, 해로운 수면 패턴, 설문지를 완성하기 2주 전의 증상값, 약간 심각한 정신적인 환자 수가 유의하게 증가했다. 체질량지수의 변화는 노출 집단에서 유의하게 높았으며 건강습관은 양 집단이 비슷하였으나 노출 집단에서 약간 높은 것으로 나타났다. 대조군과 비교하여 노출 집단에 있는 여성은 자가 건강진단 측정과 임상적 측정에서 약간의 증가를 보였지만, 건강 관련 습관 등에서는 더 나은 결과를 가져왔다. 노출그룹의 상대적인 위험도 증가는 고용 불안정의 노출을 예상하는 여성 사이의 국소빈혈과 노출 집단의 체질량지수에서 비롯된 것으로 보인다. 따라서 정책집행자는 고용정책의 변화의 효율성을 고려할 때 고용 불안정의 폭넓은 결과를 염두에 두어야 함을 제안하고 있다.

1994년 자동차 근로자를 대상으로 실시된 연구(Heaney et al, 2000)에서도 애매하고 불확실한 고용은 근로자에게 잠재적인 스트레스를 주는데 고용 불안정이 스트레스의 주요 요인으로 나타났다. 207명의 자동차 제조업 근로자에 대한 장기적인 연구는 만성적 고용 불안정이 직업만족과 육체적 증상에 변화를 발생시켰고, 고용 불안정의 노출 시간이 증가함으로써 만성적인 스트레스가 나타남을 보여 주었다. 따라서 근로자의 건강은 고용 기회가 줄어드는 특정한 산업의 근로자 안녕(well-being)에 직업적 불안정성을 줄이기 위한 전략이 발전되어야 함을 강조하고 있다.

McDonough(2000)는 세계 자본주의의 새로운 경쟁적인 압박을 통해 해고와 임시근로자가 증가하고 고용 불안정이 근로자에게 영향을 준다는 점에 착안, 이런 근로자에게 정신적 건강 손상이 어떻게 나타나는지 보았다. 1994년 캐나다 성인을 대상으로 분석한 결과 고용 불안정이 높으면 자가 건강진단 상태는 낮고 우울증은 증가하며 약물 복용도 증가하는 것으로 나타났다. 그러나 음주에 끼치는 영향은 없었다. 이러한 결과는 고용 불안정이 주위 환경을 조절하는 감정과 긍정적 자가 평가의 기회를 줄인다는 것을 의미하며 이러한 부정적인 심리 경험은 해로운 건강 결과를 가져왔다. 이 연구에서 성별, 교육, 가정소득, 나이, 결혼 여부, 직장에서 지위에 따른 차이는 거의 없는 것으로 나타났다. 특히 McDonough는 기존의 연구가 고용의 불안정성을 사회적인 것보다는 개인적 문제로 치부하여 사회적 요인으로서 고용 불안정이 근로자의 건강에 미치는 영향에 대한 체계적인 조사연구를 배제해 왔다고 주장한다.

네덜란드에서 작업장의 휴업에 따른 피곤과 심리적 압박으로부터의 불안정한 작업의 영향을 연구한 Swaen(2004)은 작업장 휴업으로 예기되는 고용 불안정이 가져오는 피로와 심리적 압박 등을 조사하였다. 정부의 기관을 두 지역 중 한 곳을 닫아야 한다고 발표한 이후 '작업장의 피로' 자료에 등록된 근로자들의 기초적인 데이터를 이후에 추적한 것으로 휴업공고 전에 얻은 자료를 사용하였다. 휴업그룹에서 휴업의 위협 후 13개월 동안 측정한 결과 심리적인 스트레스의 상대적인 위험은 1.61배가 높게 나타났으며, 휴업그룹 내에서 고용 불안정을 높게 인식한 근로자의 상대비는 1.85인 반면, 그렇지 않은 근로자의 상대위험비는 1.14로 나타나 고용 불안정이 건강에 영향을 미치고 있음을 보고하였다.

같은 자료를 사용하여 고용 불안정의 일반적인 전염과 건강 불평등(complaint)의 영향을 단면분석과 장기적 조사방법으로 연구한 한 조사(Mohren, 2003)는 고용 불안정과 일반적인 전염(common Infection)과 건강 불평등의 상관성을 분석하였다. 단면분석에서 고용 불안정과 전염, 건강 불평등 간에 연관성이 발견되었고 장기적 조사에서 가장 큰 영향력을 나타낸 것은 감기와 같은 질병(OR: 1.39)과 건강 불평등(OR: 1.51)이었다. 추가적으로 건강습관, 계속되는 질병, 일과 관련된 손상을 보정하였을 때 상대비는 더 낮게 나타났다. 이 연구는 고용 불안정이 일반적인 전염과 건강 불평등과 관련이 있다는 것을 입증하여 기업의 경제적 결과에 실질적으로 부정적인 영향을 주는 고용 불안정에 대한 개선을 제안하고 있다.

새롭게 사회문제화되고 있는 젊은 세대의 고용 불안정과 건강상태를 다루고 있는 한 연구(Berth, 2003)는 표준화된 심리학적 설문지를 사용하여 독일의 조사대상자 420명(남자 46.8%, 여자 52.2%, 평균나이 29세)을 대상으로 분석하였다. 장기적인 추적조사로 시행한 연구에 따르면, 120명(29%)은 반복적으로 실직했고, 143명(34%)은 한 번 실직했으며 157명(37%)만이 한 번도 실직을 하지 않았다. 실직의 기간은 한 달에서 76개월로 다양하였다. 다양한 실직의 경험과 건강상태를 살펴본 결과, 실직에 더 많은 경험을 한 사람들은 전체적인 피로도가 높은 것으로 나타났으며 정신건강의 차원에서 근심, 우울함, 기분상태, 주관적인 건강이 모두 좋지 않은 것으로 나타났다. 조사대상자의 3분의 1가량이 불안정한 직업을 가지고 있다고 인식하고 있는데 고용 불안정을 높게 인식한 사람은 그렇지 않은 사람보다 통계적으로 걱정, 우울, 신체적인 질병, 정신적 건강이 좋지 않은 것으로 나타났다. 이 연구는 실업의 반복성과 고용 불안정이 건강상태에 매우 부정적인 결과를 가져오고 있다는 것을 보여 주었으며 고용 불안정에 대한 장기적인 영향에 대한 연구가 향후 더 필요함을 보여 주고 있다.

스위스의 일반인을 대상으로 하여 고용 불안정의 건강 영향을 살펴본 Domenighetti(2000)의 연구는 고용 불안정을 감지한 3가지 수준(낮음, 중간, 높음)에 따라 건강과 건강에 관련된 습관의 10개의 자가진단지표에서 이환율을 측정하였다. 응답자의 특징을 표준화하여 로지스틱 회귀분석을 이용해 상대비를 분석한 결과, 심리적인 스트레스가 건강지표에 부정적인 영향을 미치는 고용 불안정(실업의 두려움)에 의해 유발됨을 밝혀냈다. 실업에 대한 두려움은 교육 수준이 낮은 사람보다 높은 사람의 건강에 더 좋지 않은 영향을 주는 것으로 나타났다.

작업과 관련한 스트레스의 측정도구로 자주 사용되고 있는 작업긴장을 고용 불안정과 결합하여 새로운 방식으로 살펴본 Strazdins(2004)

의 연구는 호주의 중간 연령층의 경영자와 전문가를 대상으로 단면조사를 실시하였다. 직업긴장과 고용 불안정에서 동시에 높은 인식을 보이는 근로자의 건강이 매우 위험한 것으로 나타났는데, 각 영역에서의 상대비가 우울증 13.88, 근심 12.88, 육체적 건강문제 3.97, 자가 건강진단 7.12라는 값을 나타내 직업적 긴장과 고용 불안정이 높은 근로자가 건강상 매우 위험한 집단임을 밝히고 있다.

고용 불안정이 건강에 부정적인 영향을 미친다는 연구가 진행되는 가운데 최근 한 연구(Probst, 2004)는 조직의 안전보건환경과 건강과의 상관성을 살펴보았다. 제조업에 근무하는 136명을 대상으로 실시한 연구에 따르면 조직의 안전한 환경은 안전의식, 안전수행, 사고, 상해에 있어서 고용 불안정의 부정적인 영향을 감소시킴을 밝혀냈다. 따라서 이 연구는 고용 불안정이 근로자의 건강에 영향을 미치지만, 조직의 안전한 환경을 강화함으로서 부정적인 영향력을 감소시킬 수 있다는 점에서 의미 있는 연구라고 할 수 있다.

전체적으로 살펴볼 때 고용 불안정과 건강의 관계는 근로자의 건강에 부정적인 결과를 가져온 것으로 밝혀졌으나 어떠한 건강의 지표를 사용하고 있는지와 고용 불안정(자기인식/외부적 요인)을 어떠한 것으로 측정하고 있는지, 고용 불안정을 단기, 또는 장기적으로 추적하는지에 따라 그 양상과 편차는 다양한 것으로 나타났다. 성에 따른 고용 불안정과 건강을 살펴본 연구는 거의 없거나 대상자에 여성이 포함되어 있더라도 성을 보정한 상태에서 분석을 시도하여 성별 차이는 크게 부각되고 있지 않다. 따라서 현재까지 고용 불안정과 건강에 관한 연구는 여성이 남성과 크게 다른 양상을 보이고 있다는 확실한 근거를 제시하는 연구가 부재한 상황이다.

따라서 Ferrie(2001)는 기존의 고용 불안정과 건강과의 상관성을 관찰한 논문을 검토하면서 기존의 연구 결과의 제한점을 지적하고 몇 가지 제안을 하고 있다. OECD 국가 내에서 고용 불안정이 건강에 부정적인 영향을 미친다는 것이 대체적인 결론이지만 현재 필요한 것은 고용 불안정과 건강의 인과관계를 밝히는 것이다. 또한 과거의 연구가 고용 불안정을 자기 인지적인지, 외부의 입장에서 판단한 것인지에 따라 연구의 내용이 달라지고, 다양한 건강지표가 사용되고 있지만 주관적인 건강상태에 대한 지표가 널리 사용되었고 생리적인 측정기준, 의료시설활용, 고용 불안과 가정 내 영향, 결근, 병가 등에 관한 연구가 상대적으로 적어 종합적인 판단을 내리는 데 제한점을 가지고 있다고 볼 수 있다. 또한 고용 불안정이 개별근로자에 주는 영향뿐만 아니라 가정과 사회 전반에 미치는 영향과 고용 불안의 사회적, 경제적 비용에 대한 연구가 심화되어야 한다고 보고 있다. 또한 장기적인 계획을 수립하여 사회 계층, 연령, 성(gender) 문제에서 발생하는 차이를 고려한 연구가 향후 시행되어야 함을 제안하고 있다. Ferrie의 이러한 지적은 고용형태와 건강을 고찰하는 데 여전히 유용한 것으로 보인다.

3. 맺는말

외국에서는 노동의 유연성, 신자유주의의 영향 속에 연구자들이 새로운 고용형태의 출현을 직시하며 근로자의 건강에 대한 연구의 중요성을 느껴 조사가 진행되고 있다. 하지만 아직은 연구의 역사가 상대적으로 짧아 실태 파악에 집중되고 있고, 성이 중요한 변인으로 부상하고 있지 못한 실정이다. 이는 특히 유럽 국가에서도 남성과 분리한 여성근로자에 대한 건강통계치가 최근에 작성되기 시작한 사실과 무관하지 않다. 한국에서도 비정규직과 성(gender)을 고려한 연구는 다른 주제에 비해 많지 않은 상황이다. 이러한 현실은 앞으로 고용형태와 성(gender)이 주요한 이슈로 고려되면서 전반적인 노동환경과 연계하여 현실을 설명하고 개선하려는 노력이 필요함을 의미한다.

기존의 연구 결과는 대체로 비정규직의 건강상태가 좋지 않은 것으로 밝혀지고 있지만 세부 비정규직의 유형, 건강지표별로 차이가 나는 것으로 나타나고 있다. 국가별로 비정규직의 정의가 다양하고 사용되는 건강지표가 상이하여 일관되게 연구의 결과를 말하기 어려운 점도 있다. 또한 비정규직에 대한 국가 간 비교연구는 건강에 대한 위험성이 임시고용의 불안정성, 실업률 그리고 한 국가 내에서 임시직 고용자의 비율에 좌우되어 노동환경의 외적 요인이 고용형태와 건강의 연구에 부가되어야 할 필요성을 보이고 있다. 특히 성별로 고용형태, 노동환경, 노동환경의 외적 요인이 비정규직 여성근로자에게 어떻게 작용하는지도 향후의 과제로 남겨놓고 있다. 또한 고용 불안정은 단기적인 연구가 아닌 위험요인의 장기적 축적의 결과를 살펴보아야 하고, 성별 차이도 밝혀져야 할 것으로 보인다.

고용형태와 건강을 알아보기 위해 다양한 연구방법이 행해지고 있고 장기적인 연구방법의 필요성이 주장되고 있지만 건강한 근로자 효과(healthy worker effect)에 대해 편견을 낳을 수 있다. 즉 ① 노동 시장에서 가장 건강한 사람들이 고용을 찾고 얻을 가능성이 높다는 점, ② 고용 시점으로부터 위험에 대한 노출의 축적이 동반되며, 피고용인들의 건강한 근로자 효과가 감소할 수 있다는 점, ③ 건강한 근로자만 생존할 수 있다는 점이 실태를 파악하는데 제한점으로 작용할 수 있다.

비정규직의 출현으로 기존의 근로자의 안전보건정책과 제도의 변경을 주장하고 있지만 이에 대한 구체적인 대안은 많은 국가에서 아직 논의 중이다. 비정규직 근로자의 노동환경뿐 아니라 정규직과 대비되는 사회보장정책 등이 함께 맞물려 있기 때문이다. 따라서 고용형태와 관계없이 모두가 안전하고 건강한 환경에서 일할 수 있는 방향으로 정책과 사회보장이 구축되어야 할 것이다.

이주 여성근로자의 건강

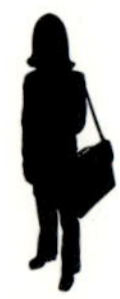

김희걸

1. 이주근로자 실태

「외국인 근로자의 고용 등에 관한 법률」에 의하면, 외국인 근로자란 국내에서 대한민국의 국적을 가지지 않은 상태에서 직업의 종류와 관계없이 노동의 대가인 임금, 급료, 기타 이에 준하는 수입을 목적으로 노동을 제공하는 자이다(노동부, 2008b). 외국인 근로자에 대한 용어는 이주(migrant)근로자 또는 이민(immigrant)근로자라는 용어와 혼용되어 사용되고 있다. 아시아 이주근로자센터(AMWC: Asian Migrant Workers Center)에서는 이주근로자(migrant worker)라는 용어를 권장하고 있는데, 이는 외국인 근로자라는 용어보다 인격적이고 학술적인 표현으로 받아들여지고 있기 때문이다(홍승권 등, 2000). 그러나 한국 사회에서는 이주라고 하는 단어가 쉽게 이해되지 않는다는 점에서 외국인 근로자라는 용어를 정부 및 공공기관에서 널리 사용하고 있다.

우리나라는 1960년대부터 20여 년간 독일, 중동 등 각국으로 노동력을 수출하는 나라였으나 1980년대 중반 이후부터는 노동력을 수입하는 나라로 바뀌었다(설동훈, 1999). 주로 3D 업종의 산업현장에 유입되기 시작한 외국인 근로자는 1991년 정부가 산업기술연수생이라는 이름의 연수제도를 시행하면서 활발해지기 시작하여, IMF 위기를 겪는 동안 일시적으로 감소하다가, 2000년 이후 다시 증가하기 시작하였다. 노동인구가 고령화되고 여성의 출산율이 세계 최저 수준이어서 경제적 생산인구 부족이 심각한 사회적 문제로 제기되고 있기 때문이다(김희걸 등, 2005).

우리나라에 취업하고 있는 외국인 근로자는 전체 경제활동인구의 약 2%에 해당하며(통계청, 2008), 2009년 3월 기준 568,906명으로, 이 중 합법체류자가 516,619명(90.8%), 불법체류자가 52,287명(9.2%)이다(출입국 외국인정책본부, 2009). 이들 이주근로자들 중 93%가 단순기능 인력에 몰려 있으며, 전문 인력은 6%, 예체능 인력은 0.8%에 불과하다. 이처럼 단순기능 인력에 몰려 있다 보니, 월평균 급여가 60만 원 내외로 노동법상 최저임금수준으로, 여성 대부분이 남성에 비해 상대적으로 적은 임금을 받는다(김성훈, 2003; 서광석, 2008). 정혜선 등(2008)의 연구에서도 월평균 94.1만 원으로 남자의 34.2%가 120만 원 이상, 여자의 65.1%가 80만 원 미만을 받는 것으로 조사되어 여자가 남자보다 적은 급여를 받는다고 보고한 바 있다.

〈표 6〉 취업자격 체류외국인 총괄현황 2009. 3. 31. (단위: 명)

구분		총계	전문 인력*	단순기능 인력	예체능 인력
총체류자		**568,906**	34,085	529,851	4,970
합법체류		**516,619**	33,342	479,698	3,579
불법체류	(16~60세)	49,968	724	47,857	1,387
	(전체)	**52,287**	743	50,153	1,391

*전문 인력(교수, 회화지도, 연구, 기술지도, 전문 직업, 특정 활동 등)
출처: 출입국 외국인정책본부

이주근로자들의 국적을 살펴보면 한국계 중국인이 56.4%로 가장 많고, 베트남(8.6%), 필리핀(5.4%), 태국(4.7%), 인도네시아(4.4%) 순이었다. 동남아에서 진출한 이들 이주근로자들이 느끼는 가장 큰 어려움은 한국인 직장상사나 동료들과의 의사소통 문제였으며, 직장 내 인종차별, 불공정한 작업지시와 한국식 작업방식이라고 하였다(서광석, 2008).

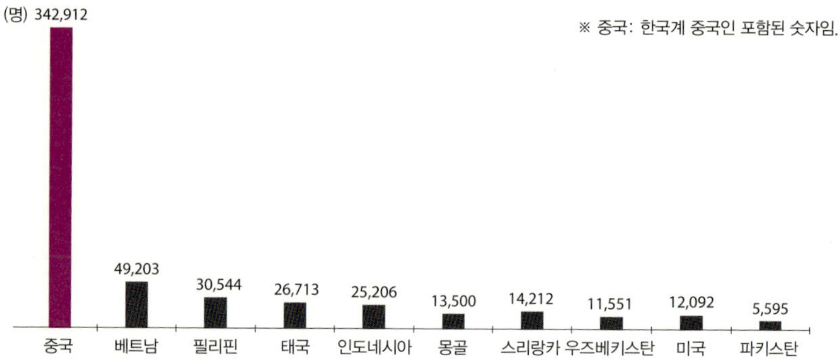

출처: 출입국 외국인정책본부

〈그림 18〉 이주근로자 국적별 현황(2009. 3. 31)

이처럼 많은 이주근로자가 생산현장에서 일을 하면서, 이주근로자의 산재율도 매년 증가하는 경향을 보이고 있다. 2006년에 산재를 입은 이주근로자는 3,406명이었는데 2007년에는 3,967명으로 16.4%가 증가하였다(한국산업안전공단, 2008). 이주근로자에게 산재 발생이 많은 것은 그들이 종사하는 직종이 영세 소규모 생산직이어서 산재 발생 가능성이 높은데다가 한국어가 미숙하고 안전보건교육이 충분히 이루어지지 않기 때문인 것으로 분석되고 있다(한국산업안전공단, 2008).

정부에서는 이주근로자의 빈번한 산재 발생과 이에 대한 사후조치 미비를 시정하기 위하여 이주근로자에 대한 안전보건교육을 실시하고, 외국인 근로자의 안전보건의식 제고를 위해 동영상, 책자, 스티커 등을 10개 외국어로 제작하여 배포하고 있다(한국산업안전공단, 2008). 이와 같은 노력에도 불구하고 이주근로자의 산재율은 한국인 근로자보다 훨씬 높은 것으로 나타났다(황성호, 2006). 그중에서도 특히 여성 이주근로자는 국내에서도 남성보다 더욱 열악한 상황에서 근무하고 있는 실정인데(정혜선, 2003), 여성 이주근로자는 외국인이면서 동시에 여성이라는 이중의 어려움 속에 근무하고 있다. 또한 2005년에 우리 사회에 큰 충격을 주었던 노말헥산중독 사건은 외국인 중에서도 여성 근로자들이 직업병 및 산업재해의 위험에 심각하게 노출되어 있음을 단적으로 나타내는 것이다. 최근에는 외국인 여성이 결혼이민자로 국내에 들어와 취업을 하는 경우가 있기 때문에 여성 이주근로자의 건강 및 안전보건에 관한 다양한 특성을 파악하는 것이 필요하다.

2. 여성 이주근로자의 건강실태

1) 건강문제

보건복지부에서는 외국인 근로자에게 인도적 차원에서 체계적으로 보건의료 서비스를 제공하기 위하여 2000년 8월 '외국인 근로자(불법체류자) 건강관리지침'을 마련하여 16개 시도를 통하여 전국 242개 보건소에 시달한 바 있으며 이 지침에 따라 각 일선 보건소에서는 지역 내 실태 파악을 거쳐 외국인 근로자에 대한 무료검진 및 진료 서비스를 제공하고 있다. 이 지침이 발표된 후 2000년 10월~12월 기간 중 서울, 경기를 중심으로 실시된 외국인 근로자(불법체류자) 검진결과에 의하면 총 4,478명 검진에 약 70%가 간 질환 등 유소견자로 확인되었으며, 이들 중 결핵 유소견자 88명, HIV 양성자 10명, 성병 15명, 기타 질환자 1,031명이었다(외국인 근로자 의료공제회, 2000). 성남 1개 무료 진료소의 진료카드로 분석한 외국인 근로자의 상병 양상은 호흡기계(21.2%), 근골격계(20.6%), 소화기계(15.8%), 순환기계(12.5%)의 순이며(홍승권 등, 2000), 남자는 근골격계 질환이 많은 데 비해 여자는 소화기계 질환이 많다고 하였다(정혜선 등, 2008). 이들의 상병 양상은 작업 및 기후 변화와의 연관이 추정되며 많은 산업재해로 인한 질병과 간단한 증상을 제때에 치료하지 못하여 질병이 발생하는 경향을 나타내었다.

외국인 근로자들의 의료문제를 근본적이고 조직적으로 해결하고자 2000년 9월 설립된 '외국인 노동자 의료공제회'의 보고에서도, 미등록 근로자는 가벼운 질환일 경우 비영리 민간단체의 의료 서비스를 이용하고 있으나, 의료 인력과 시설 및 의약품 등 모든 면에서 매우 부족한 형편이었다. 그들도 큰 병에 걸리거나 사고를 당하면 병의원을 이용하는데, 의료비는 이주근로자의 개인 저축액으로 충당할 수밖에 없었다. 그래도 모자랄 경우에는 그 출신국 공동체의 추렴이나 외국인 근로자 지원 단체의 모금, 또는 일부 병원이나 사회복지재단의 사회복지기금 등 임기응변식으로 충당하며(설동훈, 2001) 아직도 많은 수의 이주근로자들이 근무 중 재해를 본인부담으로 치료하고 있는 것을 알 수 있다. 이는 체류 신분과도 관련이 있을 것으로 생각되는데, 불법체류자인 경우 신분노출에 대한 염려 때문에 치료비를 본인이 부담하는 것으로 보인다. 2000년 발표된 연구에 의하면 외국인 근로자의 월평균 의료비는 43,552원으로 수입의 5%에 해당되었다(홍승권 등, 2000).

여성 이주근로자의 경우, 전체 외국인 중 그 비율이 약 30.5%이며, 아시아 지역 출신의 이주근로자에서 여성이 차지하는 비율은 약간 높은 38.9%로, 생산직에 유입된 여성근로자들과 유흥산업에 유입된 여성근로자들, 그리고 서비스업에 유입된 여성근로자와 영어권 등 학원 강사 등으로 분류해 볼 때, 생산직에는 주로 동남아시아 출신이 많고,

식당과 같은 서비스업, 가정부 등에는 중국 조선족이 대부분이라고 보고하였다(외국인 근로자 백서. 2001).

최근의 조사에서도 여성 이주근로자는 한국계 중국인이 많으며, 미혼의 젊은 여성이 많고, 급여 수준이 낮으며, 교대근무를 하는 경우가 많은 것으로 나타났다(정혜선 등, 2008; 황성호, 2006). 주거는 회사 기숙사에 사는 경우가 많았는데, 홍윤철과 하은희(1996)의 연구에서는 기숙사가 아닌 회사 내에서 숙식하는 경우가 56.7%로 열악한 상황이라고 하였으나, 정혜선 등(2008)의 연구에서는 기숙사에서 주거하는 경우가 더 많아 과거보다는 여건이 다소 좋아진 것으로 보았다. 그러나 여성 이주근로자의 경우 임신이나 출산과 관련하여 이에 대한 출산전후관리가 적절하지 못하거나, 성교육과 피임법 등에 대한 정확한 지식을 몰라 임신중절수술을 받는 경우도 많아 이에 대한 적절한 대책이 필요하다고 하였다(김미선 등, 2001).

한국어 능력 측면에서는 정혜선 등(2008)의 연구에서는 남녀 모두 간단한 의사소통을 할 수 있는 경우가 가장 많았으나, 21.9%에서 한국어 능력이 부족하다고 응답하였고, 남자에서 그 비율이 더 많았다. 한국어 능력 수준은 한국에서의 성공적인 근로활동에 필수적인 요건이지만, 외국인 근로자의 한국어 사용 능력은 매우 낮아 허현주(2001)의 연구에서도 한국어 능력이 일상생활에 매우 불편할 정도라는 응답이 21.7%로 보고하였다. 여성이 남성보다 한국어를 못하는 비율이 적은 것은 여성의 경우 조선족 등의 중국동포가 많기 때문이라고 생각된다. 정부는 2005년 8월 17일 이후에 산업연수생으로 선발되는 자에 한하여 한국어능력시험 통과를 기본요건으로 하고 있는데(유길상 등, 2005), 이는 취약한 언어소통의 문제가 외국인 근로자의 안전보건교육 등과 관련되기 때문이기도 하다. 라틴계 건축근로자를 대상으로 한 O'Connor 등(2005)의 연구에서는 영어를 못하는 이주근로자의 경우

안전보건교육이 이루어지지 않는다고 하여 언어능력이 안전보건교육에 중요한 요소임을 지적하였다. 따라서 외국인 근로자를 대상으로 효과적으로 안전보건교육을 수행하기 위해서는 그들의 모국어로 제작된 교육자료를 개발하고 보급하는 것이 필요하겠다.

2) 작업환경

외국인 근로자가 취업한 기업은 대부분 3D 업종이고, 노동환경과 임금 등이 매우 열악한 경우가 대부분이다. 정혜선 등(2008)의 연구에서는 직장을 옮긴 횟수가 평균 2.3회로 보고되었고, 홍윤철과 하은희(1996), 김현리 등(2006)의 연구에서는 많은 외국인 근로자들이 임금수준에 따라 직장을 옮긴다고 하여 임금 관련 요인이 이직에 영향을 미쳤을 것으로 생각된다. 이직 횟수가 많아지게 되면 업무에 익숙해지기보다는 새로운 일에 적응해야 하는 경우가 많아져서 재해 발생 위험이 많으므로 이에 대한 관리가 필요하다고 하겠다.

1996년 수도권과 대전의 이주근로자 185명을 대상으로 시행한 홍윤철과 하은희(1996)의 연구에 의하면 이주근로자가 작업환경에 폭로되는 유해인자는 분진(26.7%)이 가장 많았고, 소음(24.3%), 고온환경(16.5%), 중량물 취급(15.0%), 저온환경(7.3%), 진동(3.4%) 등이었고, 유기용제(3.4%)나 납(0.5%) 등 중금속 및 화학물질을 취급하는 직종에도 종사하고 있는 것으로 나타났다. 작업 시 개인보호구 착용 여부에 대해서는 65.3%에서 착용하고 있는 것으로 나타났으나 보호구의 종류는 장갑(56.7%)과 마스크(27.7%)가 대부분으로 단순보호구 수준이었다. 2003년 전국의 이주근로자 287명을 대상으로 한 직업병 실태조사(외국인근로자 의료공제회, 2003)에서 작업장 유해인자로는 중량물 취급(60% 이상), 분진(55.8%), 소음(53.4%), 불편한 자세(51.7%) 순이며, 일과 관련하여 부상당한 경험이 37%이며, 안전보건교육을 받은 경우는 약 40% 정도이나 남자의 경우 매우 낮아 이주근로자의 작업환경은 여전히 열악한 환경임을 알 수 있다(정혜선 등, 2008). 외국의 경우도 이주근로자의 건강과 의료이용에 대한 Pavlic 등(2007)의 보고에서 이주근로자는 스트레스가 많고 열악한 작업환경에서 일하는 경우가 많아 산재 발생의 위험이 높아질 수 있다고 하였다.

외국인 근로자 의료공제회(2003)의 조사에서는 37.0%가 업무상 재해를 입은 적이 있다고 응답하였고, 박수만 등(2007)은 37.4%, 정혜선 등(2008)은 19.4%가 작업 중 다친 경험이 있으며, 남자가 더 많았다고 하였다. 이처럼 이주근로자에게서 재해가 많이 발생하는 이유로는 언어소통 미흡으로 작업수칙을 제대로 이해하지 못하고, 잔업 등으로 피곤한 상태이며, 좋지 못한 작업환경에서 근무하기 때문이라고 할 수 있다(김희걸 등, 2005; 하은희 등, 2002). 특히 2회 이상 다친 경험이 있는 경우가 46.1%로 한 번 사고를 당한 사람이 반복적으로 재해를 경험하는 비율이 높은 것을 알 수 있다.

현행 외국인 근로자 관련 지침에서는 4대 사회보험에 대해 산업연수생 및 연수취업자는 건강보험 및 산업재해보상보험에 가입하도록 되어 있다. 해외투자기업 연수생과 불법체류 외국인 근로자는 근로자로서 산재보험의 적용을 받는다고 해석된다. 그러나 실제로 건강보험이나 산재보험의 가입률은 매우 낮으며, 또한 가입하고 있더라도 그 사실을 근로자가 제대로 알지 못하는 실정이다(김홍영, 2003). 한국노동연구원의 외국인 근로자 실태조사에 의하면, 기업체 조사에서 55.7%가 건강보험에 가입하고 있다고 응답하였다. 합법체류자 고용업체의 경우 79.3%가 가입하였고, 불법체류자 고용업체의 경우 17.5%만이 가입하였다. 산재보험의 경우 기업체 조사에서 65.4%가 가입하고 있다고 응답하였는데, 합법체류자 고용업체는 90.7%가, 불법체류자 고용업체는 20%만이 가입하였다. 한편, 근로자 조사의 결과는 건강보험에 가입되어 있는 사실을 본인이 알고 있는 근로자는 합법체류자의 경우 24.8%, 불법체류자의 경우 6%에 불과하였다. 산재보험의 가입을 알고 있는가에 대해서도 전체의 5.7%에 불과하였다(유길상과 이규용, 2001). 외국인 근로자의 건강진단 경험률은 매우 낮으며, 2001년 산업재해를 당한 근로자를 대상으로 한 연구에서 검진 통보를 받은 경우가 10.3%에 불과하였다. 건강진단 수검률은 산업연수생보다 불법체류 근로자가 더 저조하였다.

또한 유해화학물질을 취급하는 경우가 44.3%(정혜선 등, 2008), 31.2%(외국인근로자 의료공제회, 2003)로 이주근로자들의 화학물질 취급률이 높은 것을 알 수 있다. 성별로는 남자의 36.6%, 여자의 60.0%에서 화학물질을 취급하는 것으로 나타나 여자가 남자보다 화학물질을 유의하게 더 많이 취급하며 알코올이나 벤젠을 주로 취급하는 것으로 드러났다. 벤젠의 경우는 산업안전보건법 시행령 제31조의 규정에 의하여 발암물질 등 근로자에게 중대한 건강장애를 유발할 우려가 있는 유해인자로 지정된 물질임에도 불구하고(노동부, 2008a), 외국인 남녀근로자에게서 취급률이 높은 것으로 나타나 이에 대한 관리가 필요함을 시사하고 있다.

3. 이주근로자를 위한 사회적 지원체계

지역사회에서 활동하고 있는 외국인 근로자 지원기관은 170여 개에 이르고 있으며, 이들 기관들은 주로 독자적인 운영체계를 가지고 외국인 근로자가 밀집해 있는 공단지역을 중심으로 활동하며, 이주근로자들의 건강문제에서부터 근로상담에 이르기까지 다양한 지원을 하고

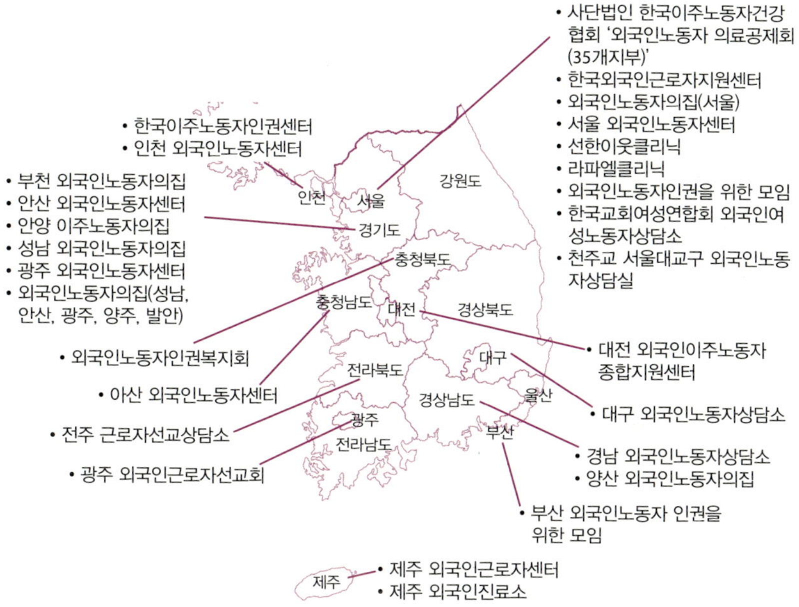

〈그림 19〉 주요 이주근로자 지원기관 분포

있다(김희걸 등, 2005).

지원체계에서 노동부, 한국산업안전공단, 근로복지공단은 이주근로자들의 법적 지원체계에서부터 산업재해 예방과 산재관리 업무에 이르는 지원을 하고 있으며, 그 외 민간기관들은 공단 인근지역에서 실질적인 도움이 되는 취업상담, 고충처리, 의료지원, 생활적응 서비스, 언어훈련 등 폭넓은 서비스를 지원하고 있다. 현재는 지역별로 운영되고 있는 이들 기관들이 전국적인 네트워크를 형성하고 중앙단위로 응급상황이나 필요 시 외국인 근로자들이 도움을 청할 수 있는 응급전화상담센터 등의 지원은 기관 연계나 정보제공 등에 매우 유용할 것으로 본다.

4. 여성 이주근로자에 대한 소결

전 세계 50여 개 국가에서 한국으로 외국노동인력이 유입되고 있는 실정에서 이제는 우리가 먼저 그들의 문화를 이해하고 협력하는 수준으로 도약해야 하는 단계에 이르렀다. 하지만 여전히 이주근로자들의 작업환경과 건강관리와 각종 서비스 수준을 들여다보면, 아직도 그들이 고단한 삶을 이어가고 있는 모습을 볼 수 있다.

일부 제한적인 범위이지만 이주근로자들에 대한 연구 결과들을 토대로 근무환경과 건강과의 관계를 짚어보면서 이들에 대한 관심과 지원 확대가 필요하다고 본다. 특히 여성 이주근로자들은 대부분 단순기능직에 투입되는 경우가 많고 남자보다 화학물질을 취급하는 경우가 빈번할 뿐 아니라 교대근무를 많이 하므로, 화학물질의 위험성과 교대근무로 인한 건강 영향을 예방하기 위한 방안이 요구된다.

제3장

직장여성의 건강문제

금연

절주

운동과 체중관리

직무 스트레스

뇌·심혈관계 질환

혈액조혈기 질환

금연

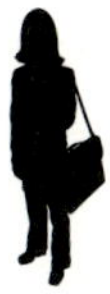

이윤정

1. 담배이야기

1) 담배의 역사

인류가 담배를 피우기 시작한 것은 약 3천 년 전부터라고 알려졌다. 통증을 완화시키거나 상처를 치유할 목적 혹은 종교의식에서 담배를 사용하였으며, 아메리카 대륙에서는 부족 간의 전쟁에서 평화협상을 할 때 담배 연기를 들이마시면서 했다는 기록이 내려오고 있다. 한편 유럽으로 담배가 전파된 것은, 로드리고 데 제레즈라는 사람이 쿠바에서 담배를 피우는 원주민을 보게 되면서 담배를 피우기 시작했고, 그가 스페인으로 돌아왔을 때 입에서 연기가 난다는 이유로 7년 동안 감옥에 갇히게 되었으나, 이 사이에 스페인에 담배가 널리 보급된 것이 그 경로라고 한다. 이후로 스페인의 정복자들이 귀족층을 위해 담배를 들여오기 시작하였으며, 1600년 영국 왕실은 담배 사업을 왕실의 독점사업으로 선포하여 많은 이득을 얻기도 하였다. 이 당시에 담배는 귀족과 부자들의 고급 사치 기호품으로 취급되어 귀족 자제들이 다니는 학교에서 일종의 교양으로 흡연을 권장하고 예법을 가르쳤다는 기록이 남아 있다.

그러나 1603년에 제임스 1세가 최초로 흡연 반대론을 제안하면서 담배에 대한 세금을 엘리자베스 1세 때보다 40배 이상 인상하여 부과하였고, 1623년 페르디난드 3세는 담배의 사용을 금지하면서 위반할 경우에 벌금을 부과하기도 하였다. 또한 1624년에 교황 우르반 7세는 담배가 성적 흥분을 일으킨다고 하여 금지하였고, 1633년 술탄 무라드 4세는 흡연을 금지하면서 이를 위반할 시에는 사형에 처하고 처형된 흡연자의 재산을 몰수하였다. 러시아에서도 흡연을 중한 범죄로 인정하고 체포된 흡연자들은 채찍질을 당하거나 입술을 베이는 벌을 받았다. 그럼에도 불구하고 담배의 소비량은 꾸준히 증가하였다.

담배가 대중화된 것은 전쟁과 매우 밀접한 관련성이 있다. 두 차례의 세계대전이 담배의 대중화에 결정적인 역할을 하였는데, 병사들의 사기진작을 위해 담배가 제공되었고, 담배에 필터가 부착되는 등 담배 관련 기술이 개발되고, 값이 싸졌으며, 영화배우들의 흡연 장면을 통해 담배의 이미지가 긍정적으로 전달된 점들이 담배의 대량 소비시대를 연 계기가 되었다.

2) 담배와 관련된 건강문제 인식의 역사

담배와 관련된 건강문제가 대중에게 인식되기 시작한 것은 1600년대부터라고 할 수 있다. 담배의 해로움에 대한 첫 학문적인 논쟁은 1638년 영국의 한 의사로부터 시작되었는데, 그는 '담배는 피를 말리고, 시력을 흐리게 하며, 악취를 풍기고, 위를 상하게 하며, 정신의 조화를 잃게 하고, 정신력과 유머 감각에 지장을 주고, 호흡을 힘들게 하며, 사지를 떨게 하고 기관지·폐·간에 피해를 주며, 심장과 혈액의 기능에 장애를 일으킨다'고 하였다. 그리고 100여 년이 지난 후 영국의 한 의사가 담배를 피우는 사람에게서 비강암이 많이 발생한다고 보고한 사례도 있다. 그리고 1964년 미국 보건부 장관의 보고서에는 '흡연이 건강상 중대한 해악을 미치며, 이에 대해 적절한 조치가 필요하다'고 쓰여 있으며, 1970년대부터 북미와 유럽을 중심으로 담배의 폐해에 대해 적극적으로 대처하기 시작하였다.

그러나 1900년대가 되면서 미국과 유럽은 흡연율이 급격하게 증가하였고, 이로 인한 피해도 더욱 커지게 되면서 흡연의 위험에 대한 본격적인 연구가 시작되었다. 오늘날 전 세계적으로 담배와 관련된 질병과 사망은 담배 사용의 증가로 인해 점점 더 악화되고 있으며, 세계보건기구(WHO: World Health Organization)는 담배 의존에 대해 효과적인 치료를 한다면 수백만 명의 인명을 구할 수 있다고 밝히고 있다. 그러나 이러한 치료가 전 세계적으로 많은 흡연자들에게 제공되지 못하는 실정에서 WHO에서는 1999년부터 세계금연의 날을 정하여 정부와 금연단체, 보건의료전문가 및 흡연자와 비흡연자들에게 금연 방법과 담배 의존에 대한 치료방법을 제공하고 있다.

3) 담배규제에 대한 역사

담배에 대한 규제는 1600년대에 들어서면서부터이며, 국가차원에서 시작한 나라는 영국이다. 제임스 1세는 1604년에 『흡연자에의 도전』이라는 책에서 '흡연은 야만인이나 악마의 행위이며 국민의 명예를 손상하고 담배의 의약적 효과는 미신에 의한 것'이라고 선언하고 흡연 반대 운동을 일으켰으나, 이에 대해 반대하는 사람들이 너무 많아 결국 포기하게 되었다. 찰스 1세도 흡연을 단속하였으나, 흡연은 더욱 확산되었고, 이에 대해 영국은 1693년 영국의 하원에서 흡연을 금지하고, 1868년 철도법에 비흡연자 보호를 위해 무연 담배를 의무로 하는 조항을 통과시켰다.

프랑스에서는 담배에 대해 고율의 세금을 부과하여 담배를 줄이려고 하였고, 담배 자유 판매를 금지하는 등 다양한 규제를 시행하였으나, 서민들의 강경한 반대로 실패하였다. 터키는 흡연에 대한 처벌이 가장 가혹했던 나라이며, 술탄 아메드 1세는 금연령을 내렸고, 술탄 무라드 4세는 1633년 밤마다 변장하고 금연령 위반자를 수사하여 25,000명을 교수형에 처하였다는 기록이 있다.

근대에 들어서면서, 1908년 영국은 아동법을 통해 16세 미만의 청소년에게 담배 판매를 처음으로 금하기 시작하였고, 1933년 미국에서도 같은 법이 통과되었다. 1958년 최초로 영국에 금연기관이 설립되어 어린이에게 담배 판매 규제를 강화하고 공공장소에서 흡연을 금지시키며 담배의 위해성분에 대한 정보를 제공하였다.

최근 담배규제의 필요성을 강력하게 대두시킨 것은 1964년 미국 보건성의 '담배는 폐암의 원인'이라는 보고서를 통해서이며, 이후 담배에 경고문구 삽입 의무화, TV·라디오의 담배 광고 금지, 음식점에서의 금연석 의무화 등이 이루어졌다. 1988년 미국의 보건성은 니코틴을 '마약과 같은 중독물질'로 규정하고, 1995년 미국 식품의약청은 백악관에 '담배는 마약'이라는 선언을 요구하기도 하였다. 1996년 공원에서의 흡연이 금지되었고, 공공건물 밖 6m 이내는 금연구역으로 지정하였으며, 야외 극장과 야외 운동장까지 금연구역으로 정하였다. 1996년 클린턴 대통령이 청소년 흡연억제를 위한 조처를 발표하였고, 흡연 피해에 대처하기 위한 범국가적 담배규제의 필요성이 대두되었다. 이에 1999년 WHO는 담배규제협약(FCTC)을 마련하였다. 우리나라도 이 협약 안을 지지하고 있는데 주요 내용은 담배의 폐해로부터 아동과 청소년을 보호하고 담배 중독 예방 및 치료, 담배 없는 환경 조성을 위하여 담배가격 인상 및 밀수단속, 담배광고 제한, 담배경고문구 표시 등 회원국의 의무사항을 규정하기 위한 노력을 하고 있다.

4) 담배 소송의 역사

담배에 대한 소송이 증가하게 된 것은, 50년에 걸친 미국의 담배 소송의 역사를 통해서였다. 1994년 이후 담배 회사에 책임을 물을 수 있는 증거 자료들과 새로운 이론들이 등장하게 되었고, 이를 바탕으로 미국의 주정부들이 담배 회사를 상대로 흡연 관련 질병 치료비의 변상을 청구하는 소송을 하게 되었으며, 이 소송의 결과 거액의 배상금을 받아낼 수 있게 되었다. 1997년 6월 주정부가 주요 4개 담배 회사를 상대로 제기한 소송에서 담배 회사는 앞으로 25년간 3,685억 달러를 지불하고 일정한 규제를 감수하겠다는 포괄적 화해(Global Settlement)에 합의하면서부터 이 소송의 결과는 다른 나라에도 영향을 주게 되었고, 미국의 이러한 현상들은 다른 나라에 담배 소송을 시작하는 데 기폭제가 되었다.

미국은 흡연과 건강 소송이 처음 제기되었던 1954년 이래, 담배 제조업자에 대해 약 7,500건의 손해배상 소송이 발생하였는데, 이러한 손해배상 소송은 실제 3가지 유형으로 구분된다. 흡연자의 개인 소송, 집단 소송, 치료비용 회수 소송이다. 미국의 담배 소송에서 최근에 원고의 주장을 받아들인 대표적인 사건으로는 1999년 플로리다 주의 흡연자들이 5개의 주요 담배 회사를 상대로 제기한 손해배상 청구에서 배심원은 원고에게 1,450억 불을 배상금으로 지불하라고 판결하였다. 이 사건이 집단 소송의 가능성을 최초로 인정받은 이래 여러 사건이 집단 소송으로 인증을 받아 진행 중이다.

호주에서는 1991년 연방법원이 담배 연기가 간접 흡연자에게 해로운 효과를 가진다는 사실을 부인한 광고를 한 것은 소비자를 속인 것이라는 판결을 내렸다. 영국에서도 1999년 2월 흡연으로 폐암에 걸린 54명의 환자들이 그룹으로 영국의 2대 담배 회사인 Gallaher, Imperial Tobacco 회사를 상대로 소송을 제기하였는데, 그중 28명은 폐암 발병 후 3년이 지나서 소송을 제기하여 시효가 지났다는 이유로 기각하였고, 나머지 14명의 소송이 진행되고 있다. 영국은 간접흡연자가 제기한 소송이 활발한 편인데, 비흡연자가 흡연 환경에서 근무하다가 천식에 걸렸다는 이유로 사용주를 상대로 소송을 제기한 것, 비흡연자인 여성이 임신 중 흡연 환경에서 근무하여 출산한 아이가 천식을 앓는다는 이유로 고용주를 상대로 소송을 제기한 바 있다.

또한 아일랜드에서는 51명의 술집종업원들이 고용주와 담배 회사를 상대로 그들 자신의 직접 흡연과 손님들이 피운 흡연 환경이 복합하여 폐암이 초래되었다고 주장하면서 손해배상을 청구하는 소송이 진행 중이고, 캐나다에서는 담배 회사가 중독성을 높이기 위해 니코틴의 양을 조작했고, 저타르 담배의 해로운 효과에 관해서 캐나다인을 현혹시켰으며, 마치 담배를 끊을 수 있는 것처럼 믿게 만들어 전 캐나다인들을 위험에 처하게 만들었다는 것을 이유로 소송이 진행되고 있다. 네덜란드에서도 비흡연자들에게 고용자가 완전한 금연 환경을 제공하지 않은 것은 근로자의 건강과 존엄성을 보장할 헌법적 권리를 침해한 것이라고 원고 승소 판결을 선고하였다. 한편 이탈리아에서는 은행에 근무하는 25세의 여성이 천식으로 사망하였는데, 이 사건을 담당한 헌법재판소는 흡연은 특별히 지정된 흡연 장소나 환기시설이 잘된 지역에서만 허용되어야 하는데 이러한 조치를 하지 않은 사용주에게 책임이 있다고 판결을 했다.

우리나라에서도 1999년에 담배 소송이 시작되었는데, 한국금연

운동협의회가 흡연으로 폐암과 후두암에 걸린 김모 씨 등 피해자 6명과 가족 등 31명을 원고로 선정, 한국담배인삼공사를 상대로 손해배상 청구소송을 제기한 것이다. 그리고 12년간 지속된 이 소송에서 2011년 법원은 '폐암과 흡연의 인과관계는 인정되지만, 한국담배인삼공사(KT&G)의 불법행위는 인정되지 않는다'면서 원고 패소 판결을 내렸다.

2. 흡연율

우리나라 성인의 흡연율은 꾸준히 감소하고 있다(그림 20). 2010년 국민건강영양조사 제5기 1차년도 조사[9]결과에 의하면 만 19세 이상 성인의 흡연율은 남자 48.3%로 1998년 이후 감소 경향이었으나, 2008년 이후 큰 변화가 없고, 여자는 연도별로 큰 차이가 없었다. 상기한 조사에 의하면 연령별로는 남녀 모두 30대에서 가장 높은 흡연율이 나타났고, 연령이 낮을수록, 소득수준이 낮을수록 흡연율이 높은 것으로 조사되었다. 미국의 경우에는 2010년 18세 이상 흡연율이 남자 21.2%, 여자 17.5%로 우리나라보다 훨씬 낮은 비율을 보인다. 또한 평생흡연자의 흡연 시작연령은 남자가 19.3세, 여자가 25.5세로 나타났고, 하루 평균 흡연량은 남자 16.2개비, 여자 9.1개비였다. 현재 흡연자의 금연 시도율은 54.4%였고, 비흡연자의 간접흡연 노출률은 남자 48.9%, 여자 35.1%였다.

한편 2008년 6월 보건복지부와 한국금연운동협의회가 실시한 흡연실태조사보고서에 의하면 여성이 흡연하는 이유에 대해서 48.8%가

9 보건복지부, 질병관리본부(2011). 2010 국민건강통계. 국민건강영양조사 제5기 1차년도(2010).

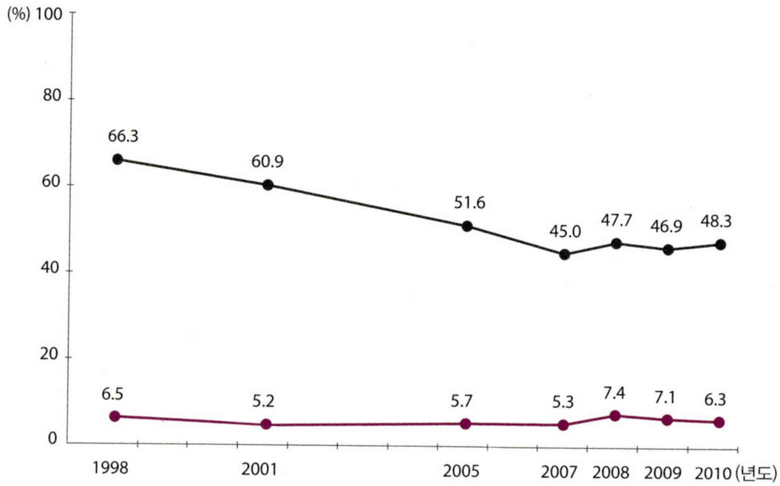

※ 현재 흡연율: 평생 5갑(100개피) 이상 피웠고 현재 담배를 피우는 분율, 만 19세 이상
※ 1998년 만 20세 이상
※ 2006년 추계인구로 연령표준화

출처: 보건복지부, 질병관리본부, 2010 국민건강통계

〈그림 20〉 우리나라 성인 흡연율의 연도별 추이

'스트레스가 많아서'라고 응답하였고, 그다음으로 35.4%가 '중독이 되어서', 15.8%가 '심심해서'라고 답한 것으로 나타났다.

3. 흡연의 영향

1) 담배 속의 유해물질

담배 속에는 4천 종 이상의 화학물질이 들어있다고 밝혀져 있다. 이 중에서 특히 유해한 것으로 알려진 것은 타르, 니코틴, 일산화탄소이다.

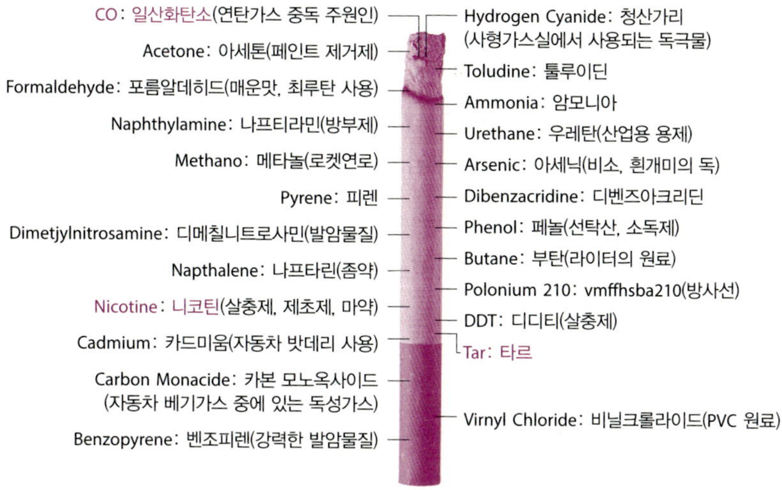

출처: 금연길라잡이 홈페이지(www.nonsmokeguide.or.kr)

〈그림 21〉 담배 속의 유해물질

가. 타르(tar)

흡연이 몸에 해로운 것은 바로 타르 때문이다. 일명 담뱃진이라고도 불리는 흑갈색의 타르는 수많은 화학물질의 집합체인데, 흡연자들이 피우고 난 담배꽁초의 필터를 백색에서 흑갈색으로 변하게 하는 물질이다. 타르는 옛날에는 재래식 화장실의 구더기를 죽이는 데 사용할 정도로 그 독성이 강한 것으로 알려져 있다. 담배 한 개비에는 약 10mg의 타르가 포함되어 있다. 만약 하루에 한 갑씩 1년 동안 담배를 피운다면 유리컵 하나에 가득 채울 정도의 타르를 삼키는 셈이 된다. 타르는 기관지와 폐를 상하게 하고, 일부는 혈관으로 들어가 온몸에 퍼져 암을 일으키며, 심장을 포함한 모든 장기 조직과 세포에 큰 피해를 준다. 타르는 암 발생의 가장 중요한 역할을 담당한다.

나. 니코틴(nicotine)

니코틴은 필로폰, 헤로인 등의 마약만큼이나 강력한 습관성 중독을 일으키는 약물로, 담배를 끊을 수 없게 되는 이유가 바로 니코틴의 중독성 때문이다. 니코틴이 인체에 미치는 영향은 매우 광범위하게 나타난다. 신경을 흥분시키거나 억제시키기도 하고, 짧은 시간 내에 과량의 담배를 흡연하면, 처음에는 맥박이 느려지고 호흡이 빨라지며 경련이 일어나다가 나중에는 호흡중추 및 말초호흡근 마비로 사망할 수도 있다. 즉 한꺼번에 과량의 담배를 피울 경우 사망하게 되는 원인이 여기에 있는 것이다. 니코틴의 혈관에 대한 작용은 2가지로 요약된다. 하나는 혈관의 맨 안쪽을 싸고 있는 내피세포를 손상시킨다. 그리고 혈관을 수축시켜 온몸의 조직으로 산소와 영양소 공급을 중단, 또는 차단시킨다. 이때 우리 몸에서 가장 중요한 기관인 심장과 뇌에 산소공급이 중단 또는 차단되면 심근경색, 뇌경색(뇌졸중)이 된다. 한편 추운 겨울에 밖에서 작업하는 사람들이 담배를 피우면 발가락이나 손가락에 동상이 잘 걸리는 이유도 바로 니코틴의 혈관 수축 작용 때문이다. 일부 흡연자는 발가락부터 썩어들어가는 버거씨병에 걸리기도 한다.

다. 일산화탄소(CO)

담배 연기의 가스성분 중에서 제일 많은 부분을 차지하는 것은 연탄가스로 잘 알려진 일산화탄소이다. 일산화탄소는 담배를 한 모금 빨 때마다 폐를 통해 혈액 속으로 녹아든다. 따라서 흡연자의 혈액 속에는 비흡연자보다 일산화탄소 농도가 훨씬 짙다. 호흡을 통해 혈액으로 들어간 산소는 혈색소(Hemoglobin, 헤모글로빈)와 결합하여 온몸으로 운반되는데, 일산화탄소는 이러한 산소운반을 방해한다. 그것은 일산화탄소가 혈색소와 결합하는 친화력이 산소보다 200배 이상 높기 때문이다. 만약 일산화탄소 1분자가 있고 산소 200분자가 있다 해도 혈색소는 일산화탄소와 결합한다. 산소는 200대 1의 경쟁률을 뚫어야 헐색소와 결합하여 조직으로 운반될 수 있으므로 우리 몸은 산소가 부족하게 된다. 그러므로 흡연자는 숨을 제대로 쉬더라도 산소가 희박해진다. 일산화탄소는 수많은 흡연자를 괴롭히는 만성 피로를 일으킬 수도 있다.

라. 그 외에 독성 화학물질들

담배 연기 속에는 이 외에도 2차 세계대전 때 나치가 유대인을 가스실에서 살상시킬 때 사용했던 유독가스인 시안화수소, 매니큐어를 벗길 때 사용하는 아세톤이 있으며, 좀이 스는 것을 막는 데 사용하는 나프탈렌, 화장실 청소에 사용하는 암모니아가 있다. 그리고 비소, 카드뮴, 메탄올, 톨루엔 등 각종 유독성 물질이 들어 있다. 또한 암을 일으키는 발암물질이 50종이나 발견되었고, 최근에 문제가 되고 있는 환경호르몬의 일종인 다이옥신도 담배 연기 속에서 발견되었다.

2) 흡연과 여성건강

남성과 여성이 동일하게 흡연을 하여도 신체적으로 미치는 영향은 서로 다르다는 것이 많은 연구자들이 내린 결론이다. 우리나라 흡연 여성들이 다른 나라 흡연 여성들과 다른 점은 임신과 동시에 아주 놀라울 정도로 완벽하게 담배를 끊을 수 있는 능력이라는 우스갯소리가 있다. 우리나라 여성이 임신 시 100% 가까이 담배를 끊을 수 있는 이유는 흡연이 2세에게 지대한 영향을 미친다는 것을 잘 알고 있기 때문일 것이다. 이외에도 흡연이 여성의 몸에 어떤 영향을 미치는지 알아보자.

가. 수정능력

흡연은 여성의 수정능력에 영향을 미친다. 연구에 따르면 피임약을 복용하는 여성 중 담배를 피우는 여성은 피임약을 중단한 후에도 불임일 확률이 비흡연자보다 2배나 높다고 한다. 또한 흡연 여성은 비흡연자보다 자궁외임신이 2.2배나 높게 나타났다.

나. 임신과 출산

1980년 미국 Surgeon General Report에 의하면 흡연하는 여성의 유산 확률이 비흡연자보다 7배 높으며 주산기[10] 사망도 2.16배나 높다고 한다. 또한 임신한 여성이 흡연을 하면 태반 박리, 전치태반, 임신 중 자궁출혈, 조기양수파열 등의 위험이 높아진다. 최근 고혈압지에 발표된 영국의 한 연구팀에 의하면 임신 중 담배를 피우는 여성은 임신중독증의 위험이 5배나 높다고 한다. 임신중독증은 임신 중 흡연과 더불어 태아의 건강을 해쳐 사망위험을 높이는 주요 인자이다. 또한, 임신 중 흡연은 저체중아, 미숙아, 영아돌연사증후군, 소아기 천식과 주의력결핍 장애 등을 유발할 수 있다. 그리고 흡연 여성은 경련 등을 주 증상으로 하는 자간증(eclampsia) 발병 위험이 5배가량 높다.

가) 직접 흡연의 영향

흡연 여성은 착상 지연과 1차적, 2차적 불임 위험도가 높아진다. 임신 중의 흡연은 양막 조기 파열, 태반 조기박리 그리고 전치태반의 위험도가 증가한다. 이 증상들은 출산 시 과다출혈을 일으킬 수 있다. 또한 흡연은 조산의 위험도 증가시킨다. 임신 기간 중 흡연을 한 여성에게서 태어난 유아는 출산 체중 평균치가 낮으며 저체중 출산은 신생

10 임신 29주부터 출생 후 1주까지의 기간

아기, 주산기, 유아기 질병과 사망의 위험성 증가와 관련이 있다. 산모의 임신 기간 중 흡연 기간이 길수록 유아의 출산 체중에 미치는 영향은 커진다. 흡연을 거의 하지 않은 여성은 흡연 여성보다 모유수유 경향이 높다.

나) 간접 흡연의 영향

임신 기간 중 간접 흡연에 노출되었던 여성이 출산한 유아는 체중이 다소 감소할 수 있으며 간접 흡연에 노출된 적이 없는 여성이 출산한 유아보다 자궁 내에서의 성장 저해가 일어날 확률이 다소 증가할 수 있다.

다. 폐경

흡연량이 많은 경우 여성의 폐경이 촉진된다고 한다. 44~53세의 여성 5,645명을 대상으로 코펜하겐에서 시행한 연구에 따르면, 48~51세의 연령층에서는 담배를 피우는 여성이 그렇지 않은 경우보다 폐경이 더 많았다.

라. 골다공증

20대 여성이 담배를 피우면 골다공증 발생위험이 높아진다. 인체의 골밀도는 20대 초반 최대치를 기록한 뒤 평생에 걸쳐 하강곡선을 그리게 되는데, 20대 초반에 담배를 피우면 골밀도 최대치를 달성할 수 없을 뿐 아니라, 골밀도가 떨어지는 속도도 급속하게 빨라진다. 그리고 골밀도는 일단 낮아진 다음 뒤늦게 담배를 끊어도 회복되지 않는다.

마. 폐암

폐암은 일반적으로 남성에게 많이 관찰된다. 1998년 대한결핵 및 호흡기학회의 보고에 의하면 국내 폐암 환자의 약 80%가 남성이다. 이것은 여성이 폐암에 잘 걸리지 않기 때문이 아니라 여성 흡연인구가 남성에 비해 적기 때문에 나타나는 현상으로 파악하여야 한다. 최근 영국암학회지에서 독일과 이탈리아의 4,600명의 남녀 흡연자와 5,100명의 남녀 비흡연자에 대한 폐암의 발생을 비교한 결과, 남성 흡연자는 남성 비흡연자보다 폐암의 위험성이 16.1배 높고, 여성 흡연자는 여성 비흡연자에 비해 4.2배 폐암 발생 위험이 높은 것으로 나타났다. 폐암뿐 아니라 여성이 흡연을 할 경우에는 남성에게서는 볼 수 없는 유방암과 자궁 경부암의 발생 위험이 높아진다고 한다.

바. 뇌·심혈관 질환

흡연은 여성의 심장 및 관상동맥질환을 일으키는 주요한 원인이다. 심혈관 질환의 위험도는 흡연량과 흡연 기간에 비례하여 증가한다. 그리고 흡연 여성은 허혈성 뇌졸중과 지주막하출혈의 위험도가 높고, 말초혈관성 동맥경화의 위험도가 높다. 흡연을 시작한 여성의 나이와는 관계없이 금연을 하면 심장 및 관상동맥질환의 위험이 줄어드는데, 대체로 금연을 시작한 후 1~2년 안에 감소하기 시작한다. 또한 흡연과 관련된 뇌졸중의 위험도 금연을 하면 낮아지기 시작해서 금연 기간이 10~15년 지나면 뇌졸중의 위험이 흡연한 적이 없는 여성과 같아진다.

사. 만성폐쇄성 폐질환(COPD)과 폐 기능

흡연은 여성의 만성폐쇄성 폐질환의 가장 큰 원인이며, 흡연량과 흡연 기간에 비례하여 위험도가 증가한다. 여성의 COPD 사망률은 지난 20~30년간 지속적으로 증가했다. 그런데 COPD로 사망한 미국 여성의 약 90%는 흡연으로 인한 것이었다. 어머니의 흡연은 유아의 폐 기능을 감소시키고, 여성 청소년의 흡연은 폐 성장률과 최대 폐 기능 수치를 떨어뜨린다. 따라서 흡연 여성은 폐 기능의 조기 감퇴가 일어날 수 있다.

4. 효과적인 금연

1) 금연의 이득

금연은 남녀노소 모두에게 중요하고 금연을 하는 즉시 건강에 이득이 된다. 금연을 하면 흡연자보다 오래 사는데, 예를 들어, 50세 이전에 금연한 사람은 흡연자에 비해 금연 이후 15년 동안의 사망위험이 절반이 된다. 또한 금연은 폐암을 포함한 여러 종류의 암, 심장마비, 뇌졸중, 그리고 만성폐질환의 위험을 줄여준다. 임신 전, 혹은 임신초기 3~4개월 이전에 금연한 여성은 저체중아 출산의 위험이 한 번도 흡연하지 않은 여성과 같이 감소한다. 그리고 금연을 했을 때 얻는 건강상의 이득은 체중이 평균 2.3kg 증가하거나 금단 증상이 오는 위험보다 훨씬 더 크다.

2) 금연 요령

〈표 7〉 금연 요령

준비 단계
준비를 착실하게 할수록 금연 성공률은 높아진다. 아무런 준비 없이 무작정 끊으려 한다면 그만큼 실패의 가능성이 높아지는 것이다.
▶ 담배를 끊어야겠다는 굳은 의지를 가진다. ▶ 담배를 끊는 것이 그렇게 힘든 일이 아니라는 생각을 가진다. ▶ 니코틴 중독이 얼마나 심한지 스스로를 진단받는다. ▶ 가능한 의미 있는 날로 금연을 시작할 날을 정한다. ▶ 주위의 친구와 가족에게 금연 계획을 알리고 도움을 청한다. ▶ 가지고 있는 담배와 관련된 물건은 아낌없이 버린다.

실시 단계

담배를 끊는 방법에는 여러 가지가 있지만 그중에 가장 효과적인 것은 단숨에 끊는 것이다.

▶ 담배를 무조건 피우지 않는다.
▶ 담배를 피우던 습관에서 벗어나는 것이 중요하다.
▶ 담배를 끊은 지 두 시간 후부터 서서히 금단 증상이 나타나기 시작한다.
▶ 금단 증상은 다른 일에 열중하면서 일시적으로 잊을 수 있다.
▶ 금단 증상이 나타날 경우 이를 완화시키는 방법을 이용해 본다.
▶ 수일에서 수주가 지나면 금단 증상은 벗어날 수 있다.
▶ 술자리는 당분간 피한다.
▶ 식사는 가급적 채식과 과일 위주로 하고, 육류는 피한다.
▶ 3개월 정도 금연이 유지되면 일단 성공한 것으로 볼 수 있다.

유지 단계

금연에 관한 한, 조심하는 것이 최선. 흡연유혹이 생기는 상황을 적극적으로 피한다.

▶ 당분간은 흡연하는 사람들을 피한다.
▶ 금연 프로그램 기간 동안 효과적이었던 방법들을 계속 사용한다.
▶ 규칙적으로 운동한다.
▶ 매달 스스로의 금연에 대해 상을 준다.
▶ 적극적으로 스트레스를 관리한다.
▶ 흡연과 손을 잡으려는 자신의 목소리를 경계한다.
▶ 무료함, 외로움, 배고픔, 분노, 피곤함을 특히 경계한다.
▶ 스스로 금연 캠페인을 한다.
▶ 무조건 오늘은 피우지 않는다.

절주

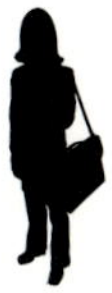

조동란

1. 서론

현대 산업구조와 작업환경은 잘 훈련되고 전문화된 근로자, 더욱 건강한 근로자를 요구하기 때문에 음주가 감소되는 것이 선진국의 추세이다. 그러나 우리나라에서는 고도의 산업사회에서 파생되는 여러 가지 문제들(스트레스, 고독감 등)을 극복하기 위한 손쉬운 해결책으로, 술이 오히려 권장되고 있어 음주인구는 계속 늘고 있다.

우리나라의 사업장에서는 연간 80,000명가량이 업무상 재해로 부상하고 약 2,000명가량이 업무상 재해와 업무상 질병으로 사망하고 있으며 이로 인한 경제적 손실 또한 막대하다. 이러한 재해 중 일부는 음주와 직·간접으로 관련이 있을 것으로 추정되며, 업무상 질병으로 요양 승인된 뇌혈관·심장질환자, 간장질환자를 포함한 작업관련성 질환자 2,000여 명 중 상당수의 발병 원인의 하나로 음주가 지목되고 있다.

사업장에서는 음주 또는 과음의 후유증으로 결근율이 증가하고 근로자의 작업집중도를 해치게 되어 작업이 지연된다. 상습 음주자는 음주로 인해 응급상황에 대한 대처능력이 상당히 저하되어 있기 때문에 사고에 폭로될 가능성이 높을 뿐만 아니라 사고가 나면 피해의 정도가 커지게 된다. 결과적으로 인명 피해와 생산성 향상의 장애가 온다.

따라서 근로자의 음주문제는 단순히 개인의 건강문제를 넘어 회사 전체의 목표달성을 위한 중요 요인의 하나로서 다루어지고 있다. 술을 마시게 되는 요인의 상당부분은 집단에서 찾을 수 있다는 면에서 사회적인 차원에서의 금주 또는 절주 프로그램 마련이 필요하다.

여성근로자의 경우 특히 임신과 출산기에 해당하는 연령층에서 회식과 고객 접대 등 불가피한 음주의 기회가 많다는 것이 문제점이며, 그 밖의 연령층에서도 술로 인한 피해가 여성이 남성보다 더 큰 경우가 많다.

여기서는 여성의 음주에 관한 이해를 돕고 절주 프로그램 실시를 위하여 필수적으로 알아야 할 음주의 폐해와, 절주 및 건강한 음주 방법 등에 대해 서술하고 사업장의 절주 프로그램 사례를 소개하고자 한다.

2. 여성의 음주 현황

1) 음주 빈도와 양

보건복지부가 2011년에 발표한 국민건강통계에 의하면, 19세 이상의 성인 음주율이 2005년에 비하여 증가하였음을 알 수 있다. 현재 우리나라 성인의 월간 음주율은 2005년보다 남성은 5% 정도 증가한 77.8%, 여성은 6.5% 정도가 증가한 43.3%로 여성의 음주율이 더욱 증가한 것으로 보고되어 있다.

음주자 중 질병발생과 악화에 심각한 영향을 미치는 고위험 음주자는 주 2회 이상 음주하며, 남성은 1회 7잔 이상, 여성은 5잔 이상일 경우를 의미한다. 남성의 24.9%, 여성의 7.4%가 이에 해당하며 2005년보다 남성은 1.7%가 증가한데 비하여 여성은 2.8%로 더 많이 증가하였음을 알 수 있다. 연령별 위험 음주는 남성은 50대가 30%, 여성은 30대가 10.5%로 가장 높고, 남녀 모두 소득수준이 낮을수록 높았다.

음주로 인한 경제적 손실 또한 막대하여 2012년 건강보험정책연구원의 발표에 의하면, WHO가 음주와 관련이 있다고 보고한 30개 질환의 총 진료비가 6조 원을 초과하여 전체 건강보험급여비의 20.5%에 해당하였다. 그 밖의 음주로 인한 경제적 손실을 더하면 천문학적인 손실이라 아니할 수 없다.

근로자의 음주율도 이와 유사하며 한국산업안전보건공단 산업보건연구원에서 2004년과 2005년에 각각 조사한 바에 의하면, 여성의 음주율은 미혼여성의 경우 53.2%이고(2004), 근로자 전체의 음주율은 89.1%인 것으로 보고되어 있다(2005). 김명순(2003)의 연구결과 직장여성의 음주경험은 한 달간 67.7%, 월간 음주량은 43.6잔, 1일 평균 음주량은 1.44잔이었다. 평균 순수 알코올 소비량은 36.7g으로 맥주 2캔, 소주 2홉 정도이다. 이를 세계보건기구(WHO)가 분류하는 위험 수준별로 범주화하여 파악한 결과 음주자 중 41.8%는 저위험 수준(20g 이하), 29.2%가 중간 위험 수준(20~40g), 29.0%가 고위험 수준(41~60g)이었고, 최고위험 수준(60g 이상)은 없었다.

이상을 종합하여 보면 여성의 음주율 자체는 남성보다 낮지만 점차 증가하고 있으며, 특히 임신과 출산기에 해당하는 연령층의 고위험 음주율이 가장 높다. 여성들이 직장에서 회식과 고객 접대 등 불가피한 음주의 기회가 많다는 것이 문제점으로 지적되고 있다.

2) 음주 관련 문제

김명순(2003)은 음주 관련 문제는 지난 1년간 경험한 음주로 인한 문제가 1인당 평균 0.9가지이었고, 응답자의 31.65%가 한 가지 이상의 음주 관련 문제를 경험한 것으로 보고하였다. 문제는 대인관계 갈등, 직장 및 건강문제의 순으로 많았다.

남성을 대상으로 한 연구(함정화 등, 2001)에서는 전체 41가지의 문제 중 8가지를 경험하였고, 특히 의존적인 문제의 경험 빈도가 높았다. 사무직 근로자 대상 연구(최승희, 2001)는 음주 관련 문제 경험률이 전체의 30% 이상이었고, 여성은 평균 한 가지의 문제를 경험한 것으로 보고하였다. 음주 관련 문제를 경험하는 빈도는 알코올 소비 위험 수준에 따라 증가하는 경향을 보였다. 따라서 직장여성의 음주 관련 문제의 경험을 감소시키기 위해서는 알코올 소비를 감소시키는 것이 필요하다고 하겠다.

김명순(2003)이 여성의 알코올 의존도를 국립정신병원에서 개발한 한국형 알코올 중독 선별조사지(NAST)로 파악한 결과 7.3%였고, 조동란(2004)은 2.0%로, 김성천(2001)은 3.8%로 각각 보고하였다.

3) 여성근로자의 음주 행위 양상에 관련된 요인

가. 사회인구학적 특성

일반적으로 20대와 30대에서 음주 비율이 높고 연령 증가에 따라 감소하는데 직장여성도 이와 유사하다. 직장여성들의 상당수가 20대와 30대이므로 전체 여성보다 음주율이 높을 것이라는 유추가 가능하다.

여성은 기혼자보다 미혼자가 음주를 많이 한다. 또한 기혼여성보다 이혼이나 사별을 한 여성이 음주를 더 많이 한다. 학력은 고등학교

졸업 수준과 비교할 때 학력이 더 높거나 낮은 경우가 더 음주를 많이 하는 것으로 보고되어 있다. 경제활동 참여 여성이 비참여 여성에 비해 음주율이 높다. 경제활동의 참여로 인해 여성의 음주가 증가하는 것은 경제력 자체와도 관계가 있지만 직장생활을 하므로 음주 기회가 많아지는 것과도 관련이 있을 것으로 생각된다. 종교적으로 술을 금하는 기독교인은 종교가 없는 경우보다 음주비율이 낮다.

개인적 음주 행위의 설명 중 가장 중요한 요인 중의 하나는 유전적 소인이다. 문제 음주 가족력이 있는 경우 음주자가 될 가능성이 높고 문제 음주자가 될 가능성 또한 높다.

직장생활 유무와 근무경력이 음주 행위에 영향을 미치는데 직장생활을 통해 음주 빈도가 증가하는 것으로 판단된다.

나. 직업 관련 특성

가) 직무 스트레스

기혼인 직장여성들이 직장생활과 가정생활의 역할 과부하에서 비롯되는 스트레스 해소를 위하여 음주를 많이 하기는 하나 문제 음주자가 되는 것은 아니고 오히려 문제 음주자가 될 위험은 적은 것으로 밝혀지고 있다. 여러 가지 역할을 동시에 해야 하므로 책임감을 더 느끼거나 자아존중감, 사회적 지지 때문에 문제 음주자가 될 위험이 적어진다는 것이다.

나) 직무특성 요인

직무 스트레스는 직장의 종류에 따라 다른 양상을 보인다. 열악한 작업환경 및 작업조건, 성차별, 낮은 자율성, 의사결정과정의 참여 부족, 상사나 동료와의 갈등 등의 직무특성에서 직무 스트레스가 유발된다.

다) 직장조직의 형식적인 특성

근무시간이 짧으면 음주상황에 노출될 가능성이 높아 음주할 기회가 많아지며 회식 빈도가 많을수록 음주 빈도는 증가할 것이다. 부하직원이 있을 경우, 지위가 높을수록 음주 기회가 많아진다. 여성 최고경영자나, 기관장과 같은 최고관리자의 위치에 있는 여성의 음주 기회 노출과 음주가 더 많은 것으로 나타나고 있다. 남성이 지배적인 직장에서는 남자동료들과 경쟁하기 위해 남성들과 같은 수준으로 음주를 하게 되는 반면 여성이 지배적인 직장에서는 다른 직장에 비해 음주 기회가 적기 때문에 직장에서의 남자직원 비율이 직장여성의 음주 정도를 결정하는 요인이 될 수 있다.

다. 사회·문화적 특성

가) 음주 관련 특성

음주에 대한 주관적 규범이 직장여성의 음주에 영향을 미칠 것으로 생각된다. 직장동료나 상사 중에 음주를 하는 사람이 많고 음주를 거절할 수 없다고 판단될 경우에 음주 가능성이 높아질 것이다.

나) 성 역할태도

전통적인 성 역할태도를 가지고 있기 때문에 음주 행위가 여성스러움을 상실하는 것으로 여기고 있던 여성이라도 직장여성의 대부분이 음주를 하는 것으로 판단되면 음주 가능성이 높아지게 될 것이다. 여성이기 때문에 가정 안에서 여성이 담당해야 되는 역할을 수행하여야 한다는 전통적인 성 역할태도를 가진 여성은 개방적인 성 역할태도를 가진 여성에 비해 음주량과 음주로 인한 문제를 덜 경험할 가능성이 많다는 견해가 있다.

3. 음주의 영향

1) 전신적인 영향

술의 성분 중 신체활동에 가장 많은 변화를 주는 것은 알코올이라는 화학물질로, 이는 중추신경계의 활동을 저하시킨다. 약간의 알코올을 섭취하게 되면 뇌의 일부 기능이 저하되어 자제감을 잃게 된다. 그 결과는 사람마다 조금씩 다르기는 하지만, 어느 정도의 다행감, 친근감, 평소보다 말이 많아지고, 공격적이고 난폭해지기도 한다.

어느 정도의 알코올이 신체에 섭취되면 심장박동이 빨라지거나, 혈관확장, 약간의 혈압하강이 있을 수 있고, 식욕증대, 위액분비를 자극하고 소변을 자주 보게 된다. 다량 섭취 시에는 중추신경계의 활동이 극히 저하되어 갈지(之)자 걸음을 걷거나, 말을 더듬거나, 생각을 잘 할 수 없게 되며, 어지러움, 구역질 또는 졸음이 올 수도 있다.

다량의 알코올을 단시간 내에 섭취하면, 뇌의 운동조절 기능이 제대로 작동되지 않아서 몸을 제대로 추스리지 못하게 된다든지, 생각의 혼란, 무감각, 마취상태, 혼수상태에 이르거나 죽음에 이를 수도 있다.

〈표 8〉 혈중알코올농도와 취한 정도

혈중알코올농도	취한 상태
0.02~0.03%	• 두드러진 변화는 없고 약간 기분이 좋은 상태
0.05~0.06%	• 이완감, 푸근함을 느낌: 자극에 대한 반응시간이 조금 늦어짐, 민첩한 근육 운동이 안 됨
0.08~0.09%	• 시각, 청각의 저하, 균형감, 언어기능의 저하, 다행감이 생김, 자신감이 커짐, 운동 협응 상실
0.11~0.12%	• 신체균형을 잡기 어렵게 됨, 정신적인 활동능력과 판단이 떨어짐
0.14~0.15%	• 신체와 정신의 조절기능이 현저히 떨어짐, 말을 더듬게 됨, 시력이 흐려짐, 운동기술 상실
0.20%	• 운동조절 상실(움직이기 위해서는 남의 도움이 필요), 정신활동의 혼란
0.30%	• 거의 인사불성 상태에서 심신을 겨우 가눔
0.40%	• 의식이 없게 됨
0.50%	• 깊은 혼수상태
0.60%	• 호흡부전으로 사망할 수도 있음

출처: 한국음주문화연구센터(2002). 알코올백과

2) 음주운전

술을 마시면 감각기능이 저하되고 이런 상태로 운전을 하면 정확성과 판단력, 속도 등에 문제가 생겨 사고를 일으키기 쉽다. 음주가 운전에 미치는 영향은 혈중알코올농도에 따라 다르다. 혈중알코올농도 0.05% 이하에서는 마시지 않은 사람과 거의 차이가 없으나, 0.1%가 되면 사고가 2배, 0.15%가 되면 10배나 증가한다.

혈중알코올농도 0.05% 이상에서는 사고율이 증가하므로 도로교통법에서는 그 이상인 자는 운전할 수 없게 되어 있다. 혈중알코올농도 0.05%에서 0.10% 미만의 경우에는 사고를 내지 않더라도 면허정지에 형사입건, 사고를 내면 형사입건에 면허취소된다. 음주운전자는 벌점을 받고, 혈중알코올농도 0.1% 이상이면 면허취소와 함께 무조건 형사입건하고 면허취소자는 2년 동안 면허시험 볼 자격이 정지된다.

혈중알코올농도를 낮추기 위해서는 술을 마시고 얼마나 기다려야 하는가?

일반적으로 체중 70kg인 성인 남자가 맥주 1병(순 알코올 22.5g)을 급히 마시면 약 40분 후에는 혈중알코올농도가 약 0.05% 되며 체내에서의 배설시간은 약 2시간 30분 정도 소요된다. 음주 후 시간이 얼마나 지나야 법적으로 운전이 가능하게 되는지를 개략적으로 계산하는 식은 다음과 같다.

술 마시고 나서 운전하면 안 되는 시간 =

$$\frac{\text{음주량(cc)} \times \text{알코올도수} \times 0.8}{12 \times \text{체중(kg)}} - \text{음주 시간}$$

상기의 계산식으로 산출된 음주량과 운전 시간과의 관계는 다음 표와 같다.

〈표 9〉 음주량과 운전 시간과의 관계

마시는 술의 종류	인체에 미치는 영향	혈중 알코올농도	술 먹은 후 운전시까지 소요시간
칵테일 1잔, 하이볼 2잔, 맥주 2잔 (마신 후 15분 이내)	빈속에다 칵테일 한 잔 또는 하이볼 한 잔 맥주 두 컵도 쉽게 흡수되어 잠시 취하게 된다.	0.03%	30분 후 운전가능
칵테일 2잔, 하이볼 2잔, 맥주 4잔 (마신 후 30분 이내)	정신이완, 세심한 기술능력 저하, 주위 사항 등에 관심이 적어진다.	0.06%	1시간 후 운전 가능
칵테일 3잔, 하이볼 3잔, 맥주 6잔 (마신 후 1시간 이내)	낙천적이 되며 기분이 좋아지고, 말을 많이 하게 된다. 또는 기분이 우울해지고 협동능력을 상실한다.	0.09%	2시간 후 운전 가능
칵테일 4잔, 하이볼 4잔, 맥주 8잔 (2시간 이내)	말이 약간 서툴러지고 불안정하고 시야가 좁아진다.	0.12%	3시간 후 운전 가능
칵테일 5잔, 하이볼 5잔, 맥주 10잔	만취됨, 행동과 정신상태가 실수를 많이 하게 됨. 술 먹는 것을 중단한 후에도 숙취 상태가 계속된다.	0.15%	5시간 후 운전가능

※ 알코올의 혈중농도 0.15 이상이면 심한 중독 현상이다. 이 상태는 판단과 시야가 정상이 아니기 때문에 운전하면 사고의 위험이 있다.

〈표 10〉 술의 종류와 알코올 함량

종류	용량(cc)	알코올농도(%)	알코올량(g)
맥주	작은병(334)	4.5	15.0
	큰병(633)	4.5	28.5
와인	1병(700)	13.0(9.3~14.0)	91.0(65.1~98.0)
청주	1홉(180)	15.5(15.0~15.9)	27.8
	3홉(540)	위와 같음	83.4
	5홉(900)	위와 같음	139.0
소주	1홉(180)	30.0(25.0~35.0)	54.0(45.0~63.0)
브랜디	1병(700)	40.0	280.0
위스키	1병(750)	43.0	323.0

※ 소주는 도수가 점점 낮아져서 16.8도부터 있음.

출처: www.hp.go.kr, 한국건강진흥재단, 건강길라잡이

3) 건강문제

가. 위장

한꺼번에 많은 술을 마시게 되면 위액의 분비 억제가 일어남과 함께

유문 경련, 위장점막에 점상 출혈, 부종 등의 염증 증상이 나타난다. 잦은 구토, 급성출혈성 위염, 토혈 등이 올 수 있다. 음주자들은 위궤양 발생 빈도가 높은데, 음주 자체보다는 술을 마시지 않으면 안 되는 정신적 스트레스 또는 음주에 따른 불규칙적인 식사습관 등의 탓으로 본다. 만성적인 음주자에게는 식도암, 대장암의 위험이 일반인들보다 높다.

나. 췌장

췌장염의 증상은 보통 5~15년의 장기간에 걸친 음주 결과로 나타난다. 진전된 알코올성 췌장염의 병리증상은 성인의 다른 만성췌장염과 같다. 췌실질의 소실과 함께 섬유화, 췌관의 확장, 회백색전과 석회화, 간질의 세포침윤, 낭포형성 등을 볼 수 있다. 음주자의 췌액은 소화효소나 회백농도가 상승하여 중탄산 이온이 감소되어 칼슘이 증가한다.

다. 간장

알코올이 간장에 끼치는 피해는 지방간, 알코올성 간염, 간경변의 3가지로 요약된다. 지방간은 간세포 중에 중성지방이 축적된 것으로 2~3주일의 금주로 치료된다. 알코올성 간염에서는 간소엽의 중심부에 있는 간세포의 괴사, 백혈구침윤, 섬유의 증가를 볼 수 있다. 알코올성 간경변에 비해 지방간과 함께 알코올성 간염은 원상태로의 치유가 가능하다. 알코올성 간경변은 간세포 괴사 후에 콜라겐섬유가 침입, 간 내 혈류를 폐쇄하여 간장이 축소하여 단단해진 상태를 지칭한다. 우리나라의 간경화 사망률이 세계 최고인 것은 세계 최고 수준에 있는 음주 소비량과 깊은 관련성을 갖는 것으로 보인다.

라. 심장, 혈압

소량의 알코올은 동맥경화를 억제하고 관상동맥질환에 의한 사망률을 낮추는 데 기여할 수 있다는 보고가 있으나, 다량의 음주는 알코올성 심근장애, 고혈압을 가져올 수 있다. 알코올 중독자나 알코올 남용자의 상대적으로 높은 사망률은 50% 이상이 심혈관 이상 탓으로 여겨진다. 특히 알코올은 심장근육에 영향을 미쳐 심근이상, 심부정맥으로 나타난다. 그 외 허혈성심질환, 뇌혈관 질환과 관련을 갖는 것으로 알려져 있다.

마. 조혈기

알코올 대사의 중간 산물인 아세트알데하이드는 골수에서 적혈구의 형성을 억제하며, 알코올은 엽산(folic acid)의 흡수를 저해하고, 적혈구가 기괴한 바늘 모양을 하고 성숙되기 전에 주로 비장에서 파괴되는 거세포성 빈혈증(spur-cell anemia) 또는 거대적아구성 빈혈증(megaloblastic anemia) 등의 원인이 되기도 한다.

바. 신경계

만성적으로 술을 많이 마시는 사람은 식사를 제대로 하지 않는 경우가 많기 때문에 비타민류가 결핍되기 쉽다. 그 결과 빈혈, 신경병, 급성출혈성 회백염이 생길 수 있으며 생체 세포와 호르몬 기능이 저하될 수 있다. 또한 알코올로 인한 비타민 결핍으로 태아성 알코올 증후군, 간장장애, 췌장질환, 흡수 이상 및 발암물질의 생성이 초래될 수도 있다. 알코올에 의한 중추신경장애로는 소뇌 충수부 전엽의 위축을 가져오는 알코올성 소뇌변성증, 대뇌위축을 갖는 알코올성 치매가 있다. 말초신경장애로서는 감각장애를 가져오는 다발성 뉴로파치가 있다.

사. 면역체계

알코올은 인체를 질병으로부터 보호하도록 하는 면역체계의 활동에 손상을 주는 것으로 밝혀져 있다. 만성적인 음주자나 알코올 중독자들은 일반 사람들보다 항체 생산이나 면역반응이 약하고, 박테리아 감염, 암에 대한 면역도 약한 것으로 보고되어 있다. 특히 임신 중의 과음은 어린이의 면역저항을 약하게 할 수 있다고 한다. 알코올이 인체의 면역기능을 약하게 할 수 있다는 사실은 중요한 의미를 가진다. 국제화, 개방화의 시대에는 질병도 예외가 아니어서 AIDS의 확산이 예상된다고 볼 때, 술을 많이 마시는 사람들이 AIDS에 걸릴 가능성은 더욱 높아질 수밖에 없기 때문이다.

아. 기타

그 밖에 알코올 중독자의 영양결핍, 과음자의 성기능 장애 및 발기부전, 알코올성 치매, 과음 및 운동 부족인 사람의 근골격계의 약화 및 골다공증 등이 보고된 바 있다.

4) 음주와 여성건강

가. 알코올 분해 능력

알코올을 대사하여 분해시키는 능력이 여성은 남성의 절반에 지나지 않는다. 여성은 남성에 비해 체액이 적고 지방이 많으며 위장점막의 알코올 산화효소가 적기 때문에 체중이 동일하고 같은 양의 알코올을 섭취하더라도 여성의 경우에 혈액 내의 알코올농도가 높아지게 되어 남성보다 더 많이 취하게 된다. 따라서 남성과 동일한 양의 술을 마시지 말고 절반 정도만 마셔야 한다.

나. 임신과 음주

가) 태아 알코올 증후군

알코올은 태반, 양막을 통과하여 태아에까지 영향을 미친다. 임신 중 술을 상습적으로 마시면 유산의 가능성이 높아지고 1주일에 5잔 이상 과음하면 태아의 성장과 발달에 영향을 미쳐서 태아 알코올 증후군(FAS: Fetal Alcoholic Syndrome) 아기를 출산할 가능성이 높아진다. 모친이 알코올 중독자인 어린이의 약 43%에서 FAS를 볼 수 있다. FAS의 발생 위험은 임신 중 1일 음주량 순 알코올로 12ml 이하에서는 거의 없으나 24~48ml에서 10%, 120ml에서 50%, 150ml 이상에서 75% 정도인 것으로 알려져 있다.

FAS는 염색체이상증, 선천성 대사 이상증과 함께 정신지체의 3대 원인의 하나이다. 태아 알코올 증후군의 아기는 자궁 내 성장 부진으로 인해 작은 키·저체중, 머리가 작고 뇌의 발육이 나쁘며, 눈이 작고 눈 주위에 주름이 많으며 코, 턱·입술 모양이 비정상적인 안면 기형, 심장, 신장, 생식기의 결함, 골격, 사지기형 등을 보인다. 또한 신경기관의 장애로 인해 행동발달과 지능발달도 정상이 아닌 정신박약을 나타낸다.

이러한 아이는 영유아기와 아동기에도 회복되지 않으며 청소년기에 이르러서도 여전히 운동발육 지연, 학업수행 장애 등 비정상적인 성장 발달 양상을 나타낸다.

나) 뇌조직의 손상

알코올과 그 대사산물인 아세트알데하이드는 태반을 쉽게 통과하여 태아조직에 전달된 후 직접적으로 기형을 유발한다. 태아조직에는 알코올을 분해시킬 수 있는 효소체계가 발달되어 있지 않아, 태아조직에 다량의 알코올이 이동되면 정신발달장애를 초래한다.

다) 모체의 영양결핍

과량의 음주는 모체의 영양 상태에도 좋지 못한 영향을 준다. 알코올은 1g당 7kcal의 열량을 내지만 필수영양소는 전혀 함유되어 있지 않다. 따라서 술을 많이 마시면 알코올로부터 열량은 얻으나 단백질, 비타민, 무기질 등의 섭취는 제한되므로, 모체에 영양결핍이 초래될 수 있다.

알코올은 또한 소화관 내에서 미량 영양소의 흡수장애를 유발한다. 과음 습관이 있는 경우 아연, 비타민 B 또는 엽산 결핍이 온다. 만성 알코올 중독자에서 아연 결핍은 기형아 출산과 관련된다. 알코올은 직접적인 독성 효과와 모체의 영양불량으로 인한 간접적인 영향으로 태아발달에 유해하다. 따라서 임신이 시작되는 시기, 수정이 일어나는 임신 초기에는 적은 양의 알코올 섭취도 절대 금해야 한다.

다. 음주와 질병

가) 유방암

과다한 음주가 유방암의 발생 가능성을 높이는 것으로 알려지고 있다. 하루에 순수 알코올 함량 약 20gm(소주 2잔) 이상 음주 시 유방암에 걸릴 위험성이 20~30%가량 높고, 약 70~80gm(소주 8잔) 이상 음주 시에는 2배가량 높아진다는 보고가 있으나 아직 그 인과관계가 규명되지는 않았다.

나) 간 질환

성을 불문하고 과량의 음주로 간 질환이 발생하거나 악화될 가능성이 높으나 지속적인 과음으로 인한 피해는 여성이 더 빨리 영향을 받는데, 음주 경험이나 절대량 측면에서 남성보다 적은 양을 마시더라도 간경화에 이르게 되는 시간이 더 짧으며 이환 가능성도 더 높다.

다) 정신장애(자살)

음주는 판단력 저하, 충동적 반응 등으로 자살, 자해사건 등을 유발할 수 있다. 알코올 문제가 있는 여성의 경우 자살률이 일반인에 비해 높다는 보고가 있다.

라) 알코올 중독

알코올 중독의 남녀 비율을 보면 약 3~6: 1 정도로 남성이 많으나 알코올 중독 여성도 점차 늘어나는 추세이다. 알코올 중독에 이르는 여성은 음주 시작 연령이나 발병시기가 남성에 비해 늦고, 신체적 취약성을 가지고 있으며, 우울 등의 증상을 많이 동반하는 경향이 있다. 또한 남성에 비해 사회적, 경제적, 직업적 문제를 덜 일으키는 반면 은폐되는 경우가 많고 남성에 비하여 심한 사회적 편견과 오명이 뒤따르기 때문에 치료의 기회도 상대적으로 박탈되고 있다.

5) 사회적 문제

가. 성폭력

음주로 인해 성폭력의 대상이 될 수 있으며 원치 않는 임신을 할 수도 있다. 직장여성은 회식 자리에서 술을 마시게 되는 경우가 많고 음주를 한 직장상사나 동료로부터 성추행이나 성폭력의 대상이 될 가능성이 일반 여성보다 높다. 성폭력은 가해자뿐만 아니라 피해자도 역시 음주 상태인 경우가 많다. 우리나라에서는 강간범죄자 중 취중범죄가

33.1%, 미국의 경우 피해 여성의 6~40%가 피해 당시 술을 마셨다는 보고도 있다.

나. 가정폭력

가족의 음주 문제로 인한 다른 가족들의 고통 중 가장 많은 것 중 하나가 폭력, 부부 간의 갈등이다. 알코올 중독인 여성들은 대개 차갑고 지배적인 어머니와 알코올 중독자인 아버지를 둔 가정에서 성장, 발달하여 배우자를 선택할 경우에도 자신의 어머니처럼 지배적이거나 아버지처럼 알코올 중독자인 배우자를 선택하는 경향이 있는데, 이들 알코올 중독 여성의 결혼생활은 불안정하여 별거나 이혼이 많고 남편에 의한 폭력이 많은 편이다. 가족 중에 문제 음주자가 있는 경우 그 사람이 음주를 하지 않는 날에 비하여 음주를 한 날에 가정 폭력이 발생하는 비율이 훨씬 높다. 이 경우 대체로 여성과 자녀가 피해자가 된다.

다. 음주의 대물림

가족 구성원 중 부모가 음주 문제를 가지고 있을 경우 자녀들 역시 문제 음주자가 될 가능성이 그렇지 않을 경우에 비하여 훨씬 높은 것으로 보고되고 있다. 문제 음주자의 자녀는 알코올 중독이나 불안 및 우울 문제를 가질 확률이 높고 비행 확률도 높다.

라. 경제적 문제

음주 비용으로 인한 경제적 문제 또한 중요한 문제이다. 가족이 알코올 의존에 이르게 되면 경제활동을 할 수 없을 뿐만 아니라 자제하지 못하고 음주를 하므로 경제적인 파탄에 이르고 이로 인하여 배우자의 경제적 부담이 커지게 된다. 우리나라의 경우 대체로 가정경제를 남편의 수입에 의존하는 경우가 많아 여성과 자녀들의 생활이 피폐해지게 된다.

마. 생활만족도, 기타

문제 음주자들은 성적인 기능이 급격히 떨어져 부부간 성생활의 불만족으로 인한 부부 갈등이 생길 가능성이 높다. 문제 음주자의 가족은 가족 응집력이나 생활 만족도가 일반 가족보다 낮고 문제 음주자들의 배우자들은 불안, 우울, 강박, 적대감과 신체적인 문제를 갖게 된다.

4. 절주 및 금주 프로그램

1) 직장 단위의 절주 프로그램

사업장에서 근로자 절주 프로그램을 실시한 결과 음주량 감소와 음주습관 개선 및 적절한 음주거절, 음주운전 및 음주 후 기계 작동의 감소 등의 측면에서 효과적이었던 것으로 보고되어 있다(김희걸, 2001; 송영숙, 2002). 절주 프로그램을 사업장에서 추진하고 여성근로자들의 음주 행위 관련 요인을 고려하여 프로그램을 운영한다면 효과를 거둘 수 있을 것이다.

근로자들이 참여하고 싶어하는 음주 문제 예방교육에는 직장인의 음주문화 35.9%, 스트레스관리법 55.8%, 술을 거절하는 방법 31.4%, 술이 인체에 미치는 영향, 알코올 남용 및 중독의 의미 27.6%, 의사소통 기술 3.8% 등으로 나타났다(이미형, 1999). 프로그램의 내용을 구성하는 데 이러한 연구결과를 참고할 수 있다.

가. 양질의 노동생활(Quality of work life) 프로그램

이 프로그램은 근로자 전체의 근무환경을 쾌적하게 만들어야 한다는 기본 전제하에서 과음 또는 알코올 관련 문제는 쾌적한 근무환경에 장애가 되기 때문에 이를 없애야 한다는 프로그램이다.

알코올 관련 문제는 바람직하지 않은 근로조건(예를 들어, 위험한 작업환경, 해고에 대한 두려움, 역할스트레스 등)에 적절하게 대응하지 못한다는 것을 의미하므로 이러한 근로조건들을 줄일 수 있도록 작업환경을 재편성하려는 프로그램이다. 재편성 과정에서 가장 중요한 것은 사용자 측의 주도하에서 노조의 협조로 전 근로자의 자발적인 참여가 이루어져야 한다는 점이다.

나. 건강증진(Health Promotion) 프로그램

근로자의 건강증진이라는 맥락에서, 자발적인 참여에 의한 금연, 운동, 절주를 권장하는 프로그램이다. 과음을 할 경우 술은 심장질환, 암, 뇌졸중, 사고, 폐렴, 당뇨병, 간경화, 폭력, 강간, 살인 등의 원인이 될 수 있으므로 근로자들에게 올바른 음주법을 교육하여야 한다는 입장에서 프로그램을 운영한다. 완전히 금주를 목표로 하는 것이 아니라 적당히 마시고 과음하지 않도록 유도하는 프로그램이다. 직장에서의 운동, 헬스, 에어로빅 등과 함께 근로자의 건강증진을 위한 프로그램으로 널리 사용되고 있다.

다. 근로자 지원 프로그램(EAP: Employee Assistance Programs)

현재 미국에서 가장 보편적으로 쓰이는 금주 프로그램으로, 알코올과 관련된 문제를 정면으로 대응하여 해결하려는 것이 다른 프로그램에 비해 다른 점이다. 이 프로그램의 목표도 완전한 금주가 아니라 음주가 작업 활동에 부정적인 영향을 미치지 않는 한, 음주를 할 수 있다는 입장에서 업무에 방해가 되는 음주는 허용하지 않는 입장이다.

노사 양측의 합의하에서 표준작업기준(Job Performance Standard)을 마련해 놓고 몇 가지 차원에서 음주가 업무에 끼친 영향을 평가한다.

즉 작업의 질, 작업량, 근무 일수, 업무파악 정도, 다른 상호 관련된 작업자와의 의존관계, 업무의 주도성, 작업감독의 필요성 등의 차원에서 아무런 문제가 없다면 음주가 허락된다는 것이다.

이 프로그램에서는 음주가 작업에 영향을 미치는 정도에 따라 음주 행위를 다음과 같이 분류하고 있다.

음주 행위의 분류

① 정상적인 음주: 일반 지역사회의 음주 표준량을 넘지 아니하며, 술을 마시고 달라진 행동을 하지 않으며, 효과적이고 효율적인 업무추진에 장애가 되지 않도록 술을 마시는 것을 의미한다.

② 알코올 남용적인 음주: 흔히 말하는 적정 음주량 이상을 마시면서 업무추진에 이상이 생길 정도로 술을 마시는 것을 의미한다. 이러한 근로자들에게는 직장의 상사나 동료들의 즉각적인 반응으로 근로자의 음주 행위가 정상적인 것으로 되돌려질 수 있으며 따라서 작업능력도 원래의 수준으로 되돌려질 수 있다고 본다. 중독(의존)보다는 경미한 상태로 의존적 증상은 없으나 신체적, 심리, 사회적 문제가 생길 정도로 과도하고 빈번하게 술을 마시는 경우를 말한다. 조기에 발견하고 적절히 치료하도록 한다.

③ 알코올 의존적인 음주: 심리적으로 자신의 음주를 스스로가 절제할 수 없으며, 일반적으로 이런 근로자의 작업은 적절한 것으로 볼 수 없을 정도로 작업능력도 저하되어 있는 음주를 의미한다. 알코올 남용적인 음주자의 경우에서처럼 직장상사나 동료들의 즉각적인 반응으로 정상을 되찾을 수 없는 근로자들을 알코올 의존적이라고 하며, 이런 근로자들에게는 전문가적인 치료가 권장된다.

〈표 11〉 알코올 남용의 진단 기준(미국 정신의학협회 기준)

자가 점검 내용	예	아니오
1. 밤늦게까지 술을 마시고 아침에 일어나지 못해 지각 또는 결근을 하였다. (점점 아침에 일어나는 것이 힘들다고 느껴진다.)		
2. 아침에 술 냄새를 풍기며 출근한다. (전날의 음주로 인해 숙취와 두통을 참으며 업무에 임한다.)		
3. 술 취한 상태에서 선심성 카드를 쓰고 후회한다.		
4. 주변의 친구나 가족들이 나의 술 먹고 하는 행동에 대해 걱정하기 시작한다.		
5. 술로 인한 질병(알코올성 췌장염, 간경화를 비롯한 내과질환)으로 술을 마시면 건강에 해롭다는 것을 알면서도 술자리를 거절하지 못하고 계속 술을 마신다.		
6. 술을 먹고 밤늦게 귀가하는 길에 넘어져 다치는 일이 자주 있다.		
7. 술을 먹고 음주운전으로 벌금, 면허정지, 음주운전교육, 사회봉사명령을 받았다.		
8. 술이 취한 상태에서 보증을 장담하고 술이 깨고 나면 감당하지 못한다.		
9. 술을 먹고 폭력, 시비, 절도, 강도, 강간 등의 범죄를 저지른다.		
10. 술 마시는 것을 숨기게 되고 자주 거짓말을 하며 술을 마신다.		
11. 술을 마시고 술자리에서 상사에게 대들어 진급하는데 불리한 처우를 받았다.		
12. 술만 마시면 집에 들어가지 않고 외박을 해서 부인이 한 번만 더 술을 먹으면 이혼하겠다고 벼른다. (오늘도 술을 마셔서 부인이 화낼 일을 생각하니 집에 들어가는 것이 걱정이 된다.)		

※ 위 항목 중 1개 이상이 지난 12개월 이내에 한 번이라도 나타난 경우: 알코올 남용

〈표 12〉 문제 음주 선별 기준(CAGE) (미국 국립알코올연구소, '초기 알코올 의존 진단도구')

자가 점검 내용	예	아니오
1. 알코올 사용을 줄여야 한다고 느껴보신 적이 있으십니까?; Cut down		
2. 가족이나 친구들이 당신의 알코올 사용에 대해 염려한 적이 있습니까?; Annoy		
3. 술 마시는 동안에 당신이 했던 일들에 대해서 죄의식이나 후회한 적이 한 번이라도 있었습니까?; Guilty		
4. 전날 밤에 마신 술의 숙취해소를 위해서 아침에 일어나자마자 해장술을 마신 적이 있었습니까?; Eye-opener		

※ 문항 수 1개 이상: 조심
2개 이상(혹은 1개 이상+가족력): 알코올 의존 가능성 높음
3개 이상: 확실히 알코올 의존

2) 알코올 남용 근로자에 대한 도움

가. 알코올 남용자의 행동 파악

가) 일할 때

- 일정하지 않은 작업의 질, 즉 직무수행의 높낮이 변화가 심하고 한결같지 않은 직무수행 태도 등을 보인다(아침이나 오후에 직무수행 감소).
- 자재를 낭비하고 장비를 손상시키거나 잘 잃어버린다(낮은 생산성).
- 결근일수 증가, 잦은 무단결근, 병가일수 초과, 단시간의 이석이 잦다.
- 수도나 주차장, 탈의실, 휴게실 등에 자주 다녀온다.
- 부주의, 실수 연발, 판단상의 오류를 자주 일으킨다.
- 불필요한 위험 감수, 안전불감증 · 비번 중 사고, 안전장비 미착용.
- 작업지침이나 절차의 이해와 복잡한 과업수행에 어려움이 있다.
- 새로운 정보를 이해하는 데 어려움이 있다.

나) 행동

- 동료에게 잦은 핑계로 돈을 빌린다.
- 비현실적인 분노, 과민성 증가(자신의 문제나 결점에 대한 타인의 비판에 민감).
- 친구나 동료를 기피한다.
- 친구나 동료들로부터 불평을 산다.
- 가정문제에 대해 불평을 한다.
- 단정하지 못한 모습, 비정상적인 모습, 술 취하거나 몽롱한 상태로 일한다.

• 점심시간 이전과 이후에 각기 다른 행동을 보인다.
• 진실되지 않은 변명을 한다.

나. 직장에서 도움을 줄 때의 주의사항

가) 대화내용을 일정 범위 내로 통제한다

• 해당자의 직무수행에 영향을 미치는 문제만 언급한다.
• 기억을 신뢰하지 않는다(기록과 보조자료만 유용하다).
• 알코올 사용 문제에 관해서는 직접적으로 거론하지 않는다.
• 동료의 술 문제로 인한 실수를 직장이나 가족에게 대신 거짓말 해 주지 않는다.

나) 회사에 관해서는 직무수행에 관한 회사방침을 설명한다

• 회사의 알코올 남용 관련 방침을 설명한다.
• 직무수행 기대치가 회사의 방침에 부합하지 못할 때, 예상되는 결과도 설명한다.

다) 감정적인 개입은 피하되 협조적이어야 한다

• 직무수행 문제를 해결하기 위한 도움을 제의한다.
• 개인적인 문제 해결에 도움을 줄 수 있는 여러 가지 보조 자원을 활용하도록 한다.
• 치료 프로그램이나 치료 기관을 안내해 준다.
• 문제 음주자의 의지가 없이는 어떤 훌륭한 치료자도 끊게 하지 못하므로 술을 끊고자 하는 마음이 생기도록 도와주어야 한다.
• 문제 음주자를 돕는 데 최선을 다할 뿐이지 그들의 행동을 강요할 수 없음을 항상 주의해야 한다.

3) 알코올 의존자

가. 알코올 의존의 정의

알코올 의존의 증상은 알코올에 대한 통제능력의 부족 또는 상실과 알코올의 확보 및 섭취에 대한 강박적인 집착증으로 요약된다. 알코올에 대한 통제능력의 상실이란 알코올을 마시지 않아야 할 상황에서도 지나치게 마신다거나 일단 술이 한 잔만 들어가면 자기 의지에 의해 술을 안 마실 수 없어서 만취될 때까지 마시는 경우를 말한다.

강박적 집착이란 아침부터 잠자리에 들 때까지 알코올을 확보하려는 생각, 술 마실 장소에 대한 생각, 술 마실 기회를 위해 온갖 핑계를 다 만들어 내는 것 등등의 알코올에 대한 생각으로 정신이 온통 팔려 있는 것을 의미한다.

알코올 의존 환자의 진단기준은 나라마다 조금씩 다르며 여러 가지 기준이 혼용되고 있다. 미국정신의학회의 기준에 따르면, 알코올 중독을 알코올 남용과 알코올 의존으로 구분하여, 알코올의 병적 사용과 사회생활 및 직업기능에 장애가 있을 경우 알코올 남용이라고 하고, 여기에 내성이나 금단현상이 추가될 때 알코올 의존이라 한다.

우리나라에서는 국립정신병원에서 개발한 진단법을 사용하고 있다.

〈표 13〉 국립서울정신병원형 알코올 중독 선별검사(NAST)

점검 내용	예	아니오
1. 자기연민에 잘 빠지며 이를 술로 해결하려 한다.		
2. 혼자 마시는 것을 좋아한다.		
3. 술 마신 다음 날 해장술을 마신다.		
4. 취기가 오르면 술을 계속 마시고 싶은 생각이 지배적이다.		
5. 술을 마시고 싶은 충동이 일어나면 거의 참을 수 없다.		
6. 최근에 취중의 일을 기억하지 못하는 경우가 있다(2회 6개월).		

점검 내용	예	아니오
7. 대인관계나 사회생활에 술이 해로웠다고 느낀다.		
8. 술로 인해 직업기능에 상당한 손상이 있다.		
9. 술로 인해 배우자(보호자)가 나를 떠났거나 떠난다고 위협한다.		
10. 술이 깨면 진땀, 손 떨림, 불안이나 좌절 혹은 불면을 경험한다.		
11. 술이 깨면서 공포(섬망)나 몸이 심하게 떨리는 것을 경험했거나 혹은 헛것을 보거나 헛소리를 들은 경험이 있다.		
12. 술로 인해 생긴 문제로 치료받은 적이 있다.		

※ 12개의 질문 중 4개 이상에서 양성일 때 알코올 의존으로 진단될 가능성이 높으므로 전문가와 상담하는 것이 요구된다.

나. 알코올 의존의 치료

현재 알코올 의존 치료에 이용되고 있는 방법에는 약물치료, 상담치료, 가족치료, 심리치료, 집단심리치료, 사회기술(Social Skill)훈련, 행동치료 등등이 있으며, 환자에 따라 여러 가지 방법을 혼용하여 치료하는 것이 효과적인 것으로 알려져 있다. 이런 방법들은 주로 정신병원이나, 일반병원에 입원하여 치료, 통원치료 시 사용하는 방법이다. 이 외에도 소위 단주친목(A. A: Alcoholics Anonymous, 익명의 알코올 중독자 모임) 또는 가족친목(Al-Anon)을 병행하기도 한다. 사업장의 보건관리자는 가족을 상담하여 적합한 기관을 추천하고 의뢰하는 것을 도울 수 있다.

5. 안전한 음주와 절주

1) 안전한 음주법

자신의 건강관리를 위해 음주를 삼가는 것이 가장 중요하나, 완전히 금주할 수 없는 경우 자신의 건강을 보호하기 위한 몇 가지 유익한 음주법을 나열하면 다음과 같다.

① '술을 마시지 않는 날'을 정해 달력에 빨간 표시를 하고 음주 공휴일로 지킨다. 일주일에 적어도 2일은 금주일로 하되 금주일을 가졌으니까 그 나머지 날은 많이 마신다면 신체에 해롭기는 마찬가지임을 명심하여야 한다.

② 술은 적게 마시면 동맥경화 예방의 효과가 있으므로, 이를 극대화할 수 있도록 하루의 주량을 정해 놓고 실천한다. 즉 위에서 지적한 음주량을 넘지 않도록 한다.

③ 술을 즐길 수 있는 사회적 기술을 개발하여 활용하라. 상황에 따라 마시는 것이 아니라 자신의 몸을 술의 해독으로부터 보호한다는 기본 원칙에서 '덜 마실 수 있는 사회적 기술'을 나름대로 개발하여 사용한다.

④ 알코올 섭취 능력의 개인차를 인정하여 과음하도록 술을 권하지 않는다.

⑤ 퇴근 후에 술을 마시는 경우에는 귀가 시간을 정해 놓고 마셔야 한다. 다음날의 작업에 방해가 되지 않도록 하려면 귀가 시간을 정해 놓고 실천하는 것이 중요하다.

⑥ 우리나라에서 전통적으로 지키고 있던 소위 주도(酒道)를 몸에 익혀 실천하여, 음주가 음주 후의 사회적 행동 변화에 미칠 수 있는 부정적인 영향을 최소화하여야 한다.

⑦ 술과 다른 약물을 동시에 혼용하지 않는다. 술과 다른 약물을 혼용할 경우에는 그 피해가 2배 이상이 되므로 같이 사용하지 않아야 한다. 담배도 약물의 일종이다.

⑧ 술을 마셔야 하는 이유들을 충족할 수 있는 다른 대안들(예: 운

동, 노래방 등)의 개발을 적극적으로 활용하라.

⑨ 취하는 속도가 빨라졌을 때는 즉시 검사를 받아라. 취기가 오래 남아 있거나 취하는 속도가 빨라지는 등 술 취하는 방식의 변화를 자각했을 때, 혹은 주위로부터 '어쩐지 술 냄새가 난다'는 지적을 받았을 때는 음주를 포함한 전체 생활습관에 대하여 재검토하고 건강진단을 받아야 한다.

⑩ 기타 여러 가지 숙취를 줄이기 위하여 특정 식품을 사용한다든지, 마시는 술의 종류를 정하는 방법 등에 관하여 나름대로의 원칙을 정하여 술의 해악을 최소화하는 것이 중요하다.

〈표 14〉 술의 종류별 에너지, 당질, 해롭지 않은 알코올량

술 종류	1잔 (ml)	에너지 (kcal/g)	당질 (2.0g)	해롭지 않은 알코올량 (알코올 30~40g)	알코올농도 (%)
청주	50	55.5	8.8	4잔	16
맥주	200	96.0	3.9	4잔	4
단포도주	30	36.6	3.6	7잔	3
막걸리(1사발)	300	40.0	0	2사발	5
위스키	30	83.1	0	3잔	40
브랜디	30	69.3	0	3잔	40
소주	50	86.5	0	3잔	25

※ 출처: 국립의료원, 당뇨병 교실책자 '당뇨병 환자를 위하여'

2) 술을 거절하는 방법

① 실제적으로 거절하는 말을 미리 연습한다.

- 오늘은 차를 가지고 왔습니다.
- 미안합니다. 오늘은 약속이 있어서요.
- 저는 건강이 안 좋아서 술을 마시기가 어렵습니다.
- 조금이라도 술을 마시면 다음 날 괴롭고 견딜 수가 없습니다.
- 술을 마시면 나중에 감당을 못합니다.

• 술로 인해 집에서 문제가 있습니다.

∴ 그래서 저는 술을 마시지 않습니다.

② 자기주장을 단호하게 하면서 필요시에는 길게 설명한다. 당신의 건강과 행복과 생명이 기로에 놓여 있다는 것을 명심한다. 당신 주위의 사람이 당신은 한 번 하지 않는다면 하지 않는 사람으로 인식할 수 있도록 하는 것이 중요하다.

③ 가능한 범위 내에서 자신의 술 문제에 관해서 솔직하게 얘기한다. 당신이 술 문제를 이겨내기 위해 어떤 마음가짐으로 어떤 노력을 하고 있는가를 말한다.

④ 회복을 위해 노력하는 문제 음주자는 자신만의 음주 위험이 큰 상황과 자신의 의지력, 결단력의 한계를 잘 알고 있어야 한다.

⑤ 음주에 대한 유혹이 큰 상황을 미리 예상하고 준비할 수 있어야 한다.

⑥ 자신이 알고 있는 사람 중에 술을 마시지 않는 최소한 다른 사람에게 억지로 술을 권하지 않는 사람과 가까이 지내도록 노력한다.

⑦ 술을 권할 때 이를 효과적으로 거절하면 자신감과 자부심을 얻을 수 있다.

⑧ 유혹이 너무 강하면 그 자리를 피해야 한다.

(자신의 생명이 달린 문제이므로)

3) 상담

가. 일차적 상담과 스크리닝

보건관리자는 과음 예방에서부터 알코올로 인해 문제를 일으키는 상태에서 재발을 예방하는 관리를 할 수 있다. 근로자를 상담하여 일차적인 스크리닝을 한 후 정도에 따라 전문가에게 의뢰하여 준다.

나. 가족상담

알코올 문제는 개인뿐 아니라 가족의 문제로 나타나고 알코올로 인한 피해는 가족에 의해 빨리 인지되기 때문에 초기에 가족상담은 매우 중요한 역할을 한다.

초기의 가족상담은 가족 자신의 불안 및 정서적인 문제, 알코올에 대한 교육, 중독자가 치료받을 수 있도록 지지할 수 있는 면에 중점을 두어 진행한다.

4) 홍보 및 교육

캠페인, 포스터, 브로슈어, 리플릿, 책자, 광고, 비디오 등을 통한 홍보 및 사업장 내 집단모임 등 대상자들에 대한 교육으로 과음을 예방하고 절주하도록 할 수 있다.

6. 사업장 절주 및 금주 프로그램 사례

1) 대규모 사업장

○○회사

- 근로자수: 560명, 제조업(화물용 엘리베이터)
- 음주율: 남자 85%, 여자 10%
- 목표: 음주율을 85%에서 80%로 떨어뜨림

가. 프로그램의 수준별 계획

가) 제1수준: 인지도 향상

- 금주 및 절주에 대한 인지도 강화를 위한 교육(사내 방송, 포스터, 강연, 사보, 회의시간 공고 등을 이용)
- 음주 상태 평가
- 음주 상태 평가 결과지 피드백

나) 제2수준: 생활습관 개선 프로그램(인지행동치료)

- 목표 설정
- 자가모니터링(음주일지 작성)
- 음주량 조절 연습
- 자기 강화
- 음주 행태의 기능적 분석

다) 제3수준: 지지적 환경 조성(보상과 절주 분위기 조성)

- 회식은 1차로 끝내고 2차 회식비를 근로자에게 보상
- 독한 술의 자제
- 접대는 운동으로 전환

나. 프로그램의 내용(건강행위 변화 이론에 근거)

〈표 15〉 절주 및 금주 12주 프로그램의 예

<table>
<tr><th>일정</th><th>행동변화 유도 전략</th><th>인지도 향상 전략</th><th>직장문화 변화 및
사회적지지 유도 전략</th></tr>
<tr><td>1주</td><td>1. 희망자 및 대상자 모집
2. 프로그램 소개(운영형태 등)
3. 음주 상태 평가(알코올 의존도 등)
4. 절주 서약서 작성
5. 음주 이유 및 절주 방해요인 작성
6. 음주일지 작성 요령 소개</td><td>1. 절주 및 금주 포스터
2. 안내방송
3. 절주 프로그램에 대한 전자메일 발송
4. 사보에 게재</td><td>1. 사보에 경영주의 단신, 또는 프로그램에 대한 기사 게재
2. 건전한 음주문화 창출을 위한 부서별 협조
3. 아이디어 대회</td></tr>
<tr><td>2~3주</td><td>1. 면담
• 자기효능 및 의지강화(대처기술 교육 등)
• 행동변화에 대한 계획수립과 시기별 수행 행동에 대한 계약서 작성, 성취 후 보상에 대한 사항 등
2. 음주 상태 평가 결과 피드백
3. 절주 서약서/알코올 의존도 조사표/음주 이유/절주 동기/절주방해 요인/서약서/음주일지 회수
4. 음주 절제 도우미 선정(부서 동료 간 조력 및 견제)
5. 절주 상태 표시 뱃지 제공</td><td>프로그램 진행 상황을 부서별로 비교하여 게시판, 방송, 사보를 통해 지속적으로 알림</td><td rowspan="4">1. 각 부서의 바람직한 음주문화를 가진 모델을 제시
2. 사내 회식규정에 관한 지침서 마련
3. 팀웍을 위한 모임을 건전한 음주문화와 다른 활동으로 전환
4. 프로그램 담당자의 업무수행에 대한 적극적 지원
5. 프로그램 수행 및 참여자에 대한 지원 (재정적, 업무적)
6. 인센티브에 대한 정책
7. 위 사항의 실천을 위해 담당자는 자의적으로 노력하여야 하며, 부서별 회의에 안건으로 제출</td></tr>
<tr><td>4주</td><td>1. 음주일지 회수
2. 면담 내용에 대한 상담과 조언
3. 절주를 도와주는 조언집/잘못된 음주 상식/알코올의 폐해 자료집 제공
4. 책상이나 냉장고 등에 부착하는 금주 시 나타나는 작용에 대한 정보 제공</td><td rowspan="3">게시판 사보 등에 바람직한 음주문화에 관한 정보 제공, 알코올 중독을 극복한 사례, 관련 뉴스 등에 관한 단신 게재</td></tr>
<tr><td>5~11주</td><td>1. 교수 및 지도(진보적·효과적 교육)
• 음주충동 극복 요령, 술 거절 방법, 바람직한 음주습관 교육
• 자기 효능, 행동 신념 강화
• 알코올 폐해 관련 실험
• 본인의 행위 과정에 대한 토의
• 동아리 활동 등의 네트워크 형성
2. 상담과 조언, 격려
3. 절주의 이득
4. 시기별 인센티브 제공(회사 실정 고려)</td></tr>
<tr><td>12주</td><td>1. 교육 평가
2. 상담과 조언
3. 절주 및 금주 성공 파티
4. 혈액검사를 통한 절주/금주 효과 검증
5. 스스로 자부심을 느끼게 하는 각종 인센티브 제공</td></tr>
</table>

2) 소규모 사업장

가. 프로그램 시행 절차 및 내용

가) 제1단계: 절주 프로그램 참여자 선정

- 동기 유발이 되어 있는 근로자
- 간 질환 관련 문진표와 자가 점검표상 건강위협이 있는 근로자
- 음주습관 조사표에서 음주습관 교정이 요구되는 근로자

나) 제2단계: 프로그램 진행(3개월)

- 매 방문 시마다 개인 상담, 교육, 홍보 및 면담을 통한 음주일지의 자가 평가를 통한 절주 저해 요인 파악 및 제거 방법 모색
- 초기: 음주습관 조사표와 음주남용/의존 진단표를 통해 대상자 자신의 문제 파악
- 주 1회 방문 시 보건교육 실시(음주로 인한 건강장애, 알코올 중독, 음주요령, 술 줄이기 작전 등)
- 음주일지 작성 및 내용 검토와 토의
- 앞으로의 절주 전략 상담, 지도
- 절주 실패 시 원인과 대안 검토, 절주 시도 격려
- 프로그램의 중반: 술 줄이기 작전을 평가 재계획
- 마지막 면담 시: 음주일지 회수, 음주습관 재평가, 절주율 조사

다) 제3단계: 이수증 수여

- 절주 프로그램에 적극적으로 참여한 대상자에게는 절주 프로그램 이수증을 수여하여, 근무현장의 책상이나 잘 보이는 곳에 비치하도록 권장

나. 주요 조사 내용

가) 음주습관 조사

- 알코올 의존도 평가(한국형 알코올 중독자 선별용 설문지)
- 음주습관 조사(사업 대상 선정 및 사업 수행 전후 비교)

나) 절주 전략

- 건강을 해치지 않는 음주요령, 술 줄이기 작전 체크리스트 작성 평가

다) 음주일지 작성

- 음주 날짜, 같이 마신 사람 이름, 술의 종류, 마신 술잔의 수, 술값, 느낌, 자신의 알코올 섭취량을 매일 기록 검토

라) 간 질환 관련 문진표 작성

- 간 질환 체크리스트 작성 평가

다. 체크리스트의 예

〈표 16〉 음주 행태 조사표

음주 내용	
술 종류	소주, 맥주, 막걸리, 기타
주당 음주 횟수	1회 정도, 2회 정도, 3회 정도, 4회 정도, 5회 정도, 매일
주량	1병 정도, 2병 정도, 3병 정도, 4병 정도, 5병 정도
음주 행태	한 번에 마신다. 2번에 나누어 마신다. 3번 이상 나누어 마신다.

〈표 17〉 간 질환 관련 자가 점검표

자가 점검 내용	예	아니오
1. 부모 중에 간 질환으로 사망한 분이 있다.*		
2. 형제자매 중에 B형 간염 환자가 있다.*		
3. 대대로 술이 센 집안이다.		
4. 과거에 수혈을 받은 적이 있다.		
5. 충분히 쉬었는데도 전신피로감이 계속된다.*		
6. 배에 가스가 자주 차고 소화가 안 된다.*		
7. 입에서 좋지 않은 냄새가 계속 난다.		
8. 최근 담배맛, 입맛이 많이 떨어지고 있다.		
9. 피부가 거칠어지고 나이에 맞지 않게 여드름이 난다.		
10. 치과 질환은 아닌데 잇몸에서 피가 난다.		
11. 오른쪽 어깨가 불편해서 주로 오른쪽으로 돌아누워서 자게 된다.		
12. 최근 들어 쉽게 감기에 걸리고 배탈이 자주 난다.		
13. 갑자기 눈에 피로가 와서 신문 읽기도 힘들다.*		

※ 전체 중 5개 이상: 간 질환 발병 가능성이 높음
* 간 질환 의심항목(3개 이상이면 간 질환 정밀검사 대상)

〈표 18〉 음주습관 조사표

음주습관	예	아니오
1. 가능한 알코올 도수가 낮은 술을 마신다.		
2. 첫 잔은 한꺼번에 마시지 않고 여러 번에 걸쳐 나누어 마신다.		
3. 술을 바꿔 마실 경우 처음에 마신 술보다 도수가 낮은 술을 마신다.		
4. 술을 마시는 중간에 찬물이나 알코올이 아닌 음료수를 마신다.		
5. 술병에 적혀 있는 알코올 함량을 확인한다.		
6. 안주를 먹으면서 술을 마신다.		
7. 술을 마시기 전에 음식을 먹는다.		
8. 받은 술잔은 다 마신 후에 잔을 다시 채우게 한다.		
9. 술잔을 가득 채우지 않는다.		
10. 술을 마시면서 스낵같이 짠 것을 먹지 않는다.		
11. 술을 되도록 천천히 마신다.		

음주습관	예	아니오
12. 더 이상 술을 마실 수 없을 때에는 못 마신다는 의사를 확실하게 표현한다.		
13. 조금이라도 음주를 한 후에는 자동차를 운전하지 않는다.		
14. 음주를 한 후에는 기계류를 만지지 않는다.		
15. 음주 횟수는 보통 1주일에 2회 이내이다.		
16. 1일 4회 이내, 1회에 맥주잔으로 2.5잔, 소주잔으로 2잔, 위스키잔으로 2잔 이상 마시지 않는다.		

※ 아니오가 2개 이상인 경우: 음주습관 교정 대상

〈표 19〉 절주 전략 실천 조사표

절주 전략	내용	지켰다	못지켰다
1. 습관을 바꾼다.	단골 술집 근처를 지날 때 들러야 했던 습관을 버린다.		
2. 술자리를 피한다.	술친구를 우연히 만났을 때 얼른 자리를 피한다.		
3. 더 참는다.	술을 마시고 싶은 충동에 사로잡혔을 때 잠시 더 생각하며 참는다.		
4. 술을 거절한다.	피치 못해 술자리에 참석했을 경우 술을 권하는 동료가 있다면 예전에 미리 생각했던 대로 과감하게 거절한다.		
5. 술을 아예 피한다.	과음을 일삼는 친구와는 당분간 거리를 두고, 술집에 가는 것조차 삼가야 한다.		
6. 술을 마시지 않는 날을 하루하루 늘려 나가도록 한다.	오늘 하루만이라도 술을 입에 대지 않겠다고 결심하고 실천한다.		
7. 당장 운동을 시작한다.	좋아하는 운동 중에서 부담 없이 매일 다닐만한 곳을 찾는다.		
8. 자신의 음주계획을 세우고 지킨다.	일주일에 몇 번, 어떤 술을 얼마나, 술값은 얼마 이내로 할 것인가에 대하여 미리 계획을 세우고 지키도록 노력한다.		

운동과 체중관리

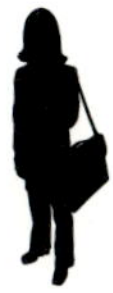

정혜선

1. 운동의 필요성

오늘날 고도산업사회로 인한 기계문명의 발달은 여성들에게 편리함과 행복감을 가져다 주는 동시에 만성적인 운동부족으로 인한 건강상의 문제도 일으키고 있다. 특히 병은 없으나 신체가 이상하다고 호소하는 반 건강인, 운동부족과 영양과다로 인한 비만, 고혈압, 관상동맥질환, 당뇨, 근력부족으로 인한 요통 등이 크게 증가하고 있다.

미국의 공중보건협회에서는 건강한 국민 만들기를 위한 많은 사업 중 여가시간에 신체활동에 참가하지 않은 사람의 비율을 15%까지 감소시키는 목표를 제시한 바 있다. 이는 성인병을 예방하고 건강한 국민이 되도록 하기 위한 노력 중의 하나로 신체활동을 통한 사업을 전개하는 것을 의미한다.

많은 의학자들은 인간의 생물학적 나이는 120세라고 추정하고 있는데, 이보다 적게 사는 가장 큰 이유는 신체의 각 기능에 적절한 자극을 가하는 신체활동이 적거나 지나치게 많은 경우, 스트레스나 흡연 및 약물남용 등의 사회적 영향이 인간의 생명을 단축시키는 원인으로 작용하고 있기 때문이다. 인간에게 있어서 건강과 장수는 누구나가 추구하는 희망사항이므로, 연령이 증가하면서도 신체적, 정신적 기능을 유지하고 적극적으로 사회에 참여할 수 있는 건강을 유지하려고 노력하는 것이 필요하다.

운동은 인간기능의 적절성과 삶의 질 추구를 위한 주요 건강행위이다. 최근 들어 다양한 운동방법들이 많이 소개되고 있어 관심과 노력만 있으면 얼마든지 운동을 통한 건강한 생활을 잘할 수 있게 되었다. 그럼에도 불구하고 아직도 많은 여성들은 운동을 하고 있지 않으며, 규칙적으로 시행하는 여성들이 많지 않다.

운동이 자신의 건강에 도움이 되는 줄 알면서 왜 많은 여성이 운동을 하지 않을까? 여기에는 여러 가지 복합적인 요인들이 관련되어 있다. 즉 여성의 지식정도, 반응, 신념과 태도, 가족이나 사회의 지지체계, 재정적인 문제나 환경과 같은 심리사회적 요인들이 영향을 미친다. 따라서 운동의 효과를 인식하고 자신에게 올바른 운동방법을 찾아 적극적이고 꾸준하게 운동을 하는 것이 필요하다.

2. 운동의 효과

적절한 운동은 여성에게 심폐기능과 근골격계 및 내분비대사 기능을 향상시켜 주고 정신건강에도 긍정적인 효과를 가져 온다. 암예방 연구에서도 운동량이 증가하는 만큼 사망률도 감소된다고 보고되었다. 그러나 단순한 운동의 수행보다는 건강과 관련된 위험요인을 파악하고, 신체구성 및 운동능력에 맞춰 여성에게 적절한 운동의 종류와 강도, 지속시간과 빈도를 정하는 것이 필요하다.

1) 근육계의 발달

운동을 하면 마이오글로빈의 농도가 증가한다. 마이오글로빈은 근육 내에서 산소를 저장하는 화합물질로 주요 기능은 신체 내의 산소운반을 도와주는 것이다. 이는 마이오글로빈의 농도가 증가되어 근육이 충분한 산소공급을 받으며 활동할 수 있게 된다.

또한 근육의 에너지 이용능력이 크게 향상된다. 지구성 운동을 통하여 골격근의 유산소성 능력이 증대되므로 산소소비능력과 탄수화물 및 지방을 대사 연료로 활용하는 능력이 향상되어, 장시간 지치지 않고 근육활동을 지속적으로 수행할 수 있게 되며, 동일한 일을 했을 경우에도 덜 피로하게 된다.

운동을 하면 근력도 향상된다. 반복적인 근육 운동을 통하여 근세포의 크기가 증가하여 근력이 강해진다.

2) 심폐기능의 발달

운동을 하면 폐의 기능이 좋아진다. 규칙적인 운동을 하면 공기를 최대로 들이마신 후 다시 최대의 힘으로 내뿜는 공기의 양, 즉 폐활량이 증가되고 산소섭취량이 증가되며 전반적인 폐 기능이 향상된다.

혈액의 양도 증가한다. 규칙적인 운동을 하면 혈액량이 증가되고 산소를 운반하는 역할을 담당하는 헤모글로빈의 양도 증가함으로써 산소운반능력이 향상되며, 탄산가스와 같은 노폐물을 제거하는 능력도 발달된다.

심장의 기능이 좋아진다. 규칙적인 운동을 한 사람은 심장 용적이 커지고 한 번에 박출하는 혈액의 양이 증가하며 1분간의 펌프 작용횟수인 심박 수가 감소한다. 따라서 펌프질을 많이 하지 않으면서도 혈액과 산소를 신체 각 기관에 충분히 공급할 수 있게 된다.

운동을 많이 하면 휴식 시의 혈압이 낮아진다. 이는 고혈압으로 고생하는 사람에게 매우 중요한 정보이다. 그러나 혈압의 강하가 운동에 의해서만 이루어지는 것은 아니므로 식이요법, 약물치료를 적절하게 병행하는 것이 필요하다.

또한, 심장질환의 위험이 줄어든다. 심장질환과 밀접한 관련이 있는 동맥경화의 주요 원인은 혈액 내 축적되는 콜레스테롤이다. 이 중에서 저밀도 지단백은 혈관에 축적되어 동맥경화증을 일으키는 주요 원인으로 작용하지만, 고밀도 지단백은 오히려 동맥경화증의 치료에 효과를 보이는 것으로 밝혀졌다. 운동은 고밀도 지단백의 농도를 증가시키고 저밀도 지단백의 수준을 감소시킴으로써 심혈관계 질환의 위험요인을 제거하는 데 도움을 준다.

3) 비만의 해소

운동부족과 식생활의 불균형으로 인해 발생되는 비만은 우리 몸에 필요 이상의 지방이 축적된 상태이다. 비만상태가 심각해지면 일상생활 중 효율적인 신체활동을 할 수 없게 되고, 질병에 대한 저항력도 감소된다. 체중을 줄이기 위해 식이요법만을 행하는 경우가 많지만, 이는 체내에서 필요한 영양소의 결핍과 체력 저하를 초래하므로, 규칙적인 운동을 병행하는 것이 비만을 해소하는 가장 적극적인 방법으로 인정받고 있다.

4) 심리적 안정

복잡다양하고 기계화된 현대생활에서 운동에 참여하면 기분 좋게 땀을 흘리게 되고 상쾌한 느낌을 갖게 됨으로써 스트레스를 해소하게 된다. 운동은 새로운 활력소를 불러 일으켜 주어진 문제에 낙관적이고 적극적으로 대처할 수 있게 해 준다.

〈표 20〉 신체기관별 운동 효과

신체기관	운동 효과
순환기	심근 산소요구량 감소, 안정상태 혈압감소, 혈소판 유착 감소 및 섬유소 분해 증가
호흡기	최대환기량 증가, 운동호흡수 감소, 폐확산능 증가
골격근	마이오글로빈(myoglobin) 농도 증가, 산화효소의 활성과 농도 증가, 미토콘드리아 수와 크기 증가, 지방산 산화 증가
대사기능	체지방량 및 체중 감소, 혈중 저밀도 지단백 감소, 혈중 고밀도 지단백 증가, 혈중 중성지방 감소, 뼈의 칼슘 침착 증가, 인슐린 수용체 감용성 증가
정신적 효과	불안 및 우울 감소, 자긍심의 향상, 성적 욕구 증가

3. 운동의 원리

1) 과부하의 원리

인체의 각 기관을 활성화 혹은 발달시키기 위해서는 일상생활에서 받는 정도 이상의 부하를 가하는 운동을 해야 한다. 일상생활에서 받는 정도만으로 신체활동을 하면 피로만 누적될 뿐 운동의 효과를 얻을 수 없으므로, 일정 강도 이상으로 운동을 해야 한다. 이러한 측면에서 운동은 강한 의지를 필수적으로 요구한다고 할 수 있다.

2) 점증부하의 원리

갑자기 강한 강도로 운동을 하면 몸은 견딜 수 없고 쉽게 피로해지므로 처음에는 가벼운 강도부터 운동을 시작한다. 그러나 언제나 약한 강도에 머물러 있으면 그 운동능력은 더 이상 발달되지 않는다. 따라서 운동의 효과를 극대화시키기 위해서는 낮은 강도에서 시작하여 점증적으로 운동 부하를 늘려나가는 것이 좋다.

3) 지속적 반복성의 원리

운동은 지속적이고 규칙적으로 반복 시행함으로써 그 효과를 얻을 수 있다. 간헐적, 일시적 혹은 집중적인 운동은 충분한 효과를 기대하기 어려우며 때로는 운동 상해를 유발하는 등의 역효과를 초래할 수 있다. 따라서 운동을 시행하는 여성들은 운동의 효과에 대한 조급한 기대를 버리고 장기적인 계획에 따라 지속적으로 운동을 수행해야 하며, 하나의 체력 요소를 발달시키기 위해서는 그와 관련된 운동을 반복적으로 수행하는 것이 필요하다.

4) 개별성의 원리

개별성의 원리는 각 개인의 특수성을 고려하여 각자의 능력과 가능성에 맞는 운동을 부여하는 것을 의미한다. 이는 모든 여성들이 여러 측면에서 개인차를 보인다는 기본적인 생각에 기초한 것이다. 따라서 운동의 시간, 강도, 빈도 그리고 유형을 선정할 때에는 여성의 체력 수준, 연령은 물론 정신적 요인까지도 반드시 고려해야 한다. 다른 여성들이 특정 운동프로그램에 참여하여 큰 효과를 보았다고 그것을 그대로 따라 하는 것은 매우 위험한 결과를 초래할 수 있으니 주의해야 한다.

4. 운동의 기본 원칙

누구나 한 번쯤은 과도한 운동으로 다음 날 고생을 한 경험이 있을 것이다. 또한, 어느 날 갑자기 운동을 하기로 결심을 하고, 지금까지 안 해온 것을 한 번에 끝내겠다는 결심으로 운동을 시작하는 사람도 있다. 이런 운동은 건강에 아무런 도움이 되지 않고 오히려 해를 끼치게 될 수 있다. 건강을 위한 운동이라면 자기 몸에 맞는 운동을 꾸준하게 하는 것이 가장 좋은 방법이다.

일단 운동을 하기로 결심을 했다면 일주일에 3일 이상, 최소 30분 이상은 해야 효과가 있다. 이것도 무작정해서는 안 되며, 준비 운동, 본 운동, 정리 운동 순으로 체계적으로 해야 한다.

1) 운동의 올바른 순서

가. 준비 운동(5~10분)

가벼운 유산소 운동, 전신 스트레칭

나. 본 운동(15~40분)

유산소 운동, 근력 강화 운동

- 운동강도 조절이 용이한 낮은 강도의 유산소 운동: 걷기, 빨리 걷기, 가벼운 달리기, 러닝머신에서 걷기, 조깅, 수영, 고정식 자전거 타기
- 운동강도 조절이 어려운 높은 강도의 유산소 운동: 하이킹, 등산, 배드민턴, 각종 스포츠 경기(축구, 농구, 테니스 등)

다. 정리 운동(5~10분)

가벼운 유산소 운동, 스트레칭

2) 운동시간

본 운동시간은 최소 15분에서 40~50분 정도를 하고, 근력 강화 운동은 주 3회로 하는 것이 좋다. 운동을 처음 시작하는 초보자라면 한 달 동안은 운동을 적응하는 단계로 하고, 낮은 강도의 유산소 운동으로 기본 체력을 길러 나가는 것이 좋다. 이때에는 스트레칭이나 낮은 강도의 유산소 운동이 좋으며, 운동시간은 최소 15~20분에서 2주에 약 5분씩 늘려나가도록 한다. 운동시간의 연장은 운동 후 과도한 피로나 상해의 징후 없이 운동에 잘 적응했을 때 결정한다.

운동의 효과가 지속되어 유지되는 기간은 운동을 시작한 후 약 6개월부터이며, 이때는 건강증진 운동(걷기, 조깅, 수영, 자전거 타기 등)을 하면서 즐길 수 있는 스포츠 형태의 운동(배드민턴, 테니스, 축구 등)을 하면 좋다. 운동은 가급적 식사 후 2시간 정도가 지나고 하는 것이 좋다. 아침 식사 전에는 간단한 간식을 섭취하고 운동하며 가벼운 운동을 짧게 하여 몸의 긴장을 푸는 정도가 적당하다.

3) 운동목표 설정

운동은 목표에 따라 방법과 내용이 다르고 그 결과도 다르게 나타난다. 운동을 계획하고 있거나 현재 운동을 하고 있는 사람이라 할지라도 운동의 목표를 명확하게 세우는 것이 필요하다.

운동선수는 경기력의 극대화를 위해 체력, 기술, 전술에 관련된 요소들의 점진적인 향상에 목표를 두고 운동을 하지만, 일반 여성은 체력증진, 비만해소 또는 체중관리, 질환의 예방과 치료, 스트레스 해소, 여가 활동, 대인관계 등의 수단으로 운동을 하는데 과연 자신이 운동을 하는 첫 번째 목표가 무엇인지를 분명히 함으로써 적절한 운동방법과 내용을 구성할 수 있기 때문이다.

4) 운동 종류 결정

일반 여성에게는 신체의 전체 근육 또는 큰 근육, 즉 대근군(large muscle group)을 사용하는 지구성 운동이 효과적이다. 운동 초기 단계에서는 운동강도를 주의 깊게 관찰해야 하므로 가급적 운동강도가 심하게 변하지 않는 형태의 운동이 좋다.

운동 초기 단계에서 바람직한 운동은 운동강도 측정이 용이한 걷기, 달리기, 조깅, 수영, 자전거 타기 등이며, 체력 수준이 향상된 이후에는 구기 운동을 포함한 다양한 운동을 실시하여 체력을 유지하는 것이 좋다.

5) 운동강도

운동강도는 자신의 최대 심박수의 40~80% 정도가 적당하다. 최대심박수는 실제 운동을 하였을 때의 삼박수로 정하거나 나이를 감안한 계산방법으로 추정할 수 있다. 즉 (200-나이)로 추정할 수 있다. 초보자라면 40~60%의 운동강도로 시작하지만, 점차 증가시켜 나간다. 몸에 무리를 주지 않으면서 운동 효과를 발휘하는 운동강도는 '약간 힘들다, 하지만 견딜만하다' 정도의 느낌이 들게 된다.

성인병과 밀접한 관계가 있는 심폐지구력의 향상을 위한 운동강도는 건강한 성인남자의 경우 최대심박수의 60~75%로 결정하는 것이 좋으나, 체력 수준이 낮거나 운동을 처음 시작하는 여성의 경우에는 최대심박수의 40∼65%가 적당하다.

6) 운동시간 결정

1회의 운동을 얼마 동안 할 것인가에 대한 결정은 운동강도와 관련이 있다. 운동강도와 운동시간은 반비례 관계로 운동강도가 높을수록 운동시간은 짧아지게 된다. 일반적으로 준비 운동과 정리 운동을 제외한 본 운동시간은 20∼30분 정도가 적당하며 체력 수준이 향상됨에 따라 40∼50분 정도가 바람직하다.

중년기 이후의 여성은 강한 강도로 단시간 운동하는 것보다는 중정도의 강도로 비교적 장시간 운동을 실시하는 것이 효과적이다. 운동강도와 운동시간은 운동을 마친 후 1시간 정도가 경과했을 때 과도한 피로를 느끼지 않도록 설정되어야 한다.

7) 운동빈도 결정

정상적인 성인 여성의 경우 최소한 1주일에 3회 이상 운동을 실시해야 효과를 얻을 수 있다. 체력검사의 필수적인 것은 심폐지구력, 유연성, 근력이다. 체력 수준이 높아지면 주당 4~5회 정도의 운동을 실시하는 것이 지속적인 체력향상에 도움을 준다.

체중부담을 안고 하는 운동 즉 걷기, 달리기, 웨이트 트레이닝 등은 3일 연속 실시하는 것보다는 격일제로 하는 것이 신체의 관절과 근육에 과도한 부담을 줄일 수 있다.

운동을 주 5회 이상 실시할 경우에는 체중부담을 안고 하는 운동과 체중부담 없이 하는 운동을 교대로 실시하는 것이 좋다.

8) 운동 단계의 구분

가. 운동의 초기 단계(신체적 적응 단계)

- 운동 종류: 스트레칭과 가벼운 유연성 증진 체조 및 심폐지구성 운동의 강도를 점차로 높여서 실시한다.
- 운동강도: 최대운동능력의 40~60%로, 운동시간은 최소한 10~15분으로 하며, 운동빈도는 처음 2~3주에는 주당 2회로 하고, 이후 2~3주 동안은 주당 3회로 하되 향상도에 맞춰 점차 증가시킨다.
- 운동기간: 보통 4~6주 동안 계속해서 실시한다. 그러나 무엇보다 운동참가자의 운동프로그램에 대한 적응 능력에 따라 조정한다.

나. 향상 단계(신체적 발달 단계)

- 운동 종류: 스트레칭과 가벼운 유연성 증진 체조 및 심폐지구성 운동의 강도를 점차로 높여서 실시한다.
- 운동강도: 최대운동능력의 60~75% 수준으로 높이고 2~3주 간격으로 조금씩 늘려나간다.
- 운동기간: 16~20주 동안 실시한다.

다. 유지 단계

- 운동 종류 및 강도: 체력의 향상보다는 유지를 목적으로 재미있는 여러 가지 활동을 운동프로그램에 포함시켜 실시한다. 예를 들면 향상 단계의 후반부에서 주당 5회씩 달리기 운동을 하던 사람이 달리기 운동과 자전거 타기, 테니스를 하루씩 교대로 실시한다. 이러한 변화는 똑같은 운동을 반복함으로써 생길 수 있

는 지루함을 해소하고 운동에 대해 지속적인 흥미를 갖고 참여할 수 있도록 해준다.

- 운동기간: 체력 수준이 목표에 도달하면 유지 단계의 운동프로그램을 실시한다. 체력 유지 단계는 운동을 시작한 지 5~6개월 후부터 시작한다.

5. 운동의 종류

1) 걷기

걷기는 운동강도를 조절하기 쉽기 때문에 질병을 가진 여성의 경우에 운동의 효과를 안전하게 얻을 수 있다. 걷기를 하려면, 허리를 바로 세우고 배를 내밀지 않은 자세로 반듯하게 걷는다. 본 운동을 하기 전에 가벼운 스트레칭으로 준비 운동을 하고, 걷기를 한 후, 반드시 정리 운동을 한다. 걷기의 운동강도는 자신의 체력 수준에 맞게 주어진 시간에 일정한 거리를 걸을 수 있도록 한다. 걷기 운동에 충분히 적응되면 걷는 거리를 각 단계별로 늘려나간다. 운동을 마친 후에 피로나 무리함이 느껴지면 강도를 증가시키지 않고 그 단계의 운동을 계속 실시한다.

2) 조깅

조깅을 할 때는 운동강도가 심하지 않도록 주의한다. 걷기와 조깅을 병행하는 것이 훨씬 좋다. 조깅은 근골격계 상해의 위험이 있으므로 주의한다. 말초신경장애가 있거나 망막증이 있는 경우에는 삼가는 것이 좋다.

3) 수영

수영은 강도가 그리 높지 않으면서 심혈관계를 자극할 수 있는 운동이므로 고혈압 환자에게 좋은 운동이다. 그러나 수영을 잘 못하거나 물에 대한 공포감이 있는 경우에는 수영을 하지 않더라도 수중체조, 물속 걷기를 하는 것이 좋다.

4) 자전거 타기

자전거 타기의 운동 효과는 걷기만큼이나 좋으며, 근관절계의 상해를 예방할 수 있고, 충격이 적기 때문에 망막증 환자에게 좋다. 그러나 하체만 사용하게 되므로 같은 운동이라도 걷기나 조깅에 비해 운동량이 적고, 다리의 피로감을 더 빠르게 느낄 수 있다. 옥외 자전거 타기는 노면이 일정치 않아 운동량을 일정하게 유지하기가 힘들므로 주의한다.

〈표 21〉 운동종목별 100kcal 소모시간

운동종목	100kcal 소모시간	운동종목	100kcal 소모시간
미용체조	19분 30초	테니스	13분 30초
체조	30분	골프	17분
탁구	21분 30초	스키	15분
사이클링	23분	검도	7분 30초
계단	18분	줄넘기	10분
수영	11분 30초	볼링	15분

6. 운동 시 유의사항

1) 운동 전의 유의사항

가. 신체의 컨디션 점검

발열, 감기증상, 설사, 피로, 숙취, 관절부상 시에는 운동을 되도록 하지 말고, 하더라도 가벼운 체조를 하는 것으로 그친다.

나. 준비 운동

준비 운동의 목적은 운동 전에 미리 체온을 높여 호흡, 순환계, 근육 관절 등을 안정상태에서부터 운동하기 적당한 상태로 서서히 유도함으로써, 각종 상해를 예방하고 안전하게 운동을 할 수 있도록 하는 것이다. 준비 운동은 약 10분간 실시하는 것이 적당하다. 전신의 주요 관절을 고르게 신전한 후 앞으로 할 운동 종목에 특히 필요한 근육과 관절을 중점적으로 풀어 주는 순서로 실시한다.

다. 추울 때

준비 운동을 평소보다 오래 해야 하며, 특히 고령자나 고혈압이 있는 사람은 기온이 상승하고 나서 운동을 하도록 한다. 추운 날에는 10~15시 정도가 운동하는데 좋은 시간이다. 따뜻한 방에서 추운 곳으로 나갈 경우에는 옷을 되도록 두텁게 입고, 운동에 의해 체온이 상승함에 따라서 하나씩 벗는 것이 좋다.

라. 더울 때

매우 더울 때는 격한 운동을 피하는 것이 좋다. 운동 중 다량의 열을 생산하기 때문에 체온이 상승하기 쉽고, 과도한 체온 상승을 억제하는 기능이 동원되지만 그 기능이 한계에 달하여 체온이 40도 이상이 되면 소위 열사병이 생길 수 있다. 체온조절 능력이 낮은 중년여성은 오전 9시 이전과 오후 4시 이후의 시간에 운동을 하는 것이 좋다.

마. 식후 경과시간

식후에는 소화, 흡수기능이 왕성해지기 때문에 위, 간장, 장 등의 모든 문맥계 장기의 활동이 높아져 혈류량이 증가하며, 운동 시에는 활동근의 산소 수요가 높아지기 때문에 문맥계 장기에 대한 혈류를 적게 하고 활동근에 보다 많은 혈류가 배분되는 반응이 일어난다. 따라서 식후 얼마간의 운동을 피하는 것이 좋다. 가벼운 운동의 경우 식후 1시간, 강한 운동의 경우 식후 2시간 이상 후에 시작하는 것이 좋다.

바. 복장

의복은 가볍고 습기를 잘 흡수하고 공기가 잘 통하는 것이 좋으며, 화학섬유 제품보다는 면제품이 좋다. 소매와 바지의 길이는 운동 중 심한 더위와 추위를 느끼지 않는 것이 좋기 때문에 일기와 운동의 강도에 따라 긴소매, 반소매, 짧은 팬티 등을 적절하게 선택하면 좋다. 신발은 가볍고 굽이 낮은 것이 일반적으로 좋다. 특히 직사광선이 강할 때는 피부를 많이 노출시키지 않는 복장이 좋다.

2) 운동 중의 유의사항

가. 운동 초기에 고통이 올 때

운동을 자주 하지 않던 사람이 갑자기 운동을 하면 5분 이내에 고통스러워 더 이상 운동을 할 수 없는 경우가 가끔 일어난다. 이러한 현상은 갑자기 높아진 산소요구량에 비하여 심폐계에 의해서 운반되는 산소의 공급량이 너무 낮거나, 근육의 피로를 유발하는 젖산이 과도하게 축적되기 때문에 생긴다. 이때에는 일단 운동을 중지하고 휴식을 취한 다음 보다 가벼운 운동을 시작하는 것이 좋다.

나. 운동 중 앞가슴에 통증이 느껴질 때

운동 중에 흉골의 가슴 부위에 중압감이나 통증을 느끼는 일이 있다. 여기에는 찬 공기가 기관지를 자극하여 일어나는 기관지통과 심근의 산소부족에 의한 협심통이 있다. 기관지통의 경우에는 운동을 마친 뒤에 헛기침이 나는 경우가 많으나 크게 우려할 필요는 없으며, 이 경우에는 마스크를 하고 운동을 하는 것이 좋다.

다. 운동 중 복통이 생기는 경우

달리는 중에 잘 일어나는 옆구리의 통증은 장내 가스의 축적에 의한 것으로 알려져 있다. 장내의 가스는 음식물의 발효와 탄산음료 등에 의한 것이다. 복통이 일어났을 경우에는 달리는 것을 즉각 중지하고 보행을 하면 자연적으로 나아지며, 증상이 나아지면 다시 운동을 시작해도 지장이 없다.

라. 운동 중 근육통이 생길 때

근육통은 근의 염증성 변화에 의한 것으로 알려져 있으나 하루나 이틀 정도면 통증이 없어지기 때문에 걱정할 필요는 없다. 가벼운 경우에는 운동을 중지하지 않고 계속하는 편이 오히려 결과가 좋을 수도 있으며, 심한 경우에는 1~2일 정도 운동을 중단하는 것이 바람직하다.

마. 운동 중 상해가 발생했을 때

운동 중에 주로 발생하는 상해는 염좌(삐는 것), 근육의 부분단열, 골절 등이다. 이와 같은 경우에는 안정을 기본 원칙으로 한다. 처치를 잘못 하면 후유증이 남을 위험이 있으므로 정형외과 진료를 받는 것이 좋다.

※ 운동상해 시 응급처치의 4대 원칙: RICE

① 안정(Rest): 상처 부위는 되도록 움직이지 않고 경우에 따라서는 고정을 시킨다.

② 냉각(Ice): 다친 후 48시간까지는 상처 부위를 냉찜질하여 혈종이나 통증을 방지한다.

③ 압박(Commpression): 상처를 압박하여 붓는 것을 방지한다. 그러나 너무 강하게 오랫동안 압박하지 않도록 한다.

④ 환부높임(Elevation): 상해 부위를 심장의 위치보다 높게 하면 중력의 작용으로 과도한 출현이나 붓는 것을 막을 수 있다.

이상의 조치를 3시간 반복해서 실시한다. 즉 30분간 냉각과 압박을 동시에 하고 15분간 압박 붕대를 풀고 피부를 따뜻하게 해서 혈액 순환을 좋게 한다.

3) 운동 후의 유의사항

가. 정리 운동

심한 운동을 갑자기 중지하고 안정상태를 취하면 현기증 같은 여러 가지 증상이 나타난다. 이것은 운동에 의해서 활성화되어 있던 생리적 기능이 갑작스런 운동정지로 상호 간의 기능조화를 잃어버렸기 때문이다. 그러므로 운동 후 1~2분간이라도 가벼운 조깅이나 보행 또는 체조로 정리 운동을 하는 것이 좋다.

나. 샤워나 목욕

샤워나 목욕은 피부를 청결하게 하고 혈액순환을 왕성하게 하며, 체내 노폐물의 배설을 촉진한다. 이로 인해 땀구멍을 씻어내어 체온 조절작용 및 피부호흡을 원활하게 한다. 그러므로 운동 후에는 심박수가 안정시의 상태로 되돌아와 땀이 정지할 때를 기다렸다가 약간 미지근한 물로 샤워를 하는 것이 좋다.

다. 운동 후의 식사

운동 직후에는 운동 중과 마찬가지로 대장으로의 혈류가 적어지기 때문에 위장의 활동은 충분히 발휘되지 않는다. 이러한 때에 다량의 음식을 섭취하면 위장에 부담을 주게 되므로 식사는 충분한 휴식을 하고 나서 해야 하며, 운동의 강도에 따라 다르지만 보통 10~20분 정도 경과한 뒤 식사를 하는 것이 좋다.

라. 운동 후의 수면

수면은 피로 회복에 가장 좋은 방법이다. 운동을 한 날 수면이 부족하면 피로의 회복이 늦어지고 각종 신체조절 능력이 저하되어 다음 날의 일상생활에 지장이 생길 수 있다. 따라서 운동을 한 날에는 충분한 수면을 취하는 것이 좋다.

7. 체중조절과 운동

1) 비만의 원인과 정의

비만의 원인은 유전적 소인을 비롯해서 약물에 의한 비만, 내분비계

이상에 의한 비만 등 여러 가지가 있으나 무엇보다도 과다한 열량섭취와 운동부족 등으로 인한 열량소모의 부족이 그 대표적 원인이다.

최근 서구식 식단과 고칼로리의 가공식품, 올바르지 못한 식사습관(과식의 원인이 되는 음식물을 빨리 섭취하는 습관, 과지방 축적의 원인이 되는 음식물을 한 번에 과식하는 습관) 등으로 인해 열량섭취가 증가하고, 자동차 문화의 팽창으로 걷기의 절대적인 감소와 바쁜 현대생활과 통신설비의 발달, TV 시청시간의 증가로 인해 운동량의 부족이 심각해지면서 열량소모의 감소에 의해 결국 잉여 열량의 증가로 비만이 발생하게 된다.

2) 비만의 기준

비만도는 파악하는 데 가장 많이 쓰이는 방법은 체질량지수(BMI: Body Mass Index)이다. 체질량지수를 계산하는 방법은 다음과 같다.

- 체질량지수(BMI) = 체중(kg)/키(m²)

이와 같은 계산에 따라 비만도를 저체중, 정상, 과체중, 비만, 고도비만으로 구분한다. 비만도를 구분하는 기준은 다음과 같다.

〈 비만도를 평가하는 기준 〉

- 저체중: 체질량지수 18.5 미만
- 정상체중: 18.5 이상 23 미만
- 과체중(또는 전비만): 23 이상 25 미만
- 비만(또는 1형 비만): 25 이상 30 미만
- 고도비만(또는 2형 비만): 30 이상

3) 체중조절 방법

가. 식이요법

체중조절은 열량의 섭취보다 소모가 많도록 해야 한다. 우리가 1kg의 체지방을 감소시키려면 약 7,700kcal의 열량을 소모시켜야 한다. 즉 하루에 1,000kcal 이상씩 감량 식사를 적어도 1주일 이상 해야 체중이 1kg 감소될 수 있다. 이것은 키가 170cm이고 체중이 65kg인 여성의 적절한 식사량이 1,900kcal 내외임을 감안하면 하루 전체 식사량의 약 절반 이상을 제한하는 것이다.

더구나 하루 섭취열량의 최저기준은 최소 1,100kcal인데, 이는 무기질과 비타민 등 필수영양소의 건강유지를 위해 최소 섭취에 필요한 양이므로 절식의 한계를 나타내는 것이다. 따라서 이 이하로 식사량을 줄이기 어려우므로 하루에 시행할 수 있는 열량 섭취 감소는 제한적이라고 할 수 있다.

열량 섭취를 제한하는 체중감소는 초기에 주로 근육의 단백질과 글루코겐의 분해를 발생시키는데 이들은 지방조직보다 수분함량이 많으므로 수분의 손실로 인해 열량 제한 초기에 급격한 체중감소가 발생한다. 그러나 열량 제한이 계속되면 체지방 조직의 중성지방이 분해되어 체지방이 감소되는데 지방조직은 본래 수분 함량이 적고 단위 무게당 고열량을 포함하므로 체중감소의 속도는 줄어들게 된다.

나. 운동요법

체지방을 감소시키기 위해서는 많은 양의 운동을 해야 한다. 비만의 주원인은 신체활동의 부족에 있으며, 신체활동 부족이 과량의 에너지 섭취보다 비만을 더 가중시킨다. 그러나 이미 비만한 경우는 열량 제한과 동시에 운동을 병행해야 그 효과를 기대할 수 있다.

가) 운동은 식욕을 감소시킨다

하루에 한 시간 이내의 운동은 식욕을 감소시키나, 한 시간 이상의 운동은 식욕을 증가시킨다. 매일같이 하는 운동은 한 시간을 넘지 않으므로 운동이 에너지 섭취를 감소시킨다고 보아야 한다.

한 시간 이내의 운동은 체중도 감소되고, 식욕도 감소된다. 한 시간 이상 5~6시간까지 장시간 운동에서는 식욕이 증가되며, 그 이상의 운동에서는 피로가 겹쳐서 식욕이 급격히 떨어진다. 체중감소를 위해서는 높은 강도의 운동보다는 낮은 강도의 운동이 더 효과적이다.

하루에 100kcal의 에너지 섭취가 줄면 1년에 5kg의 체중감소를 가져올 수 있다. 운동을 하지 않고 음식 제한으로 하루 100kcal를 감소시키는 것은 쉬운 일이 아니지만 운동을 하면서 에너지 섭취를 감소시키는 것은 어려운 일이 아니라고 할 수 있다.

좌식생활을 주로 하는 사람이 활동하는 직업에 종사하는 사람에 비해 kcal 섭취는 많으면서 에너지 소비는 더 적다. 그러므로 에너지 소비를 위해 규칙적인 운동을 시행하는 것이 필요하다.

나) 운동은 칼륨, 칼슘 등을 증가시킨다

운동을 통한 비만조절은 체지방 감소와 더불어 근육을 비롯해 몸에 좋은 칼륨, 칼슘, 마그네슘, 인 등의 증가되기 때문에 건강이 크게 증진된다. 운동 시작 첫 6~8주 동안에 체지방이 감소되어도 몸에 이로운 칼륨, 칼슘 등이 증가되기 때문에 체중은 별로 감소되지 않는다. 이 기간동안 식이요법만 하는 것보다 오히려 체중감소는 적으나 몸의 컨디션은 좋아지고 체력이 증가되어 건강해지는 것이다.

체지방 감소는 성별에 따라 다소 차이가 있다. 비만 여성은 비만 남성보다 운동하는 동안 체지방이 더 적게 감소한다. 또한 신체 부위별에도 차이를 보이는데 복부 지방이 넓적 다리와 둔부의 지방보다 더 빨리 감소한다.

다) 비만에는 운동강도는 낮게, 시간은 길게 운동한다

운동을 통한 비만 해결이 무엇보다 중요하다. 여기서 특히 주의해야 할 점은 증가된 체중을 서서히 줄여야 하는 것이다. 증가되고 있는 체중을 더 이상 증가되지 않도록 하는 것만 해도 성공의 첫 단계이다.

일반적으로 건강증진을 위한 운동은 자기의 최대운동능력의 50~80% 범위 내의 강도 하루에 30~60분 정도로, 일주일에 3~5일을 하는 것이 바람직하다. 그러나 비만자에게는 운동강도를 50~60%로 낮게 하고, 운동시간은 60분 이상 장시간 해야 하며, 일주일에 5일 이상 6~7일 하는 것이 체지방 감소에 가장 이상적인 운동부하량이 된다. 낮은 강도의 운동일수록 체지방을 에너지로 더 많이 이용하기 때문이다. 높은 강도의 운동을 할 때는 체내에 저장된 글리코겐이 주로 이용되고 체지방은 적게 이용되기 때문에 숨이 너무 찰 정도로 짧은 시간의 운동은 바람직하지 않다. 줄넘기는 운동강도가 너무 높아 장시간 할 수 없기 때문에 비만해결에 큰 도움을 주지 않는다.

한 달에 1kg의 체지방을 감소하기 위해서는 하루에 평균 400kcal 정도 소비하는 운동을 해야 한다. 이 정도 운동은 산보로는 90분, 속보로는 60분, 조깅으로는 30분에 해당되며, 산보는 1시간에 4km, 속보는 6km, 조깅은 8km의 속도로 운동을 하면 된다. 걸음수를 보면 산보는 1분 110보, 속보는 140보, 조깅은 180보 정도가 된다.

무엇보다도 체중감량은 균형 있는 식사와 운동을 잘 병행하는 것이 바람직하다. 비만이 심하면 전문가의 처방을 받아 운동을 하는 것이 바람직하며, 운동을 계속하고 있으면 자기가 하고 있는 운동에 대한 자문을 얻어 점검하는 것이 좋다. 처방을 받아 운동을 하게 되면 자기 건강에 가장 알맞은 운동을 안전하게 할 수 있기 때문에 자기의 신체를 최상의 컨디션으로 유지할 수 있을 뿐 아니라 운동 중에 불의의 사고를 방지할 수 있다. 40대 이상에서는 더욱 그러하다.

사실 체중을 줄인다는 것은 여간 어려운 일이 아니다. 그러나 여성 건강을 위해서는 비만을 극복하는 것이 필요하므로 운동을 통한 체중 조절에 노력해야 할 것이다.

직무 스트레스

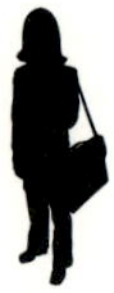

이윤정

1. 직무 스트레스

1) 직무 스트레스의 정의

직장생활은 끊임없는 스트레스의 연속이다. 스트레스가 산업장 근로자들의 건강과 생산성, 결근 및 이직에 영향을 미친다는 사실은 잘 알려져 있다(김순례, 2000). 특히 최근 우리나라의 근로자는 장시간 노동과 고밀도의 노동 및 급속한 기술혁신 등으로 많은 직장 스트레스에 시달리고 있다(박상회, 2001).

스트레스란 환경적 요구 또는 내적 요구를 충족할 능력 정도가 초과되어 적응력이 혹사됨으로써 일어나는 상태이다(Lazarus, 1984). 직무스트레스란 직무로 인해 정신적 에너지가 고갈됨으로써, 마음이 정상상태에서 벗어나 불유쾌하고 회피하고 싶은 피곤함과 압박감을 느끼는 심리적 상태(정해원, 1990), 또는 환경조건이 개인의 능력을 초과하거나 직무환경에 의해서 개인의 욕구가 충족되지 않을 때 발생하는 것

(이동수, 1998), 작업요구와 개인의 수행능력 사이에 주관적으로 인지된 불균형(Havlovic, 1995), 조직구성원들이 자신의 직무와 직무환경에 대하여 반응하는 스트레스 정도로서 직무에 대한 만족감과 긍정적 혹은 부정적 관계를 갖기도 하는 것(Schuler, 1980) 등으로 정의된다. 따라서 직무 스트레스를 잠재적인 긴장상태를 일으킬 수 있는 직장 내의 모든 스트레스 요인들을 가리키는 포괄적인 개념으로 본다. 개별적으로는 근로자가 담당하고 있는 업무의 요구가 그 근로자의 능력을 넘어서는 정도라고 정의될 수 있다.

직무 스트레스와 관련된 비용은 매년 급격하게 상승하고 있고, 그 절대량도 엄청난 크기에 이르렀다. Martin(1992)은 스트레스 관련 산재보상이 갑자기 봇물처럼 늘어나서 전형적인 상해로 인한 보상액의 2배에 이르고 있기 때문에 산재보상체계가 붕괴될 것 같다고 예측하였다. 또한 Bruhn(1995)은 미국에서 스트레스와 관련된 질환으로 연간 근로자 1인당 거의 13,000달러의 비용이 든다고 하였고, DeCarteret(1994)는 미국에서 스트레스와 관련된 산재보상, 장기결근, 생산성 저하, 재교육, 보건의료비용을 포함한 총비용은 연간 1,500억 달러에 이른다고 추정하였다. 또한 미국의 경우 지난 25년 동안에 직무 스트레스로 인한 의료비용이 800%나 증가했고, 스트레스로 인한 경제적 총 손실이 GNP의 10%를 초과하고 있으며, 영국의 경우에도 GNP의 5~10%가 직무 스트레스로 인한 손실로 추산되고 있다(Cooper, 2000).

1992년 일본 노동성의 전국 조사자료에서 작업자들의 57%가 자신들의 직무나 노동과 관련하여 심한 불안, 걱정 혹은 스트레스를 경험하고 있다고 응답하여 직무 스트레스가 근로자들에게 매우 만연되어 있음을 증명하였다(Haratani, 1996). 이러한 일련의 연구들에 대한 결과로써 EU의 내각에 해당하는 유럽위원회는 2000년 봄 *Guidance on*

*Work-Related Stress: Spice of Life or Kiss of Death*를 발행하여 스트레스에 의한 건강장애를 경고하면서 일관성 있고 포괄적인 예방정책을 주장하고 있다. 미국에서도 국립산업안전보건연구원(NIOSH: National Institute for Occupational Safety and Health)이 그간의 연구를 집대성하여 1999년에 팸플릿 'Stress at Work'를 발행하여 업무로 인한 스트레스가 근로자의 건강뿐 아니라 조직의 건강을 위협하고 있음을 경고하고 있다.

한편 우리나라 근로자의 경우는 아시아 10개국 중 직업성 스트레스가 1위로 보고되었고, 스트레스와 관련된 뇌·심혈관계 질환 직업병자 수가 매년 증가하는 추세를 보이고 있다. 2006년도 산업재해현황분석에 의하면 산재보상을 인정받은 산재사망 근로자 1,121명 중 직업성 스트레스와 관련이 있는 뇌·심혈관계 질환에 의한 사망자 수가 565명으로 전체 사망자의 50.4%를 차지하였다. 또한 업무상 질병자 중에서 뇌·심혈관계 질환이 차지하는 비율도 2003년 32.6%, 2004년 34.2%, 2005년 36.9%, 2006년 19.9% 등으로 나타나고 있다(노동부, 각년도). 이러한 경향에 따라 노동부는 2003년 6월에 개정한 산업안전보건법에서 사업주의 의무로 근로자의 신체적 피로와 정신적 스트레스 등으로 인한 건강장애를 예방하도록 규정하고 있다.

2) 직무 스트레스의 원인

직무 스트레스의 원인은 연구자마다 그 분류가 조금씩 다르기는 하지만 일반적으로 Cooper 등(1988)이 분류한 6가지 범주를 가장 많이 따르는데, 직무요인, 역할요인, 관계요인, 경력개발요인, 구조적요인, 직장과 가정의 조화요인이 그것이다. 먼저 직무요인은 직무의 내용과 구성, 직무의 양적·질적 범위, 소음·조명·공간 구조 등의 근무환경이 포함된다. 역할요인은 역할갈등, 역할모호성, 역할책임 등 역할수행과 내용의 모든 측면을 망라하는 요인이고, 관계요인은 동료, 고객, 부하직원, 상사 등 조직 내의 모든 구성원과 맺어지는 공식적·비공식적 관계를 총칭하는 요인이다. 또한 경력개발요인은 평가 과정이나 승진의 기회, 고용안정 등에 대한 확실성을 의미하는 요인이고, 구조적인 요인이란 스트레스의 잠재적인 원인으로써 조직 내의 문화적 환경, 관리자의 관리감독 유형, 의사결정에의 참여 등을 의미한다. 마지막으로 가정과 직장의 조화요인은 가정과 직장 각각의 스트레스원이 상호간에 영향을 미칠 수 있다는 것을 의미하는데 이 요인은 대개 잘 정의되어 있지도 않고, 연구도 많이 부족한 상황이다. 그러나 인간에게 있어서 직장과 가정을 분리하는 것은 불가능한 일이고, 따라서 직무 스트레스를 완전히 이해하기 위해서는 가정과 직장의 조화요인을 반드시 고려해야 할 것이다.

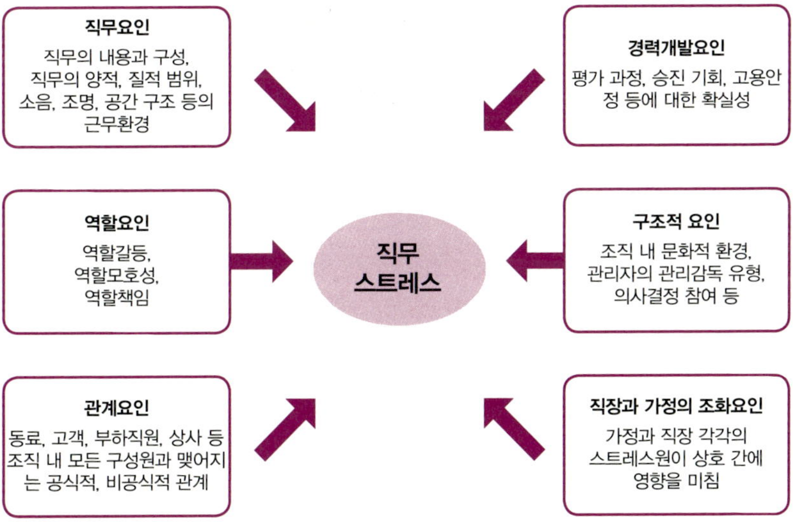

〈그림 22〉 직무 스트레스의 원인

출처: Cooper 등(1988). A model of job stress and physical health: the role of individual differences. *Personality and Individual Difference*, 16(4), pp. 653-655.

3) 직무 스트레스의 영향

직무 스트레스의 결과로 인체에 나타나는 영향은 신체적, 정신적, 직업적인 것으로 나누어 볼 수 있는데, 신체적인 영향이란 각종 질병 유발을 의미하는 것으로, 그중 가장 많은 영향을 미치는 것은 심혈관계 질환으로 알려져 있다. 특히 Karasek의 직무긴장모델에 의하면 직무자율성이 낮은 근로자는 높은 근로자에 비해 사회심리적 스트레스 수준, 콜레스테롤, 중성지방, 호모시스테인 그리고 혈액 응고인자의 수치가 높아, 직무 스트레스가 심혈관계 질환의 발생에 중요한 영향을 미친다고 한다. 그리고 직무 스트레스는 수면장애에 직접적인 영향을 미치고(Kalimo, 2000), 교대근로자들은 정상적인 생활이 비교적 보장되는 낮 근무자들에 비하여 불규칙적이고 불안정한 수면과 식사습관 때문에 위궤양이나 변비와 같은 소화기계 질환으로 고통받을 가능성이 많으며, 일반적으로 직장에서의 스트레스가 과하면 근육을 긴장시키거나 각종 골격계통에 무리를 일으켜 통증을 유발시키는 것으로 알려져 있다. 또한 직무 스트레스가 신체건강에 미치는 악영향으로 면역기능의 약화를 들 수 있다. 면역기능은 외부로부터의 심각한 변화나 감염으로부터 보호해 주고 인간이 항상성을 유지할 수 있도록 도와주는 것이므로 면역기능이 약화되면 인간이 각종 질병에 이환될 위험이 커지는 것이다.

스트레스로 인한 심리적 영향으로는 신경이 예민해져서 걱정과 불안, 초조, 긴장 등의 현상으로 신경쇠약과 우울, 의욕상실 등의 징후가 나타나고 정서상태의 불안정과 슬픔 및 증오감을 갖게 되며, 극도의 경우에는 자살에 이르기도 한다(이순자, 2001).

또한 직무 스트레스는 행동의 변화를 야기할 수도 있는데, 사람이 평상시보다 높은 스트레스를 경험하게 되면 흡연, 알코올 및 카페인

음용의 증가, 신경안정제, 수면제 등의 약물 남용, 대인관계 기피, 자기 학대 및 비하, 수면장애 등의 행동 변화가 발생하게 된다. 그리고 직무 스트레스로 인한 직업적 영향에 대해서는, 적당한 스트레스는 근로자들의 근무의욕을 고취시키고 성취동기를 유발시켜 직무만족도 증가나 생산성 향상을 도모하는 순 기능적인 역할을 하지만, 그 수준이 근로자 개인의 대처능력 수준을 넘어설 경우 직무만족도 하락, 출근 기피 등의 문제가 발생되고 결근, 조퇴, 전직으로 이어질 수 있으며, 업무 중 재해나 사고를 경험할 위험이 증가하게 된다.

2. 여성의 직무 스트레스

여성의 직무 스트레스에 대한 관심이 시작된 것은 1980년대 초반이었다(Miller, 2000). 그리고 현재에 이르기까지 여성의 직무 스트레스에 대한 연구들이 다수 이루어졌는데, 이 연구들이 항상 일치된 견해를 보여 주는 것은 아니었다. 예를 들자면 Nelson(1985)은 직업을 가진 여성이 그렇지 않은 여성이나 남성에 비해 더 많은 스트레스를 경험한다고 하였으나, Baruch(1987)는 직업을 가지지 않은 여성이 더 스트레스가 많다고 보고하였다. 또 여성의 직무 스트레스에 대해서 Houston(1992)은 직장을 가진 여성은 일의 양적 과다뿐 아니라 역할갈등이 직무관련 긴장과 일반적 긴장을 일으킨다고 하였으며, Miller(2000)는 남성이 여성보다 정신적 신체적 안녕상태가 더 좋다고 하였다. 그리고 직무 스트레스에 대한 개관연구에서도 이러한 모순된 결과들이 증명되고 있는데, Jick(1985)은 관련된 19개의 논문을 분석한 결과 심리적 스트레스는 여성이 남성보다 더 많지만 심각한 신체적 질병은 남성이 여성보다 더 많다고 하였고, Martocchio(1989)는 15개의 관련 논문을 분석하여 직무 스트레스의 경험과 인지에 있어 남녀의 차이는 없다고 보고하고 있다. 연구들이 이렇듯 서로 다른 결과를 도출하는 이유에 대해서 여성의 가족특성을 고려하지 않았기 때문이라는 분석과 함께(Elliott, 1991), 여성의 직업과 건강 간의 관계를 설명하려는 많은 가설들이 시도되었다.

1) 여성의 직무 스트레스와 건강과의 관계

여성의 직업과 건강 간의 관계를 보는 데 있어서의 서로 상반된 견해는 다음의 두 관점들로 설명된다. 먼저 여성이 직업을 가지는 것은 역할과다, 높은 직무요구, 업무과다, 높은 책임감, 스트레스 등과 관련되어 여성의 건강을 해친다는 부정적인 관점인데, 이러한 관점을 해석하는 가설로는 '다중부담가설(multiple burden hypothesis)'(Goves, 1984), '다중역할가설(multiple role hypothesis)'(Martikainen, 1995), '역할긴장가설(role strain hypothesis)'(Waldron 등, 1998), '결핍가설(scarcity hypothesis)'(Dennerstein, 1995) 등이 있다. 한편 반대되는 관점으로 여성의 직업은 자존감을 높이고, 경제적 보상과 사회적 지지로 인해 여성의 건강을 증진시킨다는 긍정적인 관점인데, '역할누적가설(role accumulation hypothesis)'(Waldron 등, 1998), '역할확장가설(role expansion)'(Sorensen 등, 1987), '역할증대가설(role enhancement hypothesis)'(Bartley 등, 1992), '다중애착가설(multiple attachment hypothesis)'(Bartley 등, 1999) 등에 의해 설명된다.

이 2가지 상반되는 견해 중 어느 것이 절대적으로 옳다고 판단할 수는 없다. 그래서 최근에는 이 두 견해가 동시에 영향을 준다는 것을 의미하는 '역평형효과(counter~balancing effect)'(Ahmad-Nia, 2002)가 소개되고 있다. 또한 여성의 직업과 건강 간의 관계를 설명하는 데 있어 이렇게 두 견해를 통합시키는 것이 일정정도 설명력을 높이고는 있지만, 여전히 중요한 문제들이 간과되고 있다. 예를 들자면, 여성의 직장과 가정의 특성을 모두 고려한 업무과다의 성격과 범위에 대한 문제를 다루는 것이나, 직업과 건강 영향 간의 관계는 관찰하는 질병이 무엇이냐에 따라 다르다는 것, 그리고 서로 다른 사회적 역할 속에서 건강 관련 역할을 어떻게 선택하느냐의 문제들은 여전히 풀리지 않은 과제들이다(Bartley 등, 1992).

또한 직무 스트레스로 인해 나타나는 건강 관련 결과들 중에 여성에게 매우 중요하게 취급되어야 할 것으로 생식건강(reproductive health)에 대한 문제가 있다. Romito(1994)에 의하면 스트레스 수준이 높은 직업을 가진 여성은 생식과 관련된 문제를 드러내는데, 특히 의사나, 저널리스트, 방송관계자들이 그러하다고 하였다. 그러나 스트레스와 생식건강과의 관련성에 대한 연구는 거의 이루어지지 못했다. Fenster(1995)에 의하면 직무 스트레스와 자연유산과의 관련성을 본 연구는 6편뿐인데, 이 중 4개는 직무 스트레스를 단 한 개의 질문문항으로만 측정했고, 이 4개 중 다시 3개의 연구는 직무 스트레스와 자연유산과의 관련성을 발견하지 못했으며, 나머지 한 개의 연구만이 반도체 공장의 특정 업종에 근무하는 여성에게서 직무 스트레스와 자연유산 간에 관련이 있다고 보고하였다.

2) 직무 스트레스와 성차

한편 외국의 연구결과를 보면 여성과 남성이 호소하는 건강상의 문제가 서로 다름을 알 수 있다. 특히 여성이 남성보다 정신·심리적 장애를 경험하는 빈도가 높다는 것은 이미 잘 알려진 사실이다. 이렇게 정신·심리적 상병양상에서 성차가 발생하는 원인으로 유전적 차이에 근거한 생물학적인 차이를 제기하는 경우가 있는데, 사실 여성 호르몬의 간접적인 작용이 지지되는 보고(Ritsner, 1999)가 나오기도 하였다. 정신·심리적 상병양상에서의 성차를 설명하는 또 다른 가정은 심리사회적 가정으로, 여성의 역할과 관련된 스트레스, 사회적 취약성, 지지의 부재, 사회에서의 여성의 역할이 가지는 특수성, 성에 따라 적절한 행동이라고 판단되는 행동이 다른 것 등에 더 많이 노출된다는 것이다(Ritsner, 2001). 그런데 대개의 정신·심리적 상병들에서의 성차는 연령이 증가함에 따라서 그 차이가 사라지는데 예를 들면 적대감(hostility)은 40세 이상에서, 강박성(obsessiveness)과 대인관계의 민감성(interpersonal sensitivity)은 50세 이상에서, 우울증(depression)은 60세 이상이면 성차가 사라지고, 불안증(anxiety)은 연령에 관계없이 성차가 존재한다고 한다.

이러한 생물학적, 정신심리학적 성차뿐 아니라, 직업과 관련된 건강장애에 있어서도 성차가 나타나는데, 여성은 남성과 다른 산업이나 직종에 종사하고 있으며, 같은 직종이라 하더라도 다른 일을 하고 있는 경우가 많아 여성이 문제로 삼고 있는 건강장애는 남성과는 상이할 수밖에 없다는 연구들이 많이 도출되고 있다. 스웨덴에서 수행된 전향적 연구에서 밝혀진 바에 의하면 직장생활을 하는 중에 심리적 불건강상태에 이를 위험이 여성은 73%, 남성은 43%이고, 우울증상을 보일 위험은 여성이 25%, 남성이 12%라고 하였다(Thorbjörnsson 등, 1998). 또한 1994년에 스톡홀롬에서 행해진 연구에서도 남성과 여성의 근무부서에 따라 정신건강에 차이가 난다고 하였는데, 여성에 있어 심리적 불건강상태를 보고하는 경우가 신문잡지업(43%), 식당근로자(33%), 과학교사(32%), 보모(29%)이고, 남성은 버스와 택시 운전수(31%), 신경과 간호사(29%), 의사(26%), 배송, 화물운전기사(22%)였다. 심리적 불건강상태를 보고한 여성이 거의 없는 분야는 공장 관리자(8%), 개인 관리자(15%), 어린이집 선생님(16%), 시스템 프로그래머(18%)였고, 남성은 식당근로자(5%), 광고업(10%), 사업 고문(11%), 신문잡지업(12%)이었다. 이렇듯 여성과 남성 간에는 동일 업종에 근무해도 작업형태가 다르고 따라서 직무 스트레스도 다르다는 것(Thorbjörnsson 등, 1998)이 여러 연구들을 통해 제시되고 있다.

한편 이렇게 전 세계적으로 보편타당한 것으로 밝혀진 여성과 직무 스트레스와의 관련성 외에도, 우리나라 여성이기에 더 심각하게 경험하는 직무 스트레스 요인들이 있을 수 있는데, 여성근로자의 고용 특성이 그중 하나이다. 우리나라 여성근로자의 고용상의 특성이라면 바로 비정규직의 문제로 귀결될 수 있는데, 이것은 여성근로자의 직무 스트레스 발생에 매우 중요한 원인으로 작용할 수 있다. 우리나라 여성은 특히 임신 출산기인 25~35세경에 직장을 그만두고 자녀양육에 전념하다가 40대에 재취업을 하게 되는 경우가 많은데, 재취업은 대개 본인의 전공과 관련이 없는 직업, 비정규직, 소규모사업장, 낮은 급여의 상태로 취업하게 되는 경우가 많다. 따라서 복지수준이 낮고 급여수준도 낮으며, 고용도 불안정한 비정규직으로 일하는 것은 여성의 직무 스트레스 수준을 높이는 중요한 요인으로 작용한다.

3. 직무 스트레스 평가

직무 스트레스는 요인, 반응, 매개요인을 평가하는 각각의 방법들이 많이 정립되어 있다. 직무 스트레스의 요인을 평가하는 방법으로는 Karasek의 JCQ(Job Content Questionnaire), NIOSH 직무 스트레스 조사표, 직업성 스트레스 척도(Occupational Stress Inventory) 등이 있으며, 최근 한국인에게 적합한 한국형 직무 스트레스 평가도구가 개발되어 있다. 한편 스트레스 반응을 평가하는 방법으로는 우울증상, 불안증상, 분노행동, 부정적 정서평가 방법 등이 다양하게 존재한다.

1) Karasek의 JCQ

일과 관련된 스트레스 발생을 설명하는 데는 여러 가지 모형이 있지만, 가장 많이 사용되고 유용성을 인정받고 있는 설명은 Karasek의 직업성 긴장모델(Job Strain Model)로 주로 고혈압과 심혈관 질환의 위험 요인들을 찾아내기 위해 개발되었다. 이 모델은 스트레스를 설명하는 커다란 두 요인을 직무요구도(job demand)와 직무자율성(job control)이라고 보고 이 2가지가 어떻게 조합되느냐에 따라 스트레스 수준이 다르고, 이는 다시 질병이나 건강에 영향을 준다고 설명한다. 직무요구란 일에 영향을 주는 모든 스트레스 인자를 포함하는 것으로, 예를 들면 직무과중(work overload), 시간을 다투는 단순공정작업(machine pacing and hectic work) 등으로 인해 발생하게 되는 부담을 말하며, 직무자율성이란 숙련기술의 사용여부, 시간분배조절 능력, 조직정책결정에의 참여 등과 같은 직무내용을 뜻한다. 이 모델에서는 직업적 특성에 따라 직무요구도와 직무자율성이라는 두 차원의 긴장수준이 달라진다고 하였는데, 각 차원을 2개의 항목으로 나누어 4개의 집단으로 구분하였다(Karasek, 1979)(그림 23).

첫 번째 집단은 저긴장 집단(low strain group)으로 직무요구도가 낮고 직무자율성이 높은 직업적 특성을 갖는데 사서, 치과의사, 수선공 등이 이 부류에 속한다. 두 번째는 수동적 집단(passive group)으로 직무요구도와 직무자율성 모두가 낮은 집단이며 경비원이 대표적인 예이다. 세 번째 집단은 직무요구도와 직무자율성이 모두 높은 집단인 능동적 집단(active group)으로, 지배인이나 관리인 등이 이 집단에 속한다.

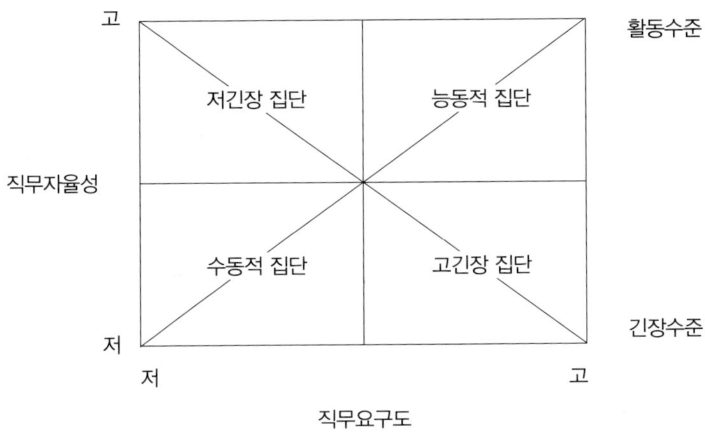

〈그림 23〉 직업성 긴장모델

출처: Karasek RA, 1979. Job Demands, Job Decision, Latitude and Mental Strain Implications for Job Redesign. *Administrative Science Quarterly*, 24(2), pp. 285-308.

마지막으로 고긴장 집단(high strain group)은 높은 직무요구도와 낮은 직무자율성을 갖는 직종으로 조립공, 호텔, 음식점 등에서 일하는 종업원, 창구업무 근로자, 자료입력요원 등이 이에 속한다. 이 중에서 고긴장 집단에 속하는 근로자들은 심박수, 우울, 수면장애, 피로, 약물사용, 직무불만족 등을 증가시키고 스트레스 호르몬 수치를 높이며, 이것은 결국 심혈관 질환이나 고혈압과 같은 질병을 일으킬 뿐 아니라, 여성에게 있어서는 태아에게도 영향을 미칠 수 있다고 하였다.

Karasek은 업무요구도 및 업무재량도의 조합에 주목하여 Demand-Control Model을 만들었다(1979). 이 모델에서는 업무의 요구가 높고 재량이 적은 경우를 긴장이 높은 업무로 정의하고 업무요구와 재량도를 측정하는 도구로 JCQ를 제안하고 있다. JCQ에서는 업무의 요구도, 업무의 재량도(기술의 폭, 의사결정범위) 외에 업무의 불안정성, 직장의 사회적 지원(상사, 동료), 업무의 신체적 요구도 등이 포함된다.

2) NIOSH 직무 스트레스 조사표

미국 국립산업안전보건연구원(NIOSH: National Institute for Occupational Safety and Health)에서 개발된 직업성 스트레스 조사표(JSQ: Job Stress Questionnaire)는 직무 스트레스 원인에 대한 항목 개발이 매우 포괄적인 조사표이다.

NIOSH가 설명하는 직무 스트레스의 원인은 크게 3가지인데(그림 24), 직무요인, 개인적 요인, 직업 외적인 요인으로 나뉜다. 직무요인에는 직무, 조직요인, 물리적 환경요인이 포함되는데, 여기에는 업무량의 과중, 업무의 자율성, 의사결정 통제, 고용기회, 경력개발, 상사나 동료들로부터의 사회적 지원, 그리고 온도나 소음 등의 물리적 요인들이 포함된다. 두 번째는 개인적 요인인데, 일과 관련한 요인 외에도 개인의 성격에 따라 스트레스를 느끼는 정도가 달라진다는 것을 의미하는

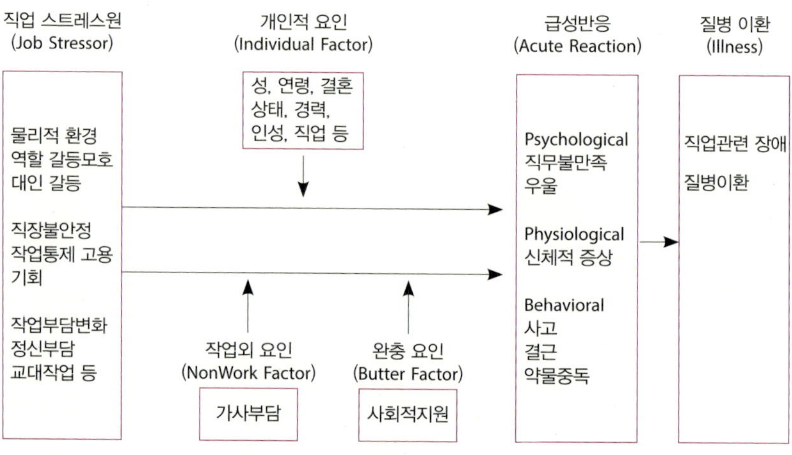

〈그림 24〉 NIOSH의 직업 스트레스와 건강 간의 모델

출처: NIOSH의 직업스트레스와 건강간의 모델(이경용, 2000에 재인용) – NIOSH의 직업 스트레스 조사표의 신뢰도 및 타당도(이경용, 2000). 보건과 사회과학 8권, pp. 57-111.

것으로 A형 성격유형의 여부를 포함하고 있다. 세 번째로는 직업외적인 요인으로써, 경제적 상황과 가족관계가 스트레스의 인식과 그 정도에 영향을 미친다는 것이다.

이렇게 직무요인, 개인적 요인, 직업 외적인 요인은 직접적으로 개인에게 영향을 미치는 것이 아니라 각 개인이 갖고 있는 사회적 지원과 대처방식에 따라 달라질 수 있다. 사회적 지원의 예로 동료나 친구관계가 있을 수 있고, 대처방식으로는 운동이나 취미생활 등의 긍정적 방식과 수면, 음주 등의 부정적 방식이 포함된다.

이상과 같이 설정된 이론 모형을 바탕으로 NIOSH는 253문항의 조사표를 개발하였고, 축약형은 142항목의 문항으로 구성되어 있다.

3) 한국형 직무 스트레스 측정도구(KOSS: Korean Occupational Stress Scale)

한국인 직무 스트레스의 측정을 위한 도구는 총 43개 항목의 설문으로 구성되었으며(단축형 24문항 7영역), 일반적이고 보편적인 의미에서의 직무 스트레스 요인을 평가하기 위하여 문항들이 구성되어 있다. 이 도구는 물리환경, 직무요구, 직무자율, 직무불안정, 관계갈등, 조직체계, 보상부적절, 직장문화의 8개 영역으로 구성되어 있으며, 각 영역에 대한 조작적 정의는 다음과 같다.

〈표 22〉 각 영역에 대한 조작적 정의

영역명	조작적 정의
물리환경	직무 스트레스에 영향을 줄 수 있는 근로자가 처해 있는 일반적인 물리적인 환경: 작업방식의 위험성, 공기의 오염, 신체부담 등
직무요구	직무에 대한 부담 정도를 의미: 시간적 압박, 업무량 증가, 업무중 중단, 책임감, 과도한 직무부담 등

영역명	조작적 정의
직무자율	직무에 대한 의사결정의 권한과 자신의 직무에 대한 재량활용성의 수준을 의미: 기술적 재량 및 자율성, 업무예측 가능성, 직무수행 권한 등
직무불안정	자신의 직업 또는 직무에 대한 안정성의 정도: 구직기회, 고용 불안정 등
관계갈등	회사 내에서의 상사 및 동료 간의 도움 또는 지지 부족 등의 대인관계를 평가하는 것: 동료의 지지, 상사의 지지, 전반적 지지 등
조직체계	조직의 정략 및 운영체계, 조직의 자원, 조직 내 갈등, 합리적 의사소통 등
보상부적절	업무에 대하여 기대하고 있는 보상의 정도가 적절한지를 평가: 존중, 내적 동기, 기대 부적합 등
직장문화	서양의 형식적 합리주의 직장문화와는 달리 한국적인 집단주의적 문화, 비합리적인 의사소통체계, 비공식적 직장문화 등의 직장문화 특징이 스트레스 요인으로 작용하는지를 평가

출처: 각 영역에 대한 조작적 정의 – 장세진 외 14명(2003). 한국인 직무스트레스 측정도 구의개발 및 표준화연구(2차년도). 한국산업안전보건공단.

이 중에서 한국형 직무 스트레스 측정도구 단축형과 해석방법을 소개한다.

〈표 23〉 한국형 직무 스트레스 측정도구 단축형

영역	설문내용	전혀 그렇지 않다	그렇지 않다	그렇다	매우 그렇다
직무 요구	1. 나는 일이 많아 항상 시간에 쫓기며 일한다.	1	2	3	4
	2. 업무량이 현저하게 증가하였다.	1	2	3	4
	3. 업무 수행 중에 충분한 휴식(짬)이 주어진다.	4	3	2	1
	4. 여러 가지 일을 한꺼번에 해야 한다.	1	2	3	4
직무 자율	5. 내 업무는 창의력을 필요로 한다.	4	3	2	1
	6. 내 업무를 수행하기 위해서는 높은 수준의 기술이나 지식이 필요하다.	4	3	2	1
	7. 작업시간, 업무수행과정에서 나에게 결정할 권한이 주어지며 영향력을 행사할 수 있다.	4	3	2	1
	8. 나의 업무량과 작업스케줄을 스스로 조절할 수 있다.	4	3	2	1

영역	설문내용	전혀 그렇지 않다	그렇지 않다	그렇다	매우 그렇다
관계 갈등	9. 나의 상사는 업무를 완료하는 데 도움을 준다.	4	3	2	1
	10. 나의 동료는 업무를 완료하는 데 도움을 준다.	4	3	2	1
	11. 직장에서 내가 힘들 때 내가 힘들다는 것을 알아주고 이해해 주는 사람이 있다.	4	3	2	1
직무 불안정	12. 직장 사정이 불안하여 미래가 불확실하다.	1	2	3	4
	13. 나의 근무조건이나 상황에 바람직하지 못한 변화(예: 구조조정)가 있었거나 있을 것으로 예상된다.	1	2	3	4
조직 체계	14. 우리 직장은 근무평가, 인사제도가 공정하고 합리적이다.	4	3	2	1
	15. 업무수행에 필요한 인원, 공간, 시설, 장비, 훈련 등의 지원이 잘 이루어지고 있다.	4	3	2	1
	16. 우리 부서와 타 부서 간에는 마찰이 없고 업무협조가 잘 이루어진다.	4	3	2	1
	17. 일에 대한 나의 생각을 반영할 수 있는 기회와 통로가 있다.	4	3	2	1
보상 부적절	18. 나의 모든 노력과 업적을 고려할 때, 나는 직장에서 제대로 존중과 신임을 받고 있다.	4	3	2	1
	19. 내 사정이 앞으로 더 좋아질 걸 생각하면 힘든 줄 모르고 일하게 된다.	4	3	2	1
	20. 나의 능력을 개발하고 발휘할 수 있는 기회가 주어진다.	4	3	2	1
직장 문화	21. 회식 자리가 불편하다.	1	2	3	4
	22. 기준이나 일관성이 없는 상태로 업무 지시를 받는다.	1	2	3	4
	23. 직장의 분위기가 권위적이고 수직적이다.	1	2	3	4
	24. 남성, 여성이라는 성적인 차이 때문에 불이익을 받는다.	1	2	3	4

출처: 한국형 직무스트레스 측정도구 단축형 – 장세진 외 14명(2003). 한국인 직무스트레스 측정도 구의개발 및 표준화연구(2차년도). 한국산업안전보건공단.

한국인 직무 스트레스는 각 문항별로 '전혀 그렇지 않다' '그렇지 않다' '그렇다' '매우 그렇다'로 응답하도록 하였고, 각각에 대해 1-2-3-4점을 부여한다. 점수가 높을수록 직무 스트레스 요인이 높은 문항은 1-2-3-4점을 그대로 두고, 점수가 높을수록 직무 스트레스 요인이 낮은 문항은 4-3-2-1로 재코딩하여 개별 문항을 평가한다.

한국인 직무 스트레스의 전체적 평가는 각 영역별로 100점으로 환산하는 방식을 사용하는 것이 추천되는데, 각 7개 영역의 문항수가 동일하지 않고, 한국인 직무 스트레스 요인을 하나의 점수로 표현할 때 일부 영역 점수가 과도하게 반영될 수 있는 한계점이 있기 때문이다. 환산 점수를 구하는 방식은 아래와 같다.

- 각 영역별 환산 점수 = (실제 점수−문항수)×100/(예상 가능한 최고 점수−문항수)
- 직무 스트레스 총 점수 = (각 7개 영역의 환산 점수의 총합)/7

직무 스트레스 값에 대한 평가방법은 전국 근로자 값과 비교하는 것이다. 아래는 각 영역별로 100점으로 환산하여 전국 중앙값이 포함된 4분위수 표이다. 따라서 한국인 직무 스트레스 평가는 대상 근로자의 실제 점수와 회사(또는 부서) 평균 점수를 전국 근로자의 4분위수와 비교하여 대상 근로자의 직무 스트레스 점수가 어떤 범위에 포함되는가를 확인하여 이루어진다.

〈표 24〉 한국인 직무 스트레스 단축형 평가지침서(여자용)

항목	참고치				점수의 의미
	하위 25%	하위 50%	상위 50%	상위 25%	
직무요구	50.0 이하	50.1~58.3	58.4~66.6	66.7 이상	점수가 높을수록 직무요구도가 높다.
직무지율	50.0 이하	50.1~58.3	58.4~66.6	66.7 이상	점수가 높을수록 직무자율성이 낮다.
관계갈등	−	33.3 이하	33.4~44.4	44.5 이상	점수가 높을수록 관계갈등이 높다.
직무불안정	−	33.3 이하	33.4~50.0	50.1 이상	점수가 높을수록 직업이 불안정하다.
조직체계	41.6 이하	41.7~50.0	50.1~66.6	66.7 이상	점수가 높을수록 조직이 체계적이지 않다.
보상부적절	44.4 이하	44.5~55.5	55.6~66.6	66.7 이상	점수가 높을수록 보상체계가 부적절하다.

항목	참고치				점수의 의미
	하위 25%	하위 50%	상위 50%	상위 25%	
직장문화	33.3 이하	33.4~41.6	41.7~50.0	50.1 이상	점수가 높을수록 직장문화가 스트레스 요인이다.
단축형총점	44.4 이하	44.5~50.0	50.1~55.6	56.0 이상	점수가 높을수록 직무 스트레스가 높다.

출처: 한국인 직무스트레스 단축형 평가지필서(여자용) – 장세진 외 14명(2003). 한국인 직무스트레스 측정 도구의개발 및 표준화연구(2차년도). 한국산업안전보건공단.

4. 직무 스트레스 대처법

스트레스에 대한 대처방식은 일회적으로 짧은 기간에 적용될 수도 있겠지만, 그보다는 장기간에 걸쳐서 적용되는 대처방식이 일반적이다. 그리고 스트레스 상황에 따라 효율적인 대처방식이 다르고, 다양하다.

스트레스에 대해서 효과적으로 대처하려면 2가지 접근방식이 있다. 하나는 평소에 개인의 대처능력을 향상시키는 예방적인 준비인데, 일반적으로 적응력을 개발하고 증진하는 노력이 이에 해당된다. 즉, 성장지향적인 생활양식의 변화, 자존심의 향상이나 능력개발, 인간관계 기술의 향상 등을 의미한다. 또 다른 하나는 특정한 스트레스 상황을 잘 대처하는 방법을 익히는 것이다. 이 경우는 스트레스 상황이 천태만상인 만큼 그 많은 상황에 효과적인 대처방식을 익힐 수는 없다. 따라서 몇몇 상황을 상정하고 효과적인 대처방식을 알아볼 수밖에 없다. 여기서는 스트레스에 효과적으로 대처하기 위한 마음가짐에 대해 설명한다.

스트레스에 임하는 마음가짐

첫째, 무엇보다도 중요한 마음가짐은 스트레스를 인생의 불가피한 일부로 받아들이는 것이다. 회피할 수 있는 경우도 있겠지만 회피할 수 없는 경우가 훨씬 많다는 것을 수용해야 한다. 스트레스가 없는 삶은 변화와 발전이 없으며 무의미하고 죽음을 의미한다.

둘째, 스트레스를 해결할 수 있는 문제로 보는 것이다. 스트레스를 운명이나 팔자, 남의 탓으로 보면 해결이 불가능하다. 그것을 문제로 볼 때 어떻게 해결할 수 있을 것인가를 생각하게 되고 결국은 해결할 수 있게 된다.

셋째, 스트레스를 성장을 위한 도전으로 받아들이는 것이다. 스트레스는 부정적이고 위협적이긴 하지만 성장을 위한 기회가 되는 것도 사실이다. 그것을 극복함으로 자신의 잠재력을 개발하고 성취감을 경험할 수 있다.

넷째, 자신의 스트레스를 잘 파악하고 이해해야 한다. "내가 느끼는 스트레스 감정이 분노, 긴장, 두려움, 불안, 초조 중 어느 것인가? 무엇이, 누가, 어떻게 내 기분을 뒤집어 놓는 것일까?" 이렇게 자문자답을 하면 자신의 스트레스 상황에 대해 전반적으로 파악할 수 있다.

마지막으로 지금까지 익숙한 비효과적인 스트레스 대처방식을 바꾸려고 결심하고 새로운 방식을 배워야 한다.

뇌 · 심혈관계 질환

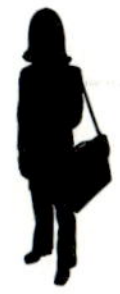

최은숙

1. 개요

뇌 · 심혈관 질환이라 함은 심장, 심혈관 및 뇌혈관 계통에서 발생한 질환으로서, 협심증 · 심근경색증 · 뇌졸중(뇌경색 · 거미막하출혈 · 뇌실질 내 출혈) 등을 말한다.

우리나라 국민의 사망 원인은 남녀 모두 암, 뇌혈관 질환, 심혈관 질환의 순으로 높으며 뇌혈관 질환과 심혈관 질환과 같은 뇌 · 심혈관 질환은 점점 감소추세에 있으나 여전히 사망원인으로 비중이 크며 특히 뇌혈관 질환은 남성보다 여성이 높은 사망률을 보이고 있다(통계청, 2009).

최근 수년간 업무 관련성 뇌 · 심혈관 질환도 감소하는 추세이나 여전히 업무상 질병 중 근골격계 질환 다음으로 높은 순위를 차지하고 있다. 전체 업무상 질병자 중에서 2006년에는 15.7%(1,607명), 2007년에는 13.0%(1,493명)가 뇌 · 심혈관 질환이었다. 한편 업무상 질병 사망자 중 뇌 · 심혈관 질환으로 인한 사망자 비율은 2006년에는 50.4%(565명), 2007년에는 50.3%(515명)이었다(노동부, 2008).

업무상 뇌·심혈관 질환 발생률과 사망률의 성별 분포를 살펴보면 남성이 여성보다 훨씬 높다. 2007년도 업무상 뇌·심혈관 질환 발생자와 사망자에서 남성이 차지하는 비율이 각각 80.7%와 90.1%이었고, 여성은 19.3%와 9.9%이었다(노동부, 2008). 그러나 성별 업무상 질병 중 뇌·심혈관 질환이 차지하는 비율은 남녀가 각각 약 9.3%로 비슷하였으나 업무상 사망자 중 뇌·심혈관 질환이 차지하는 비율은 남녀에서 각각 48.2%와 85.0%로 여성에서 매우 높다. 이와 같이 뇌·심혈관 질환은 전체 국민과 근로자에게 발병률과 사망률이 높고 성별에 차이를 보이므로 성인지적 차원의 연구와 정책적 지원이 필요하다.

2. 뇌·심혈관 질환 발병위험도 평가

'뇌·심혈관 질환 발병위험도 평가'라 함은 작업 관련 뇌·심혈관 질환 발병 위험요인인 생활습관, 건강상태 등을 조사하여 향후 뇌·심혈관 질환으로 진전될 가능성을 예측하기 위한 진단방법을 말한다. 한국산업안전보건공단은 직장에서의 뇌·심혈관 질환 예방을 위한 발병위험도 평가 및 사후관리지침(KOSHA GUIDE, H-1-2012)을 통해 뇌·심혈관 질환 예방사업을 효율적으로 수행하기 위하여 〈표 25〉과 같은 절차를 정하여 발병위험도 평가를 실시하도록 권고하고 있다.

사업주는 뇌·심혈관 질환 발병 위험요인이 전혀 없는 건강한 근로자에 대해서 뇌·심혈관 질환 발병위험도 평가를 2년에 1회 이상 실시하여야 한다. 뇌·심혈관 질환 발병위험도 평가를 실시하는 의사(이하 평가자라 한다)는 문진을 통해 뇌·심혈관 질환 발병에 있어 악화요인이 될 수 있는 개별 근로자의 생활습관, 과거 및 현재의 병력과 가족력을 상세히 파악하여야 하며 그 구체적인 내용은 〈표 26〉과 같다. 평가자는 종합평가 결과에 따라 뇌·심혈관 질환 발병 위험 수준을 뇌·심혈관 질환 발병 위험이 거의 없는 '건강군', 혈압수준과 위험요인 보유 개수 또는 표적 장기 손상 내지 질병 동반 여부에 따라 '저위험군', '중등도위험군' 및 '고위험군' 등으로 분류한다. 또한 평가자는 업무적합성 평가에 따른 근무상의 조치를 〈표 27〉과 같이 '통상근무', '조건부 근무', '병가 또는 휴직' 및 '작업 전환' 등의 4가지 그룹으로 분류하는 것이 권장된다. 사업주는 뇌·심혈관 질환 발병위험도 평가를 받은 근로자에게 그 결과를 문서로 통지하여야 한다. 아울러 뇌·심혈관 질환 위험도 평가에 따른 사후관리로 기초질환을 우선적으로 관리하고, 생활습관 개선 프로그램을 제공하며 업무상 적합성 평가에 따른 근무상 조치, 작업관리 및 작업환경 관리를 실시하여야 한다.

〈표 25〉 뇌·심혈관 질환 발병위험도 평가 절차 개요

뇌·심혈관 질환 발병위험도 평가대상 및 주기	• 평가대상: 모든 근로자 • 평가주기 – 기본주기: 2년에 1회 – 주기단축: 뇌·심혈관 질환 발병 위험 수준에 따라 실시
뇌·심혈관 질환 발병위험도 평가 실시	• 필수항목: 모든 근로자 • 선택항목: 고혈압이 있는 근로자

⬇

뇌·심혈관 질환 발병위험도 평가 결과 종합

뇌·심혈관 질환 발병위험 수준에 따른 구분
→ 건강군, 저위험군, 중등도위험군, 고위험군

⬇

업무 적합성 평가

㉮ 현재의 부서에서 그대로 또는 생활습관을 개선하면서 근무: 통상근무
㉯ 생활습관 개선, 약물치료 또는 근무시간 제한 등의 노력과 함께 현재의 부서에서 근무: 조건부 근무
㉰ 건강상태가 좋아질 때까지 요양치료가 필요: 병가 또는 휴직
㉱ 현재의 업무특성상 뇌졸중이나 심근경색증을 발병 또는 악화시킬 수 있어 다른 부서로 직무전환조치 필요: 작업 전환

⬇

⬇

뇌 · 심혈관 질환 발병위험도 평가에 따른 사후관리

뇌 · 심혈관 질환 발병위험 수준별 차별화된 사후관리
→ 생활습관 개선, 질병 관리, 근무상 조치, 작업 관리 및 작업환경 관리

〈표 26〉 뇌 · 심혈관 질환 발병위험도 평가를 위한 건강진단 항목

구분		건강진단 항목
필수 항목	문진	• 생활습관조사: 흡연, 운동습관, 음주 등 • 가족력: 뇌졸중, 협심증, 심근경색증 등 • 과거 및 현 병력: 당뇨병, 일과성 뇌허혈발작, 뇌졸중, 협심증, 심근경색증 등
	임상 검사	체중, 신장, 혈압, 시력, 흉부방사선(가급적 직촬), 혈중지질검사(총콜레스테롤, HDL 콜레스테롤, 트리글리세라이드), 식전 혈당
선택 항목	임상 검사	고혈압이 있을 때: 안저검사, BUN/크레아티닌, 요단백검사

〈표 27〉 뇌·심혈관 질환 발병위험도 판정결과에 따른 근무상 조치

구분	내용
통상근무	현재의 부서에서 그대로 또는 생활습관을 개선하면서 근무해도 되는 경우
조건부근무	생활습관 개선, 약물치료 또는 근무시간 제한 등의 조건하에서 현재의 부서에서 근무할 수 있는 경우 (예: 약물치료를 받고 있는 고위험군 이상의 고혈압인 근로자는 과도한 연장근무를 연속해서 시키지 않도록 하고 가급적 야간근무도 시키지 않을 것)
병가 또는 휴직	건강상태가 좋아질 때까지 요양치료가 필요한 경우 (예: 현재 급성심근경색증 또는 뇌졸중과 같은 뇌 · 심혈관 질환의 임상 증상이 발증한 경우 의사의 직무복귀 지시가 있을 때까지 근무를 중단시키고 요양하게 할 것)
작업전환	현재의 업무특성상 뇌졸중이나 심근경색증을 발병 또는 악화시킬 수 있어 다른 부서로 직무전환조치가 필요한 경우 (예: 〈표 28〉에 예시된 것과 같이 현재의 업무 중에 뇌 · 심혈관 질환의 유해인자가 있어 계속 근무하면 뇌 · 심혈관 질환을 발병 또는 악화시킬 소지가 있으나 작업환경 개선이 불가능한 경우 가급적 다른 부서로 옮겨 근무하게 할 것)

〈표 28〉 뇌·심혈관 질환 발병 고위험군 판정자 중 작업 전환 고려가 필요한 현재 종사업무의 예

- 주당 60시간 이상의 장시간 노동
- 고정적인 야간작업
- 정신적, 심리적으로 부담이 큰 업무(예: 중요 프로젝트의 책임자)
- 힘이 많이 드는 중노동을 연속적으로 해야 하는 작업
- 용광로작업과 같은 고열작업 또는 한랭작업
- 갱내작업 등 산소가 부족하기 쉬운 곳에서의 작업
- 부정맥이 있을 때: 운전작업, 고소작업
- 소음이 심한 부서
- 순환기계 장해를 유발하는 화학물질에 노출되는 업무(예: 이황화탄소, 염화탄화수소류, 니트로글리세린, 메틸렌클로라이드 등)

위에 열거된 업무 중의 하나라고 하여 무조건 기계적으로 판단해서는 안 되며 반드시 해당 근로자의 유해인자에 대한 노출수준, 업무강도 및 순환기계 장해의 정도를 감안하여 판단하여야 한다.

3. 뇌·심혈관 질환 위험요인과 관리

뇌·심혈관 질환을 일으키는 주요 위험요인은 비만, 고혈압, 고지혈증, 당뇨병 등이며 흔히 동일한 환자에서 함께 동반되어 나타나고 각 위험요인들이 개별적으로 혹은 서로 상호작용하여 심혈관 질환 유병률과 사망률의 실제적인 증가를 가져온다. 1998년과 1999년 2년간 근로복지공단 3개 지역본부에 심혈관 질환으로 산업재해보상을 신청한 근로자 369명 중 53.9%가 고혈압이었으며, 당뇨병은 15.7%, 고지혈증은 13.3%가 과거력이 있었으며 뇌·심혈관 질환으로 산재요양을 신청한 전체 근로자의 62%는 고혈압, 고지혈증, 당뇨병 등 뇌·심혈관 질환 위험요인을 한 가지 이상 가지고 있었다. 40~64세 남성을 대상으로 한 Prospective Cardiovascular Munster(PROCAM) 연구에서 당뇨병이나 고혈압이 단독으로 존재할 경우 심근경색이 발생할 위험(도)가 2.5배 증가하지만, 당뇨병과 고혈압이 병합될 경우 8배로 증가하였고, 당뇨병, 고혈압, 고지혈증이 함께 있는 경우에 그 위험이 19배로 증가

하였다. 따라서 근로자의 뇌·심혈관 질환 예방을 위해서는 고혈압, 고지혈증, 당뇨병과 같은 뇌·심혈관 질환 위험요인을 종합적으로 파악하여 관리하는 것이 중요하다.

혈압은 우리 몸의 구석구석까지 산소와 영양분이 풍부한 혈액을 보내기 위한 혈관 내 압력을 말한다. 혈압은 심장이 수축하여 피를 뿜어낼 때 나타나는 수축기(혹은 최고) 혈압과 심장이 확장하여 혈압을 받아들일 때 나타나는 확장기(혹은 최저) 혈압의 두 종류가 있다. 고혈압은 수축기 혈압이 140mmHg 이상이고 이완기 혈압이 90mmHg 이상인 경우를 주로 말하며 130/85mmHg 이하가 추천된다. 고혈압은 뚜렷한 증상이 없으며, 합병증이 발생되어야 증상이 나타난다. 고혈압의 증상으로는 두통, 어지럼증, 코피 등이 있다. 아침에 일어날 때 뒷머리가 아프거나 뻐근해지는 경우, 육체적으로나 정신적으로 피곤할 때, 오랫동안 긴장상태에 있거나 신경이 예민한 사람에게서 나타나는 두통 등이 주된 초기 증상이다. 고혈압이 오래되면 여러 가지 합병증이 나타나는데 뇌혈관 질환, 심장질환, 신장병, 대동맥박리, 말초혈관질환 등이 대표적이다. 흡연을 하거나 고지혈증, 당뇨병이 있으면 합병증의 발생률이 더욱 높아지고, 돌연사의 가능성이 높아진다.

고혈압의 치료는 고혈압의 정도, 합병증, 혈청지질치 등에 따라서 약물치료 및 생활습관 개선 등의 방안을 결정하여 치료해야 한다. 고혈압의 예방을 위해서는 흡연을 중지하고 규칙적으로 운동하여 표준체중을 유지해야 한다. 아울러 음식을 싱겁게 먹고 동물성 지방질이 많은 음식을 먹지 않고 스트레스를 해소하며 즐거운 마음을 갖도록 노력하는 것이 중요하다.

고지혈증은 혈중 지질의 농도가 높은 상태를 말하며, 콜레스테롤 또는 중성지방이 높거나 2가지가 다 나쁜 경우이다. 저밀도 지단백 콜레스테롤(LDL)의 정상치는 100mg/dL 미만이다. 전체 콜레스테롤은

200mg/dL 이하가 추천되고 트리글리세리드는 150mg/dL 이하가 바람직하다. 고밀도 지단백 콜레스테롤(HDL) 수치는 60mg/dL보다 높은 것이 이상적인 것으로 고려된다.

Adult Treatment Panel(ATP Ⅲ) 지침에 의하면 고지혈증을 치료할 때 예를 들면 지단백 수치들, 주요 위험요인들, 10년간 성에 따른 특수 위험 등 다요인을 고려해야 한다. 미국 당뇨협회는 일일 칼로리를 단백질이 10~20%, 전체 지방이 30% 미만, 포화지방이 10% 미만이 되게 섭취하고 콜레스테롤은 일일 300mg 미만을 추천한다. 고지혈증 예방을 위해서는 포화지방산이 많이 들어 있는 식품의 섭취를 줄이고 콜레스테롤이 많이 함유된 식품은 1주일에 2~3회 이하로 섭취한다. 그리고 오메가(ω)-3 지방산이 많이 함유된 생선, 단순 당질이 많이 함유된 식품, 섬유소의 섭취를 증가시킨다. 인스턴트 식품이나 술은 가급적 피한다. 아울러 비타민 E 및 비타민 $B_6 \cdot B_2 \cdot B_{12}$, 엽산 등은 심장의 건강을 위하여 반드시 보충해야 한다. 고지혈증 예방을 위해 운동은 규칙적으로 실시하고 정적인 운동보다는 속보로 걷기, 조깅, 등산, 자전거 타기, 수영 등의 동적인 운동을 하는 것이 좋다. 그리고 운동강도를 낮추고 운동시간, 운동빈도를 늘려서 시행하면 고지혈증 감소에 효과적이다.

고혈압, 비정상 지질치와 같은 위험요인들에 대한 관리와 더불어 당뇨병의 관리가 추천된다. 당뇨병은 몸 안에 당분처리에 필요한 인슐린이 부족하여 발생되는 만성대사질환으로 혈액 속에 당의 농도가 지나치게 높아져, 소변에 당이 나오는 증상으로 비만증을 동반하는데 자신도 모르는 사이에 계속 진행되며 이상증상을 느낄 때는 이미 상당히 진행된 상태이다. 당뇨병으로 진단받은 모든 여성은 심장질병 위험요소에 대해 규칙적으로 검사해야 한다. 당과 당화혈색소(glycated hemoglobin)에 대한 모니터링이 기본 평가에 포함되어야 한다. 비만과 가족력을 가진 당뇨병 위험이 있는 여성은 공복 시 혈당을 규칙적으로 검사해야 한다. 혈당의 유지 목표는 공복 시는 110mg/dL 미만이고 식후는 140mg/dL 미만이다. 적응증이 된다면, 경구용 제제 혹은 인슐린을 사용하는 약물요법은 계속적인 생활양식 수정과 함께 적절한 혈당치를 유지하기 위해 사용되어야 한다.

당뇨병은 혈소판 응집 증가와 비정상 지단백과 같은 인자들을 통해 에스트로겐의 보호효과를 차단할 수 있다. 당뇨병은 종종 고 트리글리세리드 수치, 고혈압, 저밀도 지단백 콜레스테롤의 증가, 감소된 HDL 콜레스테롤과 관련되어 있다.

심장질병의 위험은 당뇨병을 가진 여성이 당뇨병을 가지지 않은 여성이나 남성에 비해 3배 더 높다. 중년 이후의 여성들이 남성보다 위험률이 높은 것은 폐경을 거치면서 난소에서의 에스트로겐 분비 감소가 그 원인이라 할 수 있는데, 이는 자연적인 노화과정 중에 경험하는 질환이기는 하지만, 동서양을 막론하고 중년 이후의 여성 대다수가 공통적으로 그 심각성에 노출되어 있는 것이 문제이다. 당뇨는 여성의 심혈관계 사정에 있어 확인해야 할 매우 중요한 인자이다. 당뇨를 가진 여성은 비정상적인 혈소판 기능, 지단백 수치의 변화와 혈관 상피의 변화를 경험하며 이것이 관상동맥질환을 촉진시킬 수 있다. 이러한 과정은 심장에 대한 에스트로젠의 긍정적 효과를 차단하는 것으로 믿어진다. 불안정한 협심증을 가진 환자들에서 여성들은 당뇨와 울혈성 심부전을 동시에 가지는 것과 같은 복합적인 질환을 가지는 경향이 더 높다. 이것은 부분적으로 관상동맥질환을 가진 여성의 연령 증가로 설명되어질 수 있다. 이런 질병과정은 특히 심장질환과 복합적으로 나타날 때, 궁극적으로 여성의 사망률에 영향을 미칠 수 있다. 당뇨병의 부작용을 감소시키기 위해 비정상 지질치와 고혈압을 관리하는 것과 심장병 발병을 예방하는 식이, 운동, 체중관리와 같은 건강한 생활양식

증진을 포함한다.

가능한 모든 여성들이 어떤 형태로든 신체 운동에 참여해야 한다. 그러나 운동은 여성의 개인별 현재 건강상태에 따라 설계되어야 한다. 최근에 심장수술이나 심장병이 있었던 여성들은 의학적인 감독을 받을 수 있는 프로그램이 추천된다. 생활양식 수정 3개월 시도 후 생활양식 변화와 함께 약물요법이 혈압과 지질치를 낮추기 위해 시작되어야 한다. 약품은 복합질병뿐만 아니라 생활양식 수정 후 트리글리세리드, LDL과 HDL치와 혈압을 고려하여 다양하게 선택된다. 저밀도 지단백 감소제와 니아신은 트리글리세리드가 500mg/dL 미만이면 추천된다. 트리글리세리드가 500mg/dL 이상이고 LDL 수치가 상승되면 니아신, LDL 감소제 혹은 섬유소 제제와 같은 복합적인 약물요법이 고려될 수 있다.

고혈압, 고지혈증, 당뇨병과 같은 뇌·심혈관 질환 기초질환 외에도 뇌·심혈관 질환 발생 위험요인으로 가족력, 연령(남자 55세 이상, 여자 65세 이상), 흡연, 신체활동 부족, 사회심리적 요인, 사회경제적 상태 등이 있다. 가족력은 직계가족이 50세 이전에 조기 발병하는 경우가 위험하다. 흡연과 신체활동 부족은 기초질환 관리에서 언급한 것을 참조하길 바라며 여성의 폐경, 사회심리적 요인, 사회경제적 상태와 뇌·심혈관 질환 발생과의 연관성을 중심으로 고찰하고자 한다.

여성의 관상동맥질환에 대한 위험은 폐경 후 증가한다. 에스트로겐 생성 저하는 혈관의 동맥경화성 변화를 야기하는 것으로 알려져 있다. 최근 연구는 폐경 후 여성에게 관상동맥질환의 재발 위험을 감소시키는 방법으로 호르몬 대체요법을 사용하는 것은 적당하지 않은 것으로 나타났다. 각 사례는 개인의 위험과 유익에 따라 결정될 필요가 있다. 호르몬 대체요법은 폐경 여성에게 심장질병의 2차 예방을 목적으로 시작해서는 안 된다. 모든 폐경 여성들은 호르몬 대체요법의 위험과 이익에 대해 자세히 상담을 받아야 하며 특히 관상동맥질환의 다위험요인을 가진 여성들은 더욱 그러하다. 폐경의 개별적 관리는 심혈관 질병으로 발병될 위험, 유방암이나 자궁내막암, 다른 위험요인에 따라 이루어져야 한다.

사회심리적 인자들은 간접적으로 여성의 심혈관계 건강에 영향을 미칠 수 있다. 여러 연구에서 여성의 업무와 가족과 관련된 사회심리적 스트레스는 관상동맥질환의 이환율과 사망률을 증가시키는 것으로 나타났다. 직장여성은 가사와 직장업무를 병행하는 다중역할로 인해 야간 휴식이 부족하여 만성고혈압을 유발할 수 있다고 보고되고 있다. 그러므로 여성의 스트레스 상황과 스트레스에 대한 반응을 조사해야 하고, 지지체계, 가정과 직장의 책임감, 사회경제적 상태, 교육 수준 역시 조사해야 할 중요한 부분이다. 스트레스 관리의 궁극적인 목표는 적극적인 방법으로 스트레스 상황에 적응하는 것과 삶의 질을 개선하는 것이다.

긍정적 대처기제는 고무되어야 한다. 예를 들면, 신체활동은 흡연을 대체할 수 있다. 건강증진과 건강유지에 관한 교육은 필수적이다. 사회적 집단이나 유사한 건강문제를 가진 집단들을 확인하는 것은 사회적으로 격리된 여성들에게 요구되는 유대를 확립하는 데 도움을 줄 것이다. 사회경제적 요구에 기초하고 모든 교육적 수준을 충족시키도록 설계된 교육 프로그램을 심혈관 질환을 가진 여성들에게 제공할 필요가 있다. 우울증과 불안에 대한 치료는 특별히 심각한 심장 문제를 경험해 온 여성들에게 고려되어야 한다.

낮은 교육적 성취와 낮은 사회경제적 상태 같은 사회심리적 요인들은 남성보다 여성이 심혈관계 질환 유병률의 증가와 매우 높은 상관관계가 있다. 낮은 교육 수준은 사회심리적 스트레스(예를 들면, 높은 업무 스트레스, 우울증, 낮은 사회적 지지)와 관계가 있고 건강하지 못한 생활양식과 병태생리학적 반응을 이끌어 관상동맥진환을 유발할 수 있다. 심리사회적 스트레스를 사정할 때, 여성 노인들은 사회적 취약성 때문에 특별한 위험을 가진다. 이것은 부분적으로 여성 노인이 종종 과부이거나 신체적 불구를 가지고 혼자 살아가기 때문인 것으로 설명된다. 그들은 또한 좀 더 가난하고 가족이나 친구로부터 사회적 지지가 부족한 상태로 살아갈 가능성이 더 높다.

4. 심혈관 질환 증상 및 치료

여성은 남성에 비해 좀 더 비전형적인 심장질병 증상을 가진다. 즉 여성들은 전형적인 협심증 증상(갑작스런 압박감, 팽만감, 가슴 중심부에 죄는 통증)이 나타날 가능성이 더 적다. 여성의 증상은 턱 혹은 왼쪽 팔로 방사되는 흉통, 복통, 짧은 호흡, 심한 피로, 설명할 수 없는 두통을 포함한다. 여성은 혈관조영술상 경한 관상동맥질환(예를 들면 관상동맥의 더 좁은 협착)을 가지는 경향이 있고 운동부하 검사에서 양성 판정을 받을 가능성이 더 적다. 여성이 혈액응고 경향이 높고, 부차적 혈류의 감소와 같은 병태생리학적, 해부학적 차이는 여성의 관상동맥질환의 진단을 어렵게 하고 치료 지연을 가져올 수 있다. 남성과 비교했을 때 여성은 관상동맥 폐쇄를 의미하는 심전도 리듬인 동성 빈맥 상승이 동반되는 경색으로 진단받을 가능성이 적다. 이러한 비전형적인 증상 때문에, 여성은 입원 시 심근경색으로 진단받을 가능성이 적고 치료를 시작하는 데 남성보다 더 많은 시간이 소요된다.

여성의 심장병 증상은 남자의 증상보다 더 미묘한 것일 수 있다. 이것은 보건의료제공자들을 심장병보다는 다른 가능한 원인을 탐구하게 할 수 있다. 대상자가 심장 허혈을 경험하고 있을 때, 흉통과는 다른 주요 증상이 나타날 수 있다는 것을 기억하는 것은 중요하다. 짧은 호흡, 복통, 지나친 피로와 같은 증상들 혹은 울혈성 심부전을 나타내는 증상들은 주요 증상일 수 있다.

흉통과 다른 의미 있는 증상에 있어 최근의 임상적 변화에 대한 주의 깊은 사정이 요구된다. 이것은 통증 혹은 다른 주요 요인들에 대한 심도 있는 기록을 확보하는 것을 요구한다. 예를 들면 발병일, 기간, 위치, 방사, 악화요인들 등 심혈관 질환 위험요인의 확인은 질병 진행 가능성을 결정하는 필수적인 지식이다.

관상동맥질환을 가진 여성들 중에는 고밀도 지단백 콜레스테롤 수치가 미래의 관상동맥질환의 보호인자로써 기여하지 않을 수 있다. 이런 소견은 관상동맥질환을 진단받은 여성들에게는 보호적 고밀도 지단백을 재정의할 필요가 있음을 나타낸다. 이런 위험요인들은 여성의 건강상태와 행위에 대해 주의 깊은 사정이 필요하다.

성 차이는 관상동맥질환의 진단적 기술에서도 발견되며, 심전도, 스트레스 검사, 심도자술은 여성의 관상동맥질환과 심근경색증의 오진에 기여할 수 있다. 진단 단계에 있는 여성의 관리는 개인적 사례에 기초하여야 하며, 전문가에 대한 의뢰가 필수적이다.

심장병의 위험이 있거나 심장병이 있는 여성은 그들이 보건의료제공자에게 지체 없이 도움을 구하도록 교육받아야 한다. 질병과정, 위험요인, 증상에 대한 교육을 제공하는 것은 관리의 중요한 부분이다. 여성들이 그들의 위험과 성특이적인 증상을 더 잘 알수록, 그들은 적절한 보건의료서비스를 추구할 것이다.

연구를 통해 성 차이가 관상동맥질환과 심근경색증의 치료에도 존재한다. 여성의 관상동맥질환에 대한 소극적인 내·외과적 치료를 받고 있다고 알려져 있다. 입원 중이나 퇴원 후 남성보다 여성이 아스피린, 혈전용해 요법과 같은 확립된 치료를 받는 정도가 더 낮은 것으로 나타났다. 그러나 고혈압과 협심증의 치료에는 비슷한 사용 수준을 보였다.

수술치료는 여성이 남성보다 더 적거나 지연되었다. 어떤 사람들은 이런 요인이 여성에게 이로울 수도 있다고 믿는다. 왜냐하면 남성들은 사망률을 증가시키는 너무 많은 치료과정을 경험하기 때문이다. 여성의 관상동맥질환으로 인한 사망위험은 자연적 혹은 수술로 인한 폐경 후 증가한다. 양쪽 난소를 모두 절제한 여성들은 자궁만 절제한 여성들에 비해 심장병과 관련된 치료결과가 더 나쁘다. 50~89세에 난소를 절제한 여성들은 난소절제술와 자궁적출술을 하지 않은 여성보다 더 높은 지단백과 혈당을 보였다. 이런 위험요인들은 에스트로겐 투약으로 인해 완전히 제거되지 않는다.

5. 맺음말

직장여성을 위한 뇌·심혈관 질환 예방은 작업장에서 대상자를 교육하는 것, 적절한 위험요인을 확인하는 것, 성에 따른 특별한 증상에 대해 대상자를 사정하는 것, 성에 따른 특별한 관리를 제공하는 것을 포함한다. 건강증진은 뇌·심혈관 질환 사망률을 낮추는 데 있어 모든 여성에게 필수적이다. 위험한 여성을 확인하는 것은 유병률과 사망률을 감소시키는 두 번째 단계이다. 뇌·심혈관 질환 관리에 있어 성 차이를 인식하는 것은 산업보건 전문가들이 보다 효과적으로 여성에게 교육하고 치료를 제공하게 한다. 이상적인 관리 목표는 건강증진 중재로 뇌·심혈관 질환을 초기에 예방하는 것이다. 뇌·심혈관 질환의 일차적 예방은 위험을 감소시키고 현존 위험들을 개선하기 위한 위험요인에 대한 교육과 건강한 생활양식의 실현을 포함한다. 집중적인 건강관리 분야는 건강한 식이, 적당한 운동, 금연, 사회심리적 건강증진을 포함한다.

혈액조혈기 질환

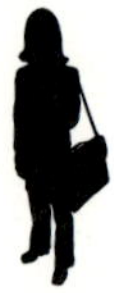

이복임

1. 하지정맥류

1) 정의 및 증상

우리는 주변에서 유난히 다리 쪽 혈관이 튀어나온 사람들을 흔히 볼 수 있다. 특히 여성의 경우 치마입기가 곤란할 정도로 미관상 보기 싫은 경우가 있다. 특히 간호사, 교사, 미용사, 안내원, 판매원 등 직업상 주로 서서 일하는 시간이 많은 사람들 중에 이러한 증상이 나타나는 사람들이 많다.

하지정맥류는 두 다리로 걷는 인간이기에 숙명적으로 생길 수 있는 질병이다. 하지정맥류는 정맥의 판막 기능부전으로 하지의 비정상적으로 확장된 표재성 정맥을 말한다. 즉, 정맥을 통과하는 혈액이 순환되지 못하고 한 곳에 괴어 정맥 혈관이 늘어져 다리에 흔히 '힘줄'이라고 이야기하는 푸르고 검붉은 색의 혈관이 꽈리처럼 부풀어 다리 피부를 통해 튀어 나와 있는 상태이다.

일반적으로 심장에서 뿜어져 나오는 혈액 중 다리 쪽으로 흐르는 피는 다시 심장 쪽으로 올라가기가 힘들다. 이에 따라 위로 이동하는 혈액이 역류하지 못하도록 판막이라는 장치가 있다. 그러나 오래 서 있게 되면 역류되는 혈액과 올라오는 혈액이 만나 소용돌이를 일으키고 판막에 압력이 가중되어 기능이 떨어져, 정맥혈이 정체하게 된다. 이는 곧 혈전이나 염증 같은 혈관질환을 유발하게 된다. 정맥류를 가진 여성의 경우 먼 거리에서도 검붉게 튀어나온 정맥이 흉하게 튀어나와 있는 것을 발견할 수 있다. 또 정상인보다 피로나 통증을 쉽게 느끼게 된다.

누워 있을 때는 잘 안 보일 수도 있으나 서 있으면 다리에 약 300~800cc의 혈액이 몰려 혈관의 압력이 높아져 심하면 지렁이가 지나가는 것처럼 보이기도 한다.

만약 이런 정맥류를 치료하지 않고 방치하면 점차 주변의 작은 혈관이 늘어나 피부에 갈색 반점 무덤이 생기며 심하면 피부염과 궤양으로 발전하기도 한다. 정맥류가 생기면 오후가 되면 다리가 붓고 저리거나, 다리가 무겁고 뻐근하고 쉽게 피곤해진다. 또 다리의 혈액순환이 잘 안 되어 자주 저리고 종아리 뒤에 파란 실핏줄이 거미줄처럼 튀어나와 보이는 증상이 나타난다.

주로 간호사, 교사, 안내원, 미용사, 판매원 등 장시간 서 있거나 앉아 있어야 하는 직업에 종사하는 사람에게 많이 발생되며, 유전적 또는 선천적으로 정맥의 혈관이 약한 사람, 즉 가족 중 정맥류인 사람이 있는 경우에도 발생되기 쉽다. 또한 임신 중이거나 출산 경험이 2회 이상인 여성과 운동부족이나 비만한 사람에게서 많이 발생된다.

하지정맥류는 인구의 10~20%가 겪을 정도로 흔한 질환이다. 남성보다는 주로 여성에게 많다. 특히 30세 이상 여성은 같은 나이의 남성에 비해 발병률이 4배 이상, 50세 이상은 2명 중 1명꼴로 많다. 이는 에스트로겐이나 프로게스테론과 같은 호르몬 영향으로 임신 중에 확장된 정맥이 출산 후 역전 현상을 일으키게 되는 등 여성호르몬의 영향과 밀접한 관계가 있는 것으로 밝혀져 있다.

정맥류의 원인은 유전적인 요인과 생활환경, 임신, 식습관을 꼽을 수 있다. 특히 임신 중에는 자궁이 확장되어 골반 아래쪽의 혈관과 근육을 압박하게 되는데, 이는 결국 혈액순환을 방해해 혈관에 피가 괴는 정맥류를 일으키기 쉽다.

또한 혈액의 흐름을 가로막는 육류나 지방식 위주의 식습관도 주요 원인이다. 이런 사람이 장시간 의자에 앉거나 몸을 조이는 옷을 입으면 정맥류에 걸리기 쉽다.

2) 예방법

증상을 오래 방치하여 만성화되면 정맥류가 주위 정맥에까지 번지게 되고 늘어난 혈관에 혈액이 고여 정맥염을 일으켜 혈관이 썩는 경우도 있다. 다리가 붓거나 조금 아픈 정도의 초기 증상은 약물치료나 물리치료로 개선될 수 있으나 파란 실핏줄이 튀어나와 퍼져 보일 정도의 경우에는 수술밖에는 치료방법이 없다.

그러나 한번 나빠진 혈관은 탄력을 잃게 되어 수술 후에도 재발이 잘 되므로 수술까지 가지 않도록 초기에 예방, 관리하는 것이 중요하다.

정맥류를 예방하는 방법은 오랫동안 서서 하는 일을 가급적 피하며 장시간 서 있는 경우 매 2~3분마다 교대로 한쪽 다리를 올렸다 내리는 것을 반복하거나 평소 가볍게 걷는 운동이나 수영과 같은 규칙적인 운동을 하여 정맥혈 순환을 도와주는 것이다. 오래 앉아 있거나 서 있어야 할 경우에는 발목을 자주 움직여 주어 근육이 운동할 수 있도록 한다. 다리의 근육이 리드미컬하게 움직이면 혈관의 수축, 이완을 도와주어 혈액순환에 큰 도움이 된다.

낮에는 30분 정도 다리를 심장보다 15~30cm 올려 높은 자세를 취해 혈액이 하지로 몰리는 것을 예방하도록 한다. 또한 적정 체중을 유지하며 너무 조이는 옷을 피하고, 너무 뜨거운 곳에서의 노출을 삼가며 의료용 압박 스타킹이나 압박붕대로 다리를 죄어 주는 것이 도움이 될 수 있다.

혈액순환을 촉진하고 부종을 제거해 주는 약용 크림으로 잠자리에 들기 전 다리 마사지를 해 주는 것이 좋다. 이때는 다리를 쭉 뻗고 앉아 양손으로 발목부터 무릎 위 허벅지까지 가볍게 누르면서 끌어올려 준다. 하루에 1~2회 정도 다리 아래에서 위로, 바깥쪽에서 안쪽 순서로 찬물로 샤워하는 것도 도움이 된다.

임신 중인 여성의 경우, 평소에는 의료용 압박 스타킹을 착용하고 수면 시 다리를 심장보다 10~12cm 높은 위치로 올리는 습관으로 어느 정도 정맥류의 진행을 막을 수 있다. 임신 중 사용하는 압박 스타킹의 강도는 신장 및 체중에 따라 다르지만 30~40mmHg 정도를 유지한다.

3) 진단법

모든 병의 치료에 있어 정확한 진단은 가장 기본적이고도 필수적인 요소이다. 정맥류의 진단은 우선 환자의 증상이 정맥에서 기인한 것인가를 판정하는 데 그 목적이 있다. 이는 정맥의 형태와 기능을 분석하여 정맥류의 정도 및 원인을 밝힘으로써 가장 적합한 치료법을 찾아내고 또 그에 대한 치료결과 판정에도 중요한 자료로 사용된다.

진단 방법에는 이학적 검사(전문가에 의한 시진, 촉진), 도플러 초음파 검사, 정맥촬영법(Photopletysmography: PPG 검사), 듀플렉스 컬러 초음파 검사 등이 있다.

정맥류의 가장 효과적인 치료를 위해서는 심부정맥, 관통정맥, 표재정맥의 기능부전 여부 및 심부정맥의 혈전 유무를 정확히 아는 것이 중요하다. 여러 가지 검사법이 있지만 제일 처음 시진 소견이 매우 중요하다고 할 수 있다.

아주 심한 대퇴부, 종아리, 서혜부의 정맥류는 관통정맥의 부전이나 서혜부 대복재 정맥의 판막 부전인 경우가 많으며, 발목 부위에 모세 혈관 확장증은 표재성 정맥 고혈압이 있음을 의미한다. 울혈성 정맥염, 습진, 피부 궤양, 백색 위축증 등이 눈에 띨 경우에는 심부정맥의 혈전 유무를 의심해야 한다. 그 밖에 고전적인 진단법인 Brodie-Trendelenburg test, Perthes test 등이 있는데 이는 고무줄로 묶고 누웠다가 섰다를 반복하면서 병든 정맥을 찾아내는 방법이나 현재는 첨단 진단장비의 발달로 사용하지 않는다.

도플러 초음파 검사가 정맥류 질환의 진단에 가장 중요하면서도 실용적이라 할 수 있다. 4MHz는 심부정맥 검사에, 8MHz는 표재정맥 검사에 유용하다. 초음파탐지기로 들었을 때 혈관 속을 흐르는 혈류의 소리를 증폭 확장시켜 들음으로써 표재성 및 심부 정맥계의 폐쇄 유무, 기능 부전, 관통정맥의 위치 및 정맥 판막의 기능도 알 수 있다.

정맥촬영법(Photopletysmography: PPG 검사)은 독일에서 혈관경화요법 전 진단법으로 가장 많이 쓰인다. 이는 적외선 발생장치와 감지기를 발바닥으로부터 약 10cm 상방에 부착하고 5~10회 종아리 근육을 수축 이완시킴으로써 정맥기능을 진단하는 방법이다.

4) 치료법

여느 질환과 다름없이 하지정맥류 역시 발생 위치, 심한 정도, 심부정맥 기능의 동반이상 등 그 상태나 정도에 따라 다양한 치료 방법이 있다.

정맥류 치료는 크게 3가지로 나누어지는데, 첫째는 보존적 요법으로 적당한 운동과 휴식, 의료용 압박 스타킹 착용 등의 보존요법이 있고, 둘째는 비수술적 혈관경화요법, 마지막으로 수술적 치료법이 있다.

가. 보존적 요법-의료용 압박 스타킹 착용

보존적 요법의 대표적인 것으로 의료용 압박 스타킹 착용을 들 수 있다. 착용에 앞서 질환의 정도(예방용, 치료용, 수술 후 관리용 등)에 따른 압력의 강도를 선택해야 하고, 체중 및 신장에 따른 적절한 스타킹의 크기 및 길이를 정해야 한다. 무조건 탄력 있는 스타킹을 신기만 해서는 오히려 질환을 악화시킬 수 있으므로 전문가와의 상담이 중요하다.

의료용 압박 스타킹은 착용 시에 발 및 발목 부분의 압력이 가장 강하고 위로 올라갈수록 다리를 조이는 힘이 적어지게 고안되어 있다. 또한 착용 후 가만히 있기보다는 걷거나 활동을 할 때 효과가 더욱 뚜렷해진다.

의료용 압박 스타킹은 다리 밑에 쏠리는 정맥혈을 심장으로 원활히 올려보내 주는 효과와 망가져서 느슨해진 정맥 안의 밸브를 모아주는 효과가 있어 정맥혈의 역류를 방지한다.

나. 보존적 요법-올바른 생활습관

비만을 조절하며 다리 근육 운동을 한다. 산책, 계단 오르기, 자전거 타기, 수영, 체조 등의 다리 근육 운동이 좋다. 의료용 압박 스타킹을 착용하고서 운동을 하면 더욱 효과가 크다.

장시간 앉아 있거나 서 있는 자세를 피하고 다리를 꼬고 앉는 자세를 피한다. 주위 여건이 허락할 때마다 하지를 심장의 높이보다 위로 올린다. 의자를 뒤로 기대며 혹은 누워서 가슴에 있는 심장의 높이보다 15～30cm 높게 장딴지를 유지한다. 사우나, 뜨거운 탕목욕, 다리에 심한 일광화상 등 너무 뜨거운 상황을 피한다. 찬물로 샤워를 한다.

다. 보존적 요법-정맥 혈관의 탄력을 증가시키는 보조제 복용

식물에서 유래된 정맥보강용 약제들이 사용되고 있다. 그러나 어디까지나 이들 약제는 치료제가 될 수 없으며, 보조적인 기능만 할 뿐이다. 이 약제들은 항문의 치질질환에 사용하는 약제와 동일하다. 치질도 일종의 정맥류이기 때문이다.

라. 비수술적 혈관경화요법

경화요법이란 정맥류 부위에 병든 혈관을 없애 주는 혈관경화제를 주사하는 방법으로 주사 후 그 부분을 며칠간 잘 압박해 두면 혈관 속에 피떡이 형성되면서 정맥류가 치료되는 원리이다. 이 방법은 통증 없이 병든 혈관을 없애서 보기 좋은 피부로 만들어 준다. 가는 하지정맥류 혹은 수술요법이 불리한 환자들에서 좋은 요법이며, 치료 후 상처를 남기지 않는다. 혈관경화제는 인체에 해가 없는 물질이며, 시술자의 올바른 지시하에 시행되면 후유증을 남기지 않는다.

국소적 하지정맥류 제거술 혹은 광범위 하지정맥류 제거술 후에 남아 있는 작은 혈관들을 없애기 위하여 보조적으로 사용하는 경우도 있다. 일회의 치료로 정맥류가 모두 없어지지 않기 때문에 수일 간격으로 약 3～5회의 치료가 필요하다. 아주 드물지만 다시 정맥류가 생기면 6～12개월 후에 다시 치료를 받아야 한다.

치료 후에 정상적인 활동을 하는 것은 무방하나 에어로빅과 같은 심한 운동은 약 1~2주일간 하지 않는 것이 좋다. 수술 후에 의료용 압박 스타킹을 착용함으로써 더 좋은 결과를 얻을 수 있다.

마. 수술적 치료법

수술적 치료법에는 국소적 하지정맥류 제거요법, 광범위 하지정맥류 제거요법, 내시경을 이용한 수술, 레이저 치료법 등을 들 수 있다.

하지정맥류가 국소적으로 분포하는 경우 국소마취하에 불거진 하지정맥류에 대한 국소적인 제거술을 시행한다. 5mm 이하의 매우 작은 상처를 통하여 병적으로 변한 정맥류 혈관을 뽑아낸다. 시술 후 압박붕대를 2~3일 사용하는 것이 좋다. 광범위 하지정맥류 제거술과 동시에 실시되는 경우가 많으며, 혈관경화요법과 병행함으로써 좋은 결과를 가져오기도 한다.

광범위한 정맥류의 제거 및 주요 근간이 되는 하지정맥 줄기(대·소복재정맥)를 제거하는 경우에는 척추마취 또는 전신마취를 하고서 실시한다. 수술 후 남아 있는 작고 가는 정맥류들은 혈관경화요법으로 치료하면 좋은 결과를 얻을 수 있다.

기존의 수술치료는 보조하는 내시경을 이용하여 광범위 하지정맥류의 수술에 도움을 주고, 내시경을 이용하여 교통정맥(표재성 정맥과 심부정맥의 연결 정맥)을 결찰하기도 한다.

레이저 요법은 입원 및 전신마취가 필요 없이 시술 후 당일 귀가가 가능한 최신 치료방법으로 레이저 도관을 정맥 내에 위치시키고 레이저 광선으로 혈관 내막을 태워 혈관의 기능을 소멸시켜 점차 퇴화하여 없어지게 만드는 시술 방법으로, 시술 후 통증도 수술에 비해 현저히 적으므로 조기에 정상적인 일상생활로의 복귀가 가능하다.

2. 빈혈

1) 빈혈의 정의 및 증상

체중의 약 13분의 1이 혈액량이다. 혈액량은 그 사람의 체중의 약 13분의 1만큼 있어 체중 50kg의 어른은 약 4ℓ의 혈액이 체내를 흐르고 있다. 혈액의 성분은 크게 세포성분(細胞成分)과 혈장성분(血漿成分)으로 나눌 수가 있는데 세포성분 중에서 가장 수가 많은 것이 적혈구이다. 이 적혈구에는 붉은색의 헤모글로빈(혈색소)이 함유되어 있다.

빈혈이란 여러 가지 원인에 의해 체내에서 헤모글로빈이 너무 적게 생성되거나 또는 너무 많이 손실되어 이로써 신체 각 장기로의 산소운반 능력이 감소되어 그 정도에 따라 여러 가지 증상이 나타나게 되는 것을 말한다.

세계보건기구(WHO)에서 정한 빈혈의 기준은 성인 여성과 6~14세 어린이의 경우 혈색소 수치가 12 이하(이하 단위 g/dl), 성인 남성은 13 이하, 6개월부터 6세까지의 어린이는 11 이하로 기준을 제시하고 있으며 임신부는 11 이하로 정하고 있다. 수치가 높다는 것은 산소와 결합할 수 있는 적혈구 숫자가 많다는 뜻이다. 혈색소 수치가 낮을수록 환자의 빈혈증상은 심각한 상태이다.

적혈구는 우리 몸의 뇌와 심장 등 장기에 산소를 공급하는 역할을 한다. 흔히 빈혈환자들이 '어지럽다'는 증상을 호소하는 것은 뇌에 산소 공급이 충분히 되지 않기 때문이다. 빈혈 그 자체는 증상일 뿐 질병은 아니다. 그러나 빈혈은 다양한 질병의 경고 사인일 수 있다는 점에서 반드시 원인을 찾아야 하는 증상이다.

세계보건기구(WHO)에 따르면 전 세계 인구의 30%가 빈혈환자이다. 특히 여성은 남성보다 약 3~4배나 더 많이 빈혈증상을 보인다. 성인 여성은 10~60%, 남성은 2~15%가 철 결핍성 빈혈증상을 보이는 것으로 알려져 있다. 특히 임산부는 빈혈증상이 심해 전체 임산부의 30~80%가 빈혈을 겪고 있다.

빈혈이 생기는 속도에 따라 증상이 달라진다. 출혈과 같이 빈혈이 짧은 기간에 생기는 경우에는 식은땀, 불안감, 갈증, 호흡곤란 등의 증상이 생긴다.

빈혈이 서서히 생기면 우리 몸이 산소가 부족한 상태에 적응되는데 운동할 때 호흡곤란, 어지럼증, 머리가 빈 느낌, 두통, 귀울림(이명), 가슴 두근거림, 졸도, 쉬 피곤함, 수면장애, 성욕감퇴, 기분장애, 집중력 감퇴 등이 가장 흔한 증상이고 식욕부진이 흔히 나타나며 체중이 심하게 줄어들기도 하고 손발이 붓는 경우도 있다. 심혈관 질환이 있는 노인에게는 협심증이 나타나기도 하고 빈혈이 노망이나 하지의 감각이상을 일으키거나 심하게 하기도 한다.

철은 혈색소를 구성할 뿐 아니라 우리 몸의 여러 곳에서 중요한 역할을 하는 성분이기 때문에 철이 부족해 빈혈이 생겼을 때에는 빈혈에 의한 증상 외에도 피로, 혀의 통증, 구각염(입술 가장자리가 허는 것), 위염, 소화불량, 비염, 손톱의 이상, 생리불순 등의 증상이 나타날 수 있다.

비타민 B_{12}는 혈색소를 만드는 데뿐 아니라 신경에도 꼭 필요한 영양소이므로 비타민 B_{12}가 부족해서 악성빈혈이 있으면 빈혈에 의한 증상과 함께 여러 가지 신경증상이 나타나는 수가 있다. 비타민 B_{12} 결핍에 의한 신경증상은 아주 다양한데 그중 몇 가지만 든다면 감각이상, 피로, 기억력 감퇴, 발기불능, 우울증, 불면증, 환각 등이 있다.

2) 빈혈의 원인

빈혈에는 여러 가지 원인이 있는데 그중 가장 큰 이유가 철분 부족에 의한 빈혈이다. 헤모글로빈에는 철이 포함되어 있으며 우리들은 식품 속의 철분을 취하여 그것을 원료로 헤모글로빈을 만들고 있다. 철이 부족하면 헤모글로빈을 만들 수 없어 철 결핍성 빈혈이 생기는 것이다. 철의 요구량이 증가된 경우나 출혈 등으로 인해 혈액의 손실이 있으면 철분 결핍이 생긴다. 임신가능연령의 여성에게 월경이나 임신 등으로 철분 요구량이 많아져 흔히 발생하며 대개는 쉽게 치료가 되기 때문에 경시하기 쉽지만, 빈혈 자체보다 원인 질환이 심각할 수 있으므로 원인을 밝혀서 치료를 하는 것이 대단히 중요하다. 또한 출혈이 많으면 빈혈이 일어난다. 교통사고로 상처를 입어 출혈이 많은 경우 빈혈이 되고 이때 수혈을 해서 보충하지 않으면 사망할 수 있다. 또 구충 등 기생충증에 걸리면 서서히 피를 빨려 빈혈이 된다. 드물게는 백혈병 등 혈액암에 의한 빈혈도 있으나 10만 명 중에 하나 정도이다. 이외에 일반적으로 뇌빈혈로 빈혈을 의심하기도 하지만 이것은 잘못된 생각이다. 뇌빈혈은 뇌에 일시적으로 피 순환이 안 되어 일어나는 것으로 건강한 사람일지라도 장시간 서 있다든지 목욕탕에 장시간 들어가 있다든지 하면 일어나는 수가 있다. 그러나 이 뇌빈혈도 빈혈이 있는 사람이 일으키기 쉬운 것이다.

가임기 여성은 월경으로 인한 출혈 때문에 철분 부족 현상이 나타난다. 매달 여성의 출혈량은 평균 35ml 정도인데, 1회에 80ml 정도로 과다하게 출혈하는 여성은 1일 10mg의 철분을 섭취하는 것이 좋다. 일반인이 식품에서 섭취하는 1일 철분량은 3~5mg이므로 생리의 양이 많거나 빈혈이 심한 경우는 약제를 이용하여 철분을 보충해 주는 것이 좋다.

빈혈의 종류와 원인을 요약하면 다음과 같다.

- 철 결핍성 빈혈: 빈혈 중에서 가장 흔하다. 철의 부족 때문이므로 철염을 꾸준히 보충해 주어야 한다.

- 거대적아구성빈혈: 비타민 B_{12} 결핍, 엽산 결핍
- 악성빈혈: 위의 위축 또는 유전 장애로 인한 비타민 B_{12}의 흡수 장애가 원인이며, 45~60세 여성에 많다.
- 엽산 결핍: 경구피임약이 엽산의 흡수를 방해하기도 하며, 임신 중에는 엽산 요구량이 3배 이상 증가한다. 엽산 보충으로 회복될 수 있다.
- 재생불량성 빈혈: 선천적 또는 후천적(약물, 방사선, 바이러스 등) 원인으로 골수 기능에 이상이 생겨 적혈구, 백혈구, 혈소판이 감소해 발생한다.
- 만성질환에 의한 빈혈: 만성간염, 신부전, 류머티스, 양 관절염, 종양, 내분비질환, 만성 감염증, 요독증 등
- 급성출혈성빈혈: 외상, 소화성궤양, 혈관이상, 혈액응고 장애에 의해서 다량의 혈액 소실로 빈혈을 일으킨다.
- 용혈성 빈혈: 선천적(유전) 또는 후천적 원인으로 적혈구 파괴가 이상적으로 증가되어 빈혈을 일으킨다.

3) 빈혈 예방을 위한 식생활

국내 여성에게 발생하는 빈혈의 상당 부분은 균형 잡힌 식사를 무시한 무리한 다이어트와 바쁜 사회생활 속에서 아침 식사를 제대로 하지 못해서 발생한다. 이러한 빈혈은 심하게는 많은 젊은 여성들에게 불임증상까지 초래하기도 한다. 빈혈을 예방하기 위해서는 식생활에서 철분 섭취를 증가시키는 것이 필요하다.

가. 철분의 섭취를 증가시킨다

철분의 부적절한 섭취, 흡수불량 등이 원인이 되는 빈혈은 주로 생후

6개월~4세, 사춘기, 여성의 경우 월경에 따른 철분 손실이 많은 가임기, 임신기에 흔히 발생된다. 철분의 1일 필요량은 남자 12mg, 여자 16mg이고, 임신 전반기에는 20mg, 후반기에는 24mg이며, 수유기에는 18mg을 권장한다. 철은 비교적 흡수율이 낮은 영양소로 식품에 따라 체내의 철 흡수율에 큰 차이가 있다. 대략 동물성 단백질 식품의 철은 10~30%가 흡수되고 채소류에 포함된 철은 흡수율이 2~10%로 낮으므로, 가급적 동물성 식품에서 철분을 섭취하는 것이 좋다. 철이 많은 식품으로는 간, 굴, 달걀노른자, 살코기 등이 있다.

나. 양질의 동물성 단백질 섭취를 증가시킨다

육류, 어패류 등 동물성 단백질은 철 흡수를 증가시키는 데 도움을 준다. 단백질이 부족하면 골수에서 혈액을 만드는 기능이 저하될 가능성도 있다.

다. 비타민 B_{12}와 엽산의 섭취를 충분히 한다

적아구 세포가 적혈구로 성숙되는데 필요한 영양소로 충분히 섭취해야 한다. 비타민 B_{12}는 육류(특히 간이나 허파), 어류, 난류, 유제품 등 동물성 식품에 많이 함유되어 있으며 엽산은 동물의 간과 식물의 씨, 열매, 야채에 많이 포함되어 있다.

라. 비타민 C를 충분히 섭취한다

비타민 C는 십이지장에서의 철 흡수를 도와주므로 비타민 C가 많이 함유된 감귤류, 딸기 등의 과일이나 신선한 채소를 매일 섭취한다.

마. 철분 흡수를 저해하는 요인을 피한다

커피, 녹차, 홍차 등에 함유된 탄닌이란 물질은 철과 결합하여 철 흡수를 저해하므로 식사 도중이나 식사 전후에는 커피, 녹차, 홍차 등을 마시지 않도록 하며 담배도 식사 후 1시간 내에는 피우지 않는다.

바. 권장 식품과 제한 식품

- 권장 식품: 굴, 달걀노른자, 살코기조개류(대합, 바지락), 해조류(다시마, 미역)
- 제한 식품: 커피, 녹차, 홍차(식후 1시간 내)

4) 대처법

가. 철분제 복용

빈혈은 치료 중 조혈제를 바르게 복용하는 것은 중요하다. 빈혈은 종류에 따라서 약의 종류와 먹는 방법이 다르므로 전문가의 진단과 지시 없이 조혈제를 사서 먹는 것은 위험하다. 또한 구충증이나 백혈병 등에 의한 빈혈은 그 병을 고치지 않으면 빈혈은 낫지 않는다. 가벼운 빈혈은 건강한 사람과 별로 다른 게 없는 경우가 많으므로 조금만 좋아지면 치료를 중지해 버리는 경우가 있는데 자각증상이 없는 가벼운 빈혈이라도 체내의 중요한 장기에는 대단히 무거운 짐이 되므로 완전히 나을 때까지는 끈기 있게 치료를 지속하는 것이 중요하다.

빈혈이 있다고 먼저 수혈을 하거나 빈혈약(경구용 철분제)을 복용하는 것은 빈혈의 원인을 감추어 버려 정확한 진단을 지연시키는 경우가 많다. 따라서 급성 출혈에 의한 빈혈이 확실한 경우이거나 혈압이 떨어지고 맥박수가 빨라지는 것과 같은 심각한 상태가 아닌 한, 그 원인을 정확히 밝힌 후 필요한 빈혈 치료를 시작해야 한다.

철분제는 흡수율을 더 높이기 위해 공복 시, 즉 식사와 식사 사이 또는 취침 전에 먹는 것이 좋은데 만일 속 쓰림, 더부룩함 등 위장자극

증상으로 복용하기 어려우면 식후 즉시 복용한다. 음식과 함께 먹을 때에는 고기, 생선, 오렌지주스와 같은 음식은 철분의 흡수를 도우므로 함께 먹어도 되지만 우유나 차는 철분이 흡수되는 것을 방해하므로 함께 먹지 않는 것이 좋다.

철분제를 먹기 시작한 후부터 대변 색이 까맣게 변해서 놀라고 걱정하는 경우가 많은데, 이는 철분제제 복용 후에 정상적으로 나타나는 현상이다.

나. 식이요법

- 잡곡밥을 먹는다: 잡곡밥은 빈혈을 치료하는 데 좋은 음식물이다. 감자 역시 빈혈에 좋은 식품이다. 아침에 시간이 없다면 철분이 강화된 시리얼을 먹는 것도 한 방법이다.
- 매끼 단백질 식품을 섭취한다: 식사 때마다 고기, 생선, 계란, 두부 등 단백질이 풍부한 음식을 한 종류 이상 충분히 섭취하는 것이 좋다. 특히 고기, 생선, 계란은 곡류나 채소보다 철분 흡수가 잘되므로 빠뜨리지 않도록 한다. 여기에 간, 달걀노른자, 조개류, 굴, 멸치, 뱅어포 등 철분이 풍부한 음식도 함께 먹도록 한다.
- 신선한 과일을 많이 먹는다: 과일에는 비타민 C, 엽산, 철분 등이 풍부하다. 신선한 과일도 좋지만 건포도 같은 말린 과일도 빈혈 치료에 도움이 된다.
- 나물을 무칠 때는 깨소금을 반드시 넣는다: 참깨, 들깨, 호박씨, 해바라기씨, 잣, 아몬드는 빈혈 치료에 좋다. 단단한 견과류를 좋아하지 않는다면 나물을 무칠 때 깨소금을 반드시 넣는다거나 가루를 내어 미숫가루처럼 마시는 것도 좋다.
- 매일 1~2컵의 우유를 마신다: 매일 1~2컵(200~400ml)의 우유는 필수이다. 우유를 싫어하면 요구르트(액상, 고형), 치즈, 아이스크

림 등을 먹어도 좋다.

- 섬유소가 많이 든 식품을 먹는다: 철분 보충제를 먹게 되면 장운동을 억제해서 변비가 생기기 쉬우므로 섬유소를 많이 함유한 식품을 먹어야 한다. 야채나 해조류에는 섬유소가 풍부하게 함유되어 있으므로 국이나 반찬에 넣어 준다.
- 신선한 채소를 많이 섭취한다: 채소에는 비타민이 풍부하게 들어 있다. 비타민은 조혈작용에 큰 역할을 한다. 지나치게 익힐 경우 채소의 비타민이 파괴돼서 영양분이 파괴되므로, 살짝만 익히거나 날것으로 먹을 수 있는 오이, 당근, 상추 등의 채소를 자주 먹도록 한다.
- 식사 도중이나 직후에 청량음료를 피한다: 콜라나 사이다 등 청량음료에는 탄닌이나 인 성분이 들어 있어 철분 흡수를 방해한다. 식사 중에 청량음료를 마시면 아무리 영양가 있는 음식을 먹어도 빈혈에 걸리기 쉽다.
- 비빔밥 등 여러 영양소를 섭취할 수 있는 음식을 먹는다: 피를 만들어 주거나 철분을 흡수하는 데 도움이 되는 영양소는 단백질, 철분, 비타민 등이다. 식사 때마다 고른 영양소를 섭취할 수 있게 식단을 짠다. 부득이 외식을 할 때도 비빔밥이나 백반 등을 선택하는 것이 바람직하다.

제4장

모성보호와 직장여성건강

국내외 모성보호제도

유해물질과 모성보호

직장여성의 임신과 출산

국내외
모성보호제도

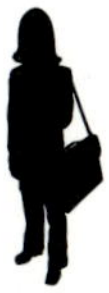

정혜선

여성의 건강은 곧 다음 세대의 인력을 재생산하는 데 직접적인 영향을 미친다. 직장여성은 여러 유해인자에 노출되어 근무하고 있는데, 이는 곧 2세의 건강수준에 영향을 줄 수 있으므로 건강한 사회구성원 형성에 부정적인 영향을 초래하게 된다. 임신한 여성을 위한 건강보호가 제대로 이루어지지 않으면 임신한 여성은 직장을 그만두게 된다. 이와 같은 현상은 우리나라에서 심각하게 발생하고 있는데, OECD 국가와 비교해 볼 때 우리나라 가임기 여성들의 취업률은 매우 낮은 것으로 나타나 있다.

여성근로자를 남성근로자보다 특별히 보호해야 하는 이유는 여성이 남성이 할 수 없는 임신, 출산, 수유를 하는 모성기능을 갖기 때문이며(김엘림 등, 2000), 모성기능은 여성이 담당하지만 이는 곧 여성만의 과제가 아니라 사회 전체의 과제이기 때문에 여성이 받아야 할 모성보호는 적극적인 사회적 권리인 것이다. 이러한 원칙은 모든 것을 같은 잣대로 보는 절대적인 평등이 아니라 "같은 것은 같게, 다른 것은 다르게" 대우하는 상대적 평등의 법리에 따른 것이고, 남녀를 법적으로 달리 대우하는 차이를 여성의 모성기능에 두는 입장에 기초하고 있다. 이와 같은 견해가 바로 성(性) 인지적 관점(gender sensitive perspective)인데, 직장여성에 대한 모성보호제도는 남녀 성차별이 아니라 국민을 재생산하는 막중한 기능을 사회제도적으로 보호하기 위한 것으로, UN, ILO, EU와 같은 국제기구 및 여러 선진 국가에서는 보편적으로 채택되어 온 개념이다.

ILO는 모성에 대한 사회적 보호는 여성에 대한 보호가 아닌 다음 세대를 위한 인적자원 확보라는 사회적 기능에 비중을 둔다. 그것은 모성보호가 여성 자신뿐만 아니라 태아 및 신생아의 건강을 보호하는 것이기 때문에 다음 세대의 건전한 인적자원을 확보한다는 사회적 기능을 중시한 것이고 여성에게 고유한 모성기능의 보호는 남녀평등에 반하지 않는 합리적 차별이며, 오히려 출산으로 인해 고용상 차별을 받지 않도록 해야 한다는 것이다.

즉 직장여성의 모성보호와 육아를 위한 근로복지정책은 취업 여성 직업의 연속성 보장, 여성근로자와 2세의 건강보호, 직장여성의 건강악화 방지로 인한 장기적인 사회적 손실비용 감소, 여성건강과 육아로 인한 결근율·조퇴율 감소, 기업의 생산성 향상, 국가의 향후 출산력 향상에도 영향을 준다는 점에서 매우 중요하다. 유능한 여성인력을 확보하여 기업의 경쟁력을 강화시킬 수 있다는 점에서 중요하다. 특히 취약계층의 경우에는 여성이 직장과 가정을 양립할 수 있도록 정부에서 지원을 함으로써 경제적 사립능력을 향상시킬 수 있어, 저소득 계층의 보호에도 크게 기여할 수 있다.

따라서 직장여성을 위한 모성보호는 여성 개인을 위한 것이 아니라 우리 사회 인구의 자질 향상 측면에서 중요한 요인이며, 특히 많은 수의 직장여성이 열악한 고용구조 속에서 충분한 건강보호를 받고 있지 못하기 때문에 취약한 건강상태를 지니고 있으므로 여성의 취업률이 날로 증가하는 추세에 맞추어 직장여성을 위한 모성보호제도를 정착시키는 것은 국가적, 사회적으로 관심을 가져야 할 과제이다.

1. 우리나라의 모성보호제도

1) 여성의 임신·출산과 관련된 내용

가. 출산전후 휴가

• 사용자는 임신 중의 여성에게 산전과 산후를 통하여 90일간의 출산전후 휴가를 주어야 한다.
  - 이 경우 휴가기간의 배정은 산후에 45일 이상이 되어야 한다.

【근로기준법(2012. 2. 1. 개정) 제74조(임산부의 보호)】

• 출산 휴가를 받은 여성근로자의 휴가기간 중 급여
  - 국가는 「근로기준법」 제74조에 따른 출산전후 휴가 또는 유산·사산 휴가를 사용한 근로자 중 일정한 요건에 해당하는 자에게 그 휴가기간에 대하여 통상임금에 상당하는 금액(이하 "출산전후 휴가급여 등"이라 한다)을 지급할 수 있다.

【남녀고용평등법(2012. 2. 1. 개정) 제18조(출산전후 휴가에 대한 지원), 고용보험법(2012. 2. 1. 개정) 제75조(산전후 휴가급여 등)】

나. 임신한 여성이 근무해서는 안 되는 업무

• 사용자는 임신 중이거나 산후 1년이 지나지 아니한 여성(이하 "임산부"라 한다)과 18세 미만자를 도덕상 또는 보건상 유해·위험한 사업에 사용하지 못한다.

【근로기준법(2010. 5. 25. 개정) 제65조(사용금지)】

- 근로기준법시행령 제40조 관련【별표 4】임산부 등의 사용 금지 직종

다. 임신한 여성의 근로시간

• 임신 중인 여성의 야간근무와 휴일근무 금지
  - 사용자는 임산부와 18세 미만자를 오후 10시부터 오전 6시까지의 시간 및 휴일에 근로시키지 못한다.

• 출산 후 1년 미만 여성의 연장근로 금지
  - 사용자는 산후 1년이 지나지 아니한 여성에 대하여는 단체협약이 있는 경우라도 1일에 2시간, 1주일에 6시간, 1년에 150시간을 초과하는 시간외근로를 시키지 못한다.

• 임신 중인 여성의 시간외근로 금지
  - 사용자는 임신 중의 여성근로자에게 시간외근로를 하게 하여서는 아니 되며, 그 근로자의 요구가 있는 경우에는 쉬운 종류의 근로로 전환하여야 한다.

【근로기준법(2010. 6. 4. 개정) 제70조(야간근무와 휴일근무의 제한), 제71조(시간외근로), 제74조(임산부의 보호)】

〈근로기준법 시행령 제40조【별표 4】임산부 등의 사용금지 직종〉

2) 여성근로자의 근로조건에 관한 내용

가. 야간근로 및 휴일근로의 제한

• 사용자는 18세 이상의 여성을 오후 10시부터 오전 6시까지의 시간 및 휴일에 근로시키려면 그 근로자의 동의를 받아야 한다.

【근로기준법(2010. 6. 4. 개정) 제70조(야간근무와 휴일근무의 제한)】

나. 생리휴가

• 사용자는 여성근로자가 청구하면 월 1일의 생리휴가를 주어야 한다.

【근로기준법(2010. 5. 25. 개정) 제73조(생리휴가)】

다. 갱내근로 금지

• 사용자는 여성과 18세 미만인 자를 갱내에서 근로시키지 못한다.

• 다만, 보건 · 의료, 보도 · 취재 등 대통령령으로 정하는 업무를 수행하기 위하여 일시적으로 필요한 경우에는 그러하지 아니하다.

【근로기준법(2010. 5. 25. 개정) 제72조(갱내근로의 금지)】

3) 자녀양육과 관련된 내용

가. 육아휴직

• 사업주는 근로자가 만 6세 이하의 초등학교 취학 전 자녀(입양한 자녀를 포함한다)를 양육하기 위하여 휴직을 신청하는 경우에 이를 허용하여야 한다.

- 육아휴직 기간은 1년 이내로 한다.
- 사업주는 육아휴직을 이유로 해고나 불리한 처우를 하여서는 안 된다.
- 육아휴직기간은 근속기간에 포함된다.
- 육아휴직 종료 후에는 휴직전과 같은 업무 또는 같은 수준의 임금을 지급하는 직무에 복귀시켜야 한다.

【남녀고용평등법(2010. 6. 4. 개정) 제19조(육아휴직)】

〈표 29〉 근로기준법 시행령 제40조 【별표 4】 임산부 등의 사용금지 직종

구분	사용금지 직종
임신중인 여성	1. 「산업안전기준에 관한 규칙」 제59조와 제60조에서 규정한 둥근톱으로서 지름 25센티미터 이상, 같은 규칙 제61조와 제62조에서 규정하는 띠톱으로서 풀리(Pulley)의 지름 75센티미터 이상의 기계를 사용하여 목재를 가공하는 업무 2. 「산업안전기준에 관한 규칙」 제5편 제3장과 제4장에 따른 정전작업, 활선작업 및 활선 근접작업 3. 「산업안전기준에 관한 규칙」 제6편 제2장 제3절에서 규정한 통나무비계의 설치 또는 해체업무와 제6편 제5장에 따른 건물 해체작업(지상에서 작업을 보조하는 업무를 제외한다) 4. 「산업안전기준에 관한 규칙」 제6편 제3장 제3절에서 규정하는 터널작업, 같은 규칙 제439조에 따른 추락위험이 있는 장소에서의 작업, 같은 규칙 제452조에 따른 붕괴 또는 낙하의 위험이 있는 장소에서의 작업 5. 「산업보건기준에 관한 규칙」 제58조 제4호에 따른 진동작업 6. 「산업보건기준에 관한 규칙」 제69조 제2호 및 제3호에 따른 고압작업 및 잠수작업 7. 「산업보건기준에 관한 규칙」 제108조에 따른 고열작업이나 한랭작업 8. 「원자력법」 제97조에 따른 방사선 작업 종사자 등의 피폭선량이 선량한도를 초과하는 원자력 및 방사선 관련 업무 9. 납, 수은, 크롬, 비소, 황린, 불소(불화수소산), 염소(산), 시안화수소(시안산), 2-브로모프로판, 아닐린, 수산화칼륨, 페놀, 에틸렌글리콜모노메틸에테르, 에틸렌글리콜모노에틸에테르, 에틸렌글리콜모노에틸에테르 아세테이트, 염화비닐, 벤젠 등 유해물질을 취급하는 업무 10. 사이토메갈로바이러스(Cytomegalovirus) · B형 간염 바이러스 등 병원체로 인하여 오염될 우려가 짙은 업무. 다만, 의사 · 간호사 · 방사선기사 등으로서 면허증을 소지한 자 또는 양성 중에 있는 자를 제외한다. 11. 신체를 심하게 펴거나 굽힌다든지 또는 지속적으로 쭈그려야 하거나 앞으로 구부린 채 있어야 하는 업무 12. 연속 작업에 있어서는 5킬로그램 이상, 단속 작업에 있어서는 10킬로그램 이상의 중량물을 취급하는 업무 13. 그 밖에 고용노동부장관이 「산업재해보상보험법」 제8조에 따른 산업재해보상보험및예방심의위원회(이하 "산업재해보상보험및예방심의위원회"라 한다. 이하 이 표에서 같다)의 심의를 거쳐 지정하여 고시하는 업무
산후 1년이 지나지 아니한 여성	1. 납, 비소를 취급하는 업무. 다만, 모유수유를 하지 아니하는 여성으로서 본인이 취업 의사를 사업주에게 서면으로 제출한 경우에는 그러하지 아니한다. 2. 2-브로모프로판을 취급하거나 노출될 수 있는 업무 3. 그 밖에 고용노동부장관이 산업재해보상보험및예방심의위원회의 심의를 거쳐 지정하여 고시하는 업무
임산부가 아닌 18세 이상인 여성	1. 2-브로모프로판을 취급하거나 노출될 수 있는 업무. 다만, 의학적으로 가임 가능성이 전혀 없는 여성의 경우에는 그러하지 아니한다. 2. 그 밖에 노동부장관이 산업안전보건정책심의위원회의 심의를 거쳐 지정하여 고시하는 업무

구분	사용금지 직종
18세 미만인 자	1. 「산업보건기준에 관한 규칙」 제69조 제2호 및 제3호에 따른 고압작업 및 잠수작업 2. 「건설기계관리법」, 「도로교통법」 등에서 18세 미만인 자에 대하여 운전 · 조종면허 취득을 제한하고 있는 직종 또는 업종의 운전 · 조종업무 3. 「청소년보호법」 등 다른 법률에서 18세 미만 청소년의 고용이나 출입을 금지하고 있는 직종이나 업종 4. 교도소 또는 정신병원에서의 업무 5. 소각 또는 도살의 업무 6. 유류를 취급하는 업무(주유업무는 제외한다) 7. 2-브로모프로판을 취급하거나 노출될 수 있는 업무 8. 그 밖에 고용노동부장관이 산업재해보상보험및예방심의위원회의 심의를 거쳐 지정하여 고시하는 업무

• 육아휴직 적용제외

- 당해 사업장의 근속기간이 1년 미만인 근로자
- 동일한 영유아에 대하여 배우자가 육아휴직 중인 경우

【남녀고용평등법 시행령(2012. 1. 13. 개정) 제10조(육아휴직의 적용제외)】

• 육아휴직 급여

「근로기준법」에 따라 산정한 월 통상임금의 100분의 40에 해당하는 금액을 월별 지급액으로 한다.

【고용보험법 시행령(2012. 1. 13. 개정) 제95조(육아휴직급여)】

• 직장과 가정생활의 양립 지원

- 국가는 사업주가 근로자에게 육아휴직이나 육아기 근로시간 단축을 허용한 경우 그 근로자의 생계비용과 사업주의 고용유지비용의 일부를 지원할 수 있다.

【남녀고용평등법(2007. 12. 21. 개정) 제20조(일·가정의 양립을 위한 지원)】

나. 수유시간

생후 1년 미만의 유아를 가진 여성근로자가 청구하면 1일 2회 각각 30분 이상의 유급 수유 시간을 주어야 한다.

【근로기준법(2010. 5. 25. 개정) 제75조(육아시간)】

다. 보육시설

사업주는 근로자의 취업을 지원하기 위하여 수유 · 탁아 등 육아에 필요한 어린이집을 설치하여야 한다.

【남녀고용평등법(2011. 6. 7. 개정) 제21조(직장어린이집 설치 및 지원 등)】

4) 여성고용관련법 위반에 대한 벌칙규정

근로기준법과 남녀고용평등법에서 여성고용관련법 위반에 대한 벌칙규정을 두고 있다.

〈표 30〉 근로기준법의 벌칙규정

구분	벌칙
사용금지직종(법 제65조)	3년 이하 징역, 2천만 원 이하 벌금
여성 및 18세 미만자의 야업 및 휴일근무 제한(법 제70조 제1항, 제2항)	2년 이하 징역, 1천만 원 이하 벌금
여성 및 18세 미만자의 야업·휴일근무 시행여부·방법에 대한 근로자대표와의 협의(법 제70조 제3항)	5백만 원 이하 벌금
산후 1년이 경과되지 아니한 여성의 시간외근로금지(법 제71조)	2년 이하 징역, 1천만 원 이하 벌금
갱내근로금지(법 제72조)	3년 이하 징역, 2천만 원 이하 벌금
임신중인 여성 출산전후 휴가, 휴가기간 중 임금지급, 근로전환, 시간외근로금지(법 제72조)	3년 이하 징역, 2천만 원 이하 벌금

〈표 31〉 남녀고용평등법의 벌칙규정

구분	벌칙
육아휴직을 이유로 해고 등 불이익조치 금지(법 제19조 제3항)	3년 이하 징역, 2천만 원 이하 벌금
육아휴직 미부여(법 제19조 제1항)	5백만 원 이하 벌금
육아휴직 종료 후 동일한 직무복귀 의무(법 제19조 제4항)	5백만 원 이하 벌금

2. 외국의 모성보호제도

1) 출산전후 휴가제도

가. 영국

고용관계법(Employment Relations Act 1999)과 부모휴가제(Maternity and Parental Leave Regulations 1999)에 따라 18주의 출산전후 휴가에 대한 권리를 부여한다. 근무경력에 관계없이 부여되고 비정규직 근로자에게도 부여되며 18주의 휴가 이후의 복직을 보장한다. 모성보호에 소요되는 비용은 국민보험기금에서 지출한다. 영국의 국민보험제도는 퇴직연금, 질병수당, 장애급여, 출산급여, 실업수당을 포함하는 포괄적인 사회보장제도(재원: 고용주, 피고용자, 자영업자, 임의가입자의 보험료와 정부의 지원금)이다. 피고용자는 18주 동안의 출산전후 휴가기간 동안 법정출산수당을 받는다. 자영업자나 직장을 떠난 여성도 18주 동안 보건사회보장성이 지급하는 분만수당을 받는다.

나. 스웨덴

출산전후 휴가는 14주이며, 급여는 일당 60SKr로 질병급여와 같은 수준의 액수이다. 급여를 지급을 받기 전 180일 동안 사회보장부에 등록되어 있어야 한다.

〈표 32〉 EU 국가의 출산전후 휴가제도

국가	출산전후 휴가기간	소득보장
프랑스	산전 6주부터 시작되어 산후 10주까지	• 급료의 84%+산후수당(postnatal allowances)을 지급 • 수급자격: 산전 3개월 동안 최소한 200시간 이상 고용되어 있어야 하고, 산전 최소한 10개월 동안 사회보장에 가입되어 있어야 한다. • 공무원은 급료의 전액을 지급
독일	산전 6주부터 산후 8주까지(산전 6주 동안에 여성근로자가 계속 근무할 것을 요구할 수 있다.)	• 산휴가 시작될 때 법정건강보험에 가입되어 있고, 출산 10개월 전부터 출산 4개월까지 해당되는 기간 동안에 최소한 12주 동안 법정건강보험체계에 가입되어 있었던 여성: 건강보험에서 출산수당과 세금공제소득 간의 차액을 더해서, 일일 최고 25DM에 달하는 수당을 지급 • 같은 기간에 유급고용관계에 있었던 여성: 앞의 급여와 동일하게 지급 • 법정건강보험체계에 가입되어 있지 않고 최소한 출산 10개월 전부터 출산 4개월 전까지 유급고용관계에 있었던 여성: 연방정부에서 출산수당과 평균 일일 세금 공제 후 급료의 차액을 더해 최고 DM400의 수당을 지급
이탈리아	• 산전 2개월부터 산후 3개월까지 • 만약 여성근로자가 힘든 일을 하고 있다면 산전 3개월부터 근무를 하지 않을 수 있다.	건강/안전급여와 같은 액수인 급료의 80%를 지급
네덜란드	산전 6주+4주 사이에 시작되어 전체 16주. 산전 4주, 산후 8주는 법정기간	보험에 가입된 여성은 급료의 100%를 지급
노르웨이*	42주 또는 부성 휴가(leave for father) 법정 4주를 포함하여 52주. 부성휴가를 요구하지 않으면 휴가기간은 4주 줄어든다.	급료의 100% 급료의 80%
스웨덴	기본적으로 14주(산전 7주+산후 7주). 법정기간은 없다.	• 일당 60skr인 질병급여와 같은 수준으로 지급 • 자격조건: 급여를 지급 받기 전 180일 동안 사회보장부에 등록되어 있어야 한다. • 사회보장부에 240일 동안 등록되어 있었던 여성에게는 더 높은 수준의 수당을 지급

국가	출산전후 휴가기간	소득보장
영국*	• 임신, 출산한 여성근로자는 근무경력과 관계없이 18주 • 부가적인 출산전후 휴가: 1년 이상(1999년 개정 전에는 2년이었다)의 근무경력을 가진 여성에게만 부여. 통상적인 18주의 출산전후 휴가가 끝났을 때 시작되고 출산 29주 이후가 되면 끝난다.	• 법정출산급여(SMP) ① 자격조건: 26주 이상 한 사업장에 근무하여야 하고 출산 전 8주간의 월평균 소득(보너스와 시간외수당 포함)이 국민 보험최저 소득한도(1994, 1995 기준 주당 57파운드) 이상인 여성에게 지급. ② 급여수준: 피용자의 수급자격 주말 이전의 최종 보수지급일을 포함한 8주 이상의 보수를 평균한 액수를 기준으로 계산(소득공제 이전의 총보수를 의미한 것으로 국민보험 기여금이 계산되는 보수뿐만 아니라 질병수당, 시간외수당, 보너스, 소득보수와 휴가 수당도 포함한다. ③ 지급형태 ▷ 낮은 급여율의 법정출산수당(Lower Rate SMP)은 피용자가 수급자격주(임신 26주)에 달하였을 때 동일한 사업자에 6개월 이상 근무하거나, 2년 미만 전일제(주당 16시간 이상)로 근무한 여성이나, 5년 미만 시간제(주당 8시간 이상 16시간 미만)로 근무를 하고 1990년 4월 기준으로 주당 평균 46파운드 이상의 소득이 있는 여성에게 주당 48.80파운드(1994, 1995년 기준)를 지급 ▷ 높은 급여율의 법정출산수당(Higher Rate SMP)은 피용자가 수급자격주에 달했을 때 동일한 사업장에 전일제 근무를 2년 이상, 시간제 근무를 5년 이상 한 경우에 첫 6주 동안 주당 평균 소득의 90%의 수당을 지급한다. 그러나 그 후 잔여 12주간은 1994, 1995년 기준으로 52.50파운드를 지급 • 출산수당(MA) ① 자격조건: 자영자이거나 법정출산수당을 받을 자격이 없는 여성에게 보건사회보장성(DHSS)이 지급. ② 지급수준/지급형태: 출산이 예상되는 주의 15주전 66주 동안에 최소한 26주 동안 국민보험 최저소득한도의 소득이 있는 여성은 주당 52.50파운드(1994, 1995년 기준)의 고정액을 지급 받는다. 지영자와 같이 '근로자'가 아닌 여성은 MA의 낮은 급여율인 주당 44.55파운드(1994, 1995년 기준)의 고정액을 지급 받는다.

* 출처: 한국여성연구소, 『성주류화 관점에서의 생산적 여성복지정책 연구』(2000)에서 재인용

〈표 33〉 각국의 출산전후 휴가기간

기간	국가
12주 미만	• 60일 미만: 튀니지(30일), 레바논, 카타르(40일), 바레인, 아랍에미리트연합(45일), 이집트(50일), 네팔(52일), 바하마스, 싱가포르, 수단, 스위스, 우간다(8주) • 60일: 볼리비아, 에리트레아, 기니비사우, 아이슬란드, 이라크, 케냐, 한국, 말레이시아, 모잠비크, 필리핀, 예멘 • 70일: 온두라스, 요르단, 쿠웨이트, 사우디아라비아 • 75일: 시리아아랍공화국
12주	방글라데시, 바르바도스, 벨리즈, 보츠와나, 부룬디, 컬럼비아, 도미니카, 에콰도르, 엘살바도르, 피지, 감비아, 가나, 과테말라, 아이티, 인도, 이스라엘, 자메이카, 레소토, 모리셔스, 멕시코, 모로코, 미얀마, 니카라과, 나이지리아, 파키스탄, 파라과이, 르완다, 솔로몬, 남아프리카, 스리랑카, 스와질랜드, 탄자니라 연합공화국, 터키, 미국, 우루과이, 잠비아
13주	아프가니스탄, 앙골라, 아르헨티나, 캄보디아, 차드, 중국, 에티오피아, 그레나다, 가이아나, 인도네시아, 이란, 페루 세인트루시아, 트리니다드와 토바고, 짐바브웨
14주	알제리아, 베닌, 부르키나파소, 카메룬, 중앙아프리카공화국, 코모로, 콩고, 지부티, 가봉, 독일, 아일랜드, 일본, 마다가스카르, 말리, 니제르, 뉴질랜드, 파나마, 포르투갈, 세네갈, 세이셸, 소말리아, 스웨덴, 토고, 영국
15주	몽고(101일), 벨기에, 콩고, 핀란드, 슬로베니아
16주	오스트리아, 키프로스, 코스타리카, 프랑스, 그리스, 룩셈부르크, 네덜란드, 폴란드, 루마니아, 스페인
17주	브라질·불가리아·캐나다(17주); 베트남(4~7개월); 아제르바이잔·칠레·쿠바·덴마크·에스토니아·우크라이나·베네수엘라(18주); 러시아(20주); 이탈리아(5개월); 헝가리(24주); 크로아티아(6개월+4주); 체코공화국 (28); 노르웨이(38~48); 오스트레일리아(52주)

* 출처: 한국여성연구소, 『성주류화 관점에서의 생산적 여성복지정책 연구』(2000)에서 재인용

2) 기타 모성보호 관련 휴가제도

가. 산전건강검진

가) EU

산전건강검진이 근무시간 내에 이루어질 수밖에 없을 경우, 임신한 근로자는 임금에 대한 손실 없이 산전관리를 위한 시간을 사용할 수 있는 권리가 있다고 규정되어 있다. EU 대부분의 국가는 임신한 여성 근로자의 산전관리에 대한 권리를 법으로 보호(정진주 등, 2000)한다.

나) 영국

고용보호법(Employment Protection Consolidation Act)에 따라 임신한 근로자가 산전관리를 받기 위한 시간을 근무 중에 가질 수 있다. 산전관리는 건강검진뿐 아니라 휴식을 취하거나 부모 교육에 참가하는 것도 포함한다.

나. 유·사산 휴가

가) 영국

임신 24주 이후에 사산한 여성근로자는 정상 출산한 근로자와 동일한 출산전후 휴가를 받는다. 휴가기간 동안의 소득보장도 동일하다.

나) 스웨덴

사산한 경우 30일의 휴가를 지급한다.

다. 건강과 안전을 위한 휴가

가) 스웨덴

모든 여성근로자와 자영업자는 출산예정일 60일 전부터 경미한 업무로 전환 배치할 수 있으며, 그것이 가능하지 않으면 최대 50일간 임신수당을 지급받고 휴식을 취할 수 있다. 해당자가 보통 업무량의 절반 정도를 수행할 수 있으면 임신수당은 절반만 지급받는다. 만약 여성이 근무환경이 태아에게 손상을 줄 위험이 있다는 사실을 이유로 직장을 그만두었더라도 같은 기간 수당이 지급된다.

나) 미국

여성근로자가 임신으로 인해 일시적으로 근무를 할 수 없다면, 이를 다른 일시적인 장애와 유사하게 취급하여 경이(經易)한 업무로 직무를 조정하거나 대체근무가 허용된다(The Pregnancy Discrimination Act). 임신 기간 동안 근무를 할 수 없다는 것을 전문가가 인정한다면 12주간의 휴가를 취할 수 있다(The Family and Medical Leave Act 1993).

〈표 34〉 건강과 안전에 따른 휴가기간

국가	내용
오스트리아	지난 13주 동안에 받았던 보수의 평균을 지급. 고용계약상의 권리는 계속 유지되고, 보너스와 같은 특별 급여를 지급 받을 수 있는 자격이 주어진다. 그러나 여성이 휴가를 취하는 이유가 노동감독관이 임신한 여성근로자의 건강을 위해 휴가가 필요하다는 것을 증명하는 소견서를 내놓았기 때문이라면, 그 여성은 사회보험급여와 출산수당을 지급 받을 수 있는 자격을 가진다. 이러한 수당은 기존 수입이 낮은 사람에게는 지급되지 않고, 소득이 적은 여성에 대해서는 고용주가 보수를 계속적으로 지급해야 한다.
벨기에	급여를 받기 전 6개월 동안에, 120일 근무한 여성을 기준으로 최고 임금의 60%를 지급
덴마크	여성근로자의 고용계약은 계속 유지. 임신한 여성은 일일현금급여와 임금의 절반을 비교하여 더 액수가 많은 급여를 지급. 일일현금급여는 여성근로자가 기존에 13주 동안 근무를 했다는 사실 또는 실업급여를 받을 수 있는 자격에 달려 있다.
핀란드	연차로 간주. 그러나 휴가를 취하는 여성근로자에게 급료를 지급하지 않는다. 대신에 노동무능력급여(incapacity benefit)와 같은 액수, 그리고 급여의 약 60%에 해당하는 액수의 특별 출산수당을 지급 받을 수 있는 자격이 주어진다. 급여를 받을 수 있는 자격을 가지기 위해 보험에 가입되어 있어야 한다.
프랑스	처음 30일 동안은 급여의 90%를 지급하고, 다음 30일 동안은 급여의 3분의 2를 지급
독일	고용계약은 계속적으로 유지. 휴가가 시작되기 전 13주 동안의 평균 봉급을 지급
아일랜드	고용계약은 계속적으로 유지. 휴가 처음 21일 동안 고용주가 급료의 전액을 지급. 그 이후에는, 만약 여성근로자가 출산 전 12개월 안에 최소한 39주 동안 사회보험 기여금을 내 왔고, 전년도 회계기간 중의 여성의 평균 주당 수입이 £IR70이 된다면, 건강과 안전 급여상의 표준액수를 지급. 수입이 그 액수 미만인 여성은 더 낮은 수준의 급여를 지급
이탈리아	급료의 80%에 해당하는 수당을 지급. 공공부문 여성근로자는 급여의 100%를 지급
룩셈부르크	보험에 가입되어 있는 한 질병급여와 같은 수준의 출산수당을 지급
네덜란드	보험에 가입되어 있는 한 급여의 100%에 해당하는 수당을 지급. 이 액수는 질병에 걸렸을 때 받는 액수(급여의 70%)보다 크다.
포르투갈	임금(person's reference wage – R/180 공식을 통해 결정되는데, 여기 R은 지난 6개월간의 전체 소득을 의미한다)의 65%에 해당하는 출산급여가 지급. 공공부문의 근로자는 휴가 전 기간 동안 급료의 전액을 지급

국가	내용
스페인	여성근로자가 건강과 안전상의 이유로 휴가를 취할 수 있는 자격이 규정되어 있지 않다. 따라서 직장으로부터의 부재 기간에 지급되는 급여에 대한 조항이 없다.
스웨덴	보험에 가입되어 있고(기본적으로 스웨덴에 거주하는) 안전과 건강상의 이유로 휴가를 취하는 여성근로자에게 임금의 75%에 해당하는 임신현금급여를 지급
영국	여성근로자가 대체고용을 불합리하게 거절하지 않는 한, 여성근로자의 급료 전액을 계속적으로 지급
지브롤터	영국과 동일

* 출처: 한국여성연구소, 『성주류화 관점에서의 생산적 여성복지정책 연구』(2000)에서 재인용

3) 육아휴직제도

가. 호주

육아지원을 위한 유급휴가(paid leave)는 없으나 모든 근로자에게 무임 휴가를 제공한다.

나. 일본

육아를 위한 휴직제도는 1992년 4월 이후 근로자가 30인 이상인 모든 기업체에 강제적용, 1995년 4월에는 모든 기업체로 확대되었다. 가족보호를 위한 휴직제도는 1996년 7월에 기업들이 이행할 것이 권고하였고, 1999년 4월부터 강제 집행되었다. 휴직기간 동안 근로자들은 사전 임금의 25%를 실업 보험의 형태로 보조받는다.

다. 미국

미국의 Family and Medical Leave Act(FLMA)는 50인 이상 근로자를 고용하는 공사 기업체가 병가 혹은 가족복지 차원의 휴가를 12주 이상 제공할 것을 규정(대상 근로자는 전년도에 근로자로서 최소 1,250시간을 일한 자에 한함)하고 있다. 그러나 사업체는 의료보험을 제공하는 것 외에 급

여를 지급해야 할 의무는 없다.

라. 핀란드

EU 국가 중 여성의 취업률이 가장 높고(75% 이상), 여성들이 풀타임으로 일하고 있어서(취업 여성의 12%만이 파트타임) 여성이 노동시장에서도 주된 노동력으로 평가받고 있다. 보육시설이 널리 보급되어 있을 뿐 아니라 부모휴가의 사용률이 높으며, 43주의 부모휴가와 자녀가 3세에 달할 때까지의 양육휴가 사용이 가능하다.

마. 스웨덴

부모가 가질 수 있는 휴가의 총량은 450일(이 중 30일은 반드시 부모의 다른 한편이 사용)이며, 자녀가 12세가 될 때까지 부모는 자녀가 아플 경우 부모휴가를 사용할 수 있고, 근로시간의 3분의 4까지 단축할 수 있다.

3. 모성보호와 관련된 ILO의 규정

- ILO 협약 183호 모성보호조약(2000): 여성근로자의 모성보호를 위하여 지향해 나가야 할 바를 전 세계 국가에 제시.
- ILO 권고 191조 모성보호에 관한 권고(2000): 183호 협약에 대한 보완사항.

1) ILO 협약 183호 모성보호조약(2000)의 주요 내용

가. 건강보호

국가는 임신 중이거나 수유기간에 있는 여성이 본인과 자녀의 건강에 중대한 위험을 초래하지 않도록 적합한 조치를 취할 것.

나. 모성휴가(Maternity Leave)

출산전후 휴가는 14주 이상이며, 산후 6주의 휴가기간을 보장해야 한다.

다. 관련 질환으로 인한 휴가

임신이나 출산과 관련된 질병이나 합병증이 있을 경우, 출산전후 휴가기간의 이전이나 이후에 일정 기간의 휴가를 주어야 한다.

라. 모성수당

산모와 자녀의 건강과 기초생활을 보장할 수 있는 수준의 현금수당(cash benefits)을 지급하여야 한다. 기존 소득을 근거로 수당의 액수를 결정할 때에는 이전 소득의 3분의 2 이상이 되어야 한다. 법이 정한 현금수당 수급기준을 충족시키지 못하는 여성에게는 소득수준에 대한 검증 절차를 거친 후 사회부조의 기금에서 수당을 지급한다. 또한 분만과 출산전후진료(prenatal and postnatal care) 그리고 필요시 입원진료를 포함하는 의료혜택(Medical Benefits)을 제공하여야 한다.

현금수당은 강제적인 사회보험이나 공공기금에서 충당하여야 하고, 고용주가 현금수당의 책임지도록 해서는 안 된다. 단, 국가가 이 조약이 채택되기 이전에 이미 법에 정하여 고용주의 임금보전을 시행하고 있었거나, 정부와 노사단체 간에 충분한 합의가 있는 경우는 예외적으로 인정한다.

마. 고용보장과 차별금지

임신 중이거나 혹은 모성휴가 중, 또는 휴가 후 복귀한 지 얼마 되지 않은 기간 이내에 있는 여성을 해고하지 못한다. 여성은 모성휴가 이

전의 자리 또는 그와 유사한 자리로 복직할 권리가 있다.

바. 수유기간의 여성

수유를 위하여 하루 1회 이상의 휴식을 갖거나 근로시간을 단축할 수 있다.

2) ILO 권고 191조 모성보호에 관한 권고의 주요 내용

가. 모성휴가

국가는 협약에 명시된 모성휴가를 최저 18주 이상으로 연장하도록 노력하여야 한다.

나. 모성수당

노사대표와의 협의를 거쳐 가능하면 이전소득 전액을 보전해 주도록 한다.

다. 모성수당의 재원

모성수당을 지급하기 위해서 강제적 사회보험이나 소득에 근거한 세금을 조성할 때에는(사용자가 내든, 사용자와 근로자가 같이 내든 간에) 성의 구분 없이 남녀근로자 모두가 기여하여야 한다.

라. 건강보호

산모와 자녀에 위험한 상황에 있을 때에는, 건강진단서에 근거하여야 한다. 위험요인 제거, 근로조건 변경, 변경이 불가능할 때에는 소득손실 없이 다른 위치로 배치전환, 전환이 불가능할 때에는 유급휴가 조치를 취한다.

위험한 상황은 짐을 들어 올리거나 옮기거나 밀거나 끄는 작업, 생식보건에 유해한 생물학적 화학적 물리적 매체에 노출되는 작업, 공간적인 균형감각을 요구하는 작업, 장시간 앉아 있거나 서 있어야 하는 작업, 온도가 매우 높거나 낮은 상태에서 하는 작업, 진동이 있는 상황에서 하는 작업이다.

임신 중이거나 수유기간의 여성은 의료전문가의 진단서가 있는 경우 야간근무를 시키지 않는다. 여성은 임신 중의 건강검진을 하기 위하여, 사용자에게 알리고 나서 작업장을 이탈할 권리가 있다. 가능하다면 작업장 가까운 곳에 위생적인 조건을 갖춘 수유시설을 제공한다.

마. 관련 휴가

산모가 출산 후 아프거나 입원한 경우, 태어난 아기를 돌보기 위하여 남아 있는 출산전후 휴가기간만큼의 휴가를 아기의 아버지에게도 사용하게 한다.

신생아의 부모는 출산전후 휴가기간을 소진한 후 뒤이어서 부모휴가(육아휴직)를 사용할 권리를 가진다. 육아휴직의 기간, 소득보전, 부모 중 사용하는 사람 등에 대하여는 법으로 정한다.

4. 모성보호 실태 요약

① 우리나라 직장여성이 임신 전보다는 임신 기간 중에 근무시간이 감소되고, 야간근로가 감소된 경향을 나타내고는 있지만, 법정 규정보다는 초과하여 근무하고 있는 것으로 나타났다. 특히 휴일근무의 경우에는 임신 전보다 오히려 임신 기간 중 증가한 경향을 나타내었다.

② 모성보호에 영향을 미칠 수 있는 서서 일하는 작업, 중량물 취급 등의 근무형태를 조사하였다. 그 결과 임신 기간 중에도 서서 근무하는 경우가 많았으며, 특히 독일에서 제한하고 있는 임신 기간 중 5시간 이상을 초과하여 근로하고 있는 경우가 11.6%나 되는 것으로 나타났다. 근로기준법에서 제한하고 있는 5kg 이상의 중량물을 취급하는 경우는 10.9%이었다.

③ 자연유산, 사산, 조산, 저체중아 출생률이 높은 것으로 나타났다. 특히 1993년에 의료보험진료비 명세서를 분석하여 직장여성의 자연유산율을 조사한 경우에서는 6.65%이었는데(박정순, 1994), 정혜선 등(2003)의 연구에서는 11.1%로 나타나 자연유산율이 높은 경향을 보여 주었다.

④ 출산전후 휴가 사용 실태를 조사한 결과 평균적으로 출산 전에는 16일 출산 후에는 74일을 사용하여 90일의 휴가 중 18%의 비중을 산전에 사용하고, 82%의 비중을 산후에 사용하고 있는 것으로 나타났다.

⑤ 수유시간이 제공되고 있다고 응답한 경우는 5.6%로서 매우 낮은 것으로 나타났다. 수유시간을 제공하는 경우에도 회사에서 수유실을 같이 제공하는 경우는 17.6%에 불과하였다.

⑥ 연령별 특성에 따른 모성보호 실태를 요약하면, 임신으로 인한 합병증과 후유증이 20대보다 상대적으로 많이 발생할 수 있는 30대 이상 임신부에서 야간근무와 휴일근무가 더 많았고, 서서 일하거나 중량물을 취급하는 경우가 더 많았다. 자연유산, 사산, 조산, 저체중아 출생도 20대보다 30대 이상에서 높은 것으로 나타났으며 특히 저체중아 출생이 30대 이상에서 높은 것으로 나타났다.

⑦ 직업별 특성에 따른 모성보호 실태를 요약하면, 전문기술직에

서 임신 기간 중의 근로시간도 많았고, 야간근무 및 휴업근로도 많았으며, 서서 일하거나 중량물을 취급하는 경우도 많았고, 자연유산, 사산, 조산, 저체중아의 출생이 높은 것으로 나타났다. 특히 자연유산율이 높은 것으로 나타났으며, 출산 후 수유시간 제공률은 가장 낮은 것으로 나타났다.

유해물질과 모성보호

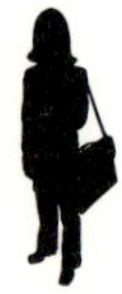

정혜선

1. 모성보호를 위한 유해화학물질 관리의 중요성

유해화학물질로 인한 건강장애는 일반적으로 눈, 피부, 호흡기의 자극증상이 있고, 어지럼증, 두통, 구토, 도취감, 혼돈 등의 증상이 있으며, 구역질, 소화불량, 식욕감퇴 등의 소화기 장애가 나타난다. 심할 경우 의식 상실, 마비, 경련이 나타나고 사망에 이르기도 한다.

유해화학물질 중에서도 납이나 카드뮴 등은 체내에 오래 머물러서 독성이 더 크게 일어나며, 여성들은 남성보다 체지방이 많아 유기용제 등의 화학물질에 의한 독성이 더 크게 나타나고 있다.

직장여성은 여러 유해인자에 노출되어 근무한다. 특히 가임기 직장여성이 노출되는 작업 조건은 임신, 출산에 직접적인 영향을 미치기 때문에 여성의 생식기계에 영향을 초래할 수 있는 유해물질을 파악하는 것은 매우 중요한 문제이다.

사업장에서 사용하는 각종 유해물질 중 생식기계에 영향을 미치는 물질을 생식독성물질이라고 한다. 흔히 내분비계 교란물질(EDs: Endocrine Disruptors)이라고도 하는데, 이는 내분비계의 정상적인 기능을 방해하는 화학물질이기 때문이다. 이 내분비계 교란물질은 환경 중 배출된 화학물질이 체내에 유입되어 마치 호르몬처럼 작용한다고 하여 환경호르몬이라고 불리기도 한다.

현재 여성근로자 중의 상당수가 생식독성물질과 관련된 화학물질을 취급하고 있는데, 이는 미혼 직장여성, 임신 전 여성이라 하더라도 향후 여성의 임신과 출산에 영향을 미칠 수 있다는 점에서 모성보호의 대상으로 신중하게 고려해야 함을 시사한다.

그러나 여성근로자가 화학물질에 노출되는 것을 대부분의 사업장에서는 여성의 개인적인 문제로 인식하는 경향이 있고, 여성근로자가 생식독성물질에 노출되었어도 그로 인한 증상이 뒤늦게 나타나기 때문에 결혼, 임신, 출산을 이유로 사업장에서 조기 퇴직해 버리는 경우에는 그 인과관계를 규명할 수가 없는 문제점이 있다.

그럼에도 불구하고 유해화학물질에 노출된 여성근로자의 건강문제는 인구의 자질향상에 직접적으로 영향을 미치는 문제이므로 사회적 측면에서 관리돼야 할 문제이다.

2. 유해화학물질이 생식기계에 미치는 영향

1) 임신 전

가. 성적 욕구의 변화

화학물질의 종류에 따라 성적인 욕구와 성적 능력의 감소를 나타낼 수 있다. 여성에게는 정상적인 월경주기를 방해하고 배란이 되는 것을 방해하여 임신에 영향을 주기도 한다.

나. 난자 또는 정자의 피해

불임이 되거나 수정능력이 감소될 수 있다.

다. 난자와 정자에 의해 운반되는 유전물질의 변화로 인한 돌연변이

유전적 피해는 출생결함, 사산 또는 유산을 일으킬 수 있다.

라. 암 유발

여성의 난소, 유방, 질, 자궁과 같은 생식기관에 암이 발생할 수 있다.

2) 임신 중

출생결함 또는 유산이 발생할 수 있다. 저체중아를 출산할 수 있다.

3) 출산 후

모유를 먹이는 산모가 직장에서 유해화학물질을 취급을 하면 그 독성이 모유수유 시 아이에게 전달될 수 있다. 부모의 작업복에 묻은 유해물질이 가정으로 옮겨지면 어린이에게 전달되어 아동의 발달에 나쁜 영향을 줄 수 있다.

〈표 35〉 유해화학물질이 생식기능에 미치는 영향

유해물질	작업공정	생식기능에 미치는 영향
마취가스	병원 수술실	• 남자: 선천성 장애아 출산 • 여자: 유산

유해물질	작업공정	생식기능에 미치는 영향
벤젠	드라이크리닝, 도장작업, 고무제품 제조작업, 탈지작업, 화가	• 남자: 염색체 이상, 암 • 여자: 월경불순, 암 • 아기: 선천성 장애
일산화탄소	소독작업, 석탄용광로작업, 터널작업, 톨게이트 부스 내 작업	• 여자: 유산, 사산 • 아기: 선천성 장애
에스트로 rps	제약회사	• 남자: 발기불능 • 여자: 월경불순 • 아기: 남자 아기는 정자감소, 여자 아기는 자궁경부암
납	광산, 납땜, 용접작업, 인쇄작업, 고무작업, 리사지(폐건전지 회수작업)	• 남자: 생식기감소 • 여자: 월경불순, 유산 • 아기: 선천성 장애
망간	용접작업	• 남자: 발기불능
메틸수은	살충제, 제약, 염색작업	• 남자: 불임증 • 여자: 불임증, 유산 • 아기: 선천성 장애
염화비닐	비닐, PVC 생산작업, 플라스틱 생산작업	• 남자: 암, 정자이상 • 여자: 암, 유산, 사산 • 아기: 선천성 장애

* 출처: 한국산업안전공단(1998). "여성근로자의 건강관리 지침서"

3. 여성과 남성의 생식기계에 영향을 주는 물질

사람의 연구를 기초로 남성과 여성의 생식기에 위험하다고 증명된 물질 중, 유기수은은 뇌기형, 납은 유산 및 미숙아 출생, 폴리클리네이트드비페닐(PCBs)은 저체중아 출생을 가져오는 것으로 알려져 있다.

생식에 위험하다고 의심되는 물질 중, 유기용제는 구개파열, 유산, 신생아 감염, 소아기암을 일으키고, 2, 4, 5~3 염화페놀은 유산을 일으키는 것으로 알려져 있다.

〈표 36〉 남성과 여성의 생식에 해로운 물질

분류	위험물질	결과
생식에 위험하다고 증명된 것 (사람의 연구를 기초로)	• 마취가스 • 디메틸스틸스트콜(DES) • B형 간염 • 유기수은 • 납 • 폴리클로리네이티드비페닐(PCBs) • 방사선	• 유산, 신생아 사망 • 암 • 신생아 간염, 간암 • 뇌성마비, 뇌기형 • 유산, 미숙아 출생 • 저체중아 출생 • 유산, 뇌결함, 골격결함
생식에 위험하다고 의심되는 것 (사람의 연구를 기초로)	• 일산화탄소 • 세포독성약 • 산화에틸렌 • 헥사클로로펜 • 유기용제 • 물리적 스트레스(열 포함) • 2, 4, 5~3염화페놀 • 비닐클로라이드(염화비닐, VCM)	• 발달지연 • 유산 • 유산 • 출생결함 • 구개파열, 유산, 신생아 감염, 소아기암 • 조산 • 유산 • 뇌 결함
생식에 위험하다고 의심되는 것 (동물의 연구를 기초로)	• 아크릴로니트릴 • 비소 • 카드뮴 • 다이옥신 • 글리콜에테르 • 무기수은 • 유기염소계 살충제 • 폴리브로미네이티드비페닐(PBBs)	

4. 생식기 건강장애 사례

1996년 경남 양산의 모 전자회사에서 솔벤트 5200(2-브로모프로판)이라는 유기용제를 사용하여, 여성근로자에게는 생리중단, 난소기능저하증 등이 나타나고, 남성근로지에게는 정자생성기능이 저하되는 증세를 보이는 유기용제중독 증상을 일으킨 바 있다.

납 화합물에 직업적으로 폭로된 남성 작업자는 수태능력이 저하되고, 그 부인들에게는 자연유산율이 증가하는 것으로 나타났다. 한 연구에 의하면 납에 폭로되는 인쇄공 부인들의 유산율은 14%로 같은 지역 거주자의 유산율 4%보다 높게 나타났다. 이 원인은 남편의 의복으로부터 전달된 것으로 알려져 있다.

영국의 한 연구에 의하면 납을 취급하는 212명의 임신 여성 중 90명이 유산하였으며, 22명은 만기에 아이를 낳았으나 출산 시에 아이가 사망한 것으로 나타났다.

5. 유해화학물질과 모성보호에 관한 규정

1) 미국 국립산업안전보건연구원(NIOSH)의 규정

NIOSH에서는 모성건강의 위험요인을 물리적 요인, 생물학적 요인, 화학적 요인으로 구분하여 제시하고 있다. NIOSH에서는 위험요인의 영향, 잠재적으로 노출된 근로자, 노출금지방법까지 제시하고 있으나 임신한 근로자에 대한 노출금지와 수유 중인 근로자에 대한 노출금지 항목을 구분하여 제시하고 있지는 않다. 물리적 요인은 힘든 육체적 노동, 이온화방사선을, 생물학적 요인은 사이토메갈로 바이러스, B형 간염 바이러스, 후천성 면역 바이러스, 풍진, 수두 등을, 화학적 요인은 암 치료약물, 이산화탄소, 납 등을 제시하고 있다.

〈표 37〉 모성건강에 대한 위험요인(NIOSH)

분류	위험요인	영향	잠재적으로 노출된 근로자	노출 방지 방법
물리적 요인	힘든 육체적 노동	유산으로 끝나는 임신, 조산	많은 형태의 근로자	
	이온화방사선 (예를 들어, X–레이, 감마선)	불임, 유산, 선천적 결손증, 저체중아 출산, 발달장애, 소아암	보건 관련 종사자, 치과 관련 종사자, 원자력발전 관련 근로자	
생물학적요인	사이토메갈로바이러스 (Cytomegalovirus)	선천적 결손증, 저체중아 출산, 발달장애	보건 관련 종사자, 신생아·아동과 접촉하는 근로자	손을 씻는 것과 같은 위생적인 습관
	B형 감염 바이러스	저체중아 출산	보건 관련 종사자	백신투여
	후천성면역결핍증바이러스 (HIV)	저체중아 출산, 소아암	보건 관련 종사자	일반적인 사전예방실천
	휴먼파보바이러스 B19 (Human parvovirus B19)	유산	보건 관련 종사자, 신생아·아동과 접촉하는 근로자	손을 씻는 것과 같은 위생적인 습관
	풍진(Rubella)	선천적 결손증, 저체중아 출산	보건 관련 종사자, 신생아·아동과 접촉하는 근로자	면역성이 없다면 임신 전에 백신투여
	톡소플라스마 (Toxoplasmosis)	유산, 저체중아 출산, 발달장애	동물관리 근로자, 수의사	손을 씻는 것과 같은 위생적인 습관
	수두 (Varicellazoster virus)	선천적 결손증, 저체중아 출산	보건 관련 종사자, 신생아·아동과 접촉하는 근로자	면역성이 없다면 임신 전에 백신투여
화학적 요인	암치료약물(예를 들어, 메토트렉세이트)	불임, 유산, 선천적 결손증, 저체중아 출산	보건 관련 종사자, 약사	
	일부 에틸렌 글리톨 에테르 (예를 들어, 2–에톡시에탄올, 2–메톡시에탄올)	유산	전자공학, 전자공학 반도체 관련 근로자	
	이황화탄소(CS_2)	생리주기 변화	비스코스 레이온제조 관련 종사자	
	납	불임, 유산, 저체중아 출산, 발달장애	배터리제조 근로자, 납땜공, 용접공, 라디에이터수리공, 페인트를 다루는 직종 관련 종사자 (다리, 건물, 집의 페인트칠), 방화구역 종사자(firing range workers)	

출처: 이 표는 NIOSH의 "The Effects of Workplace Hazards on Female Reproductive Health" 중 〈표 1. 여성의 모성건강에 위험한 작업장 내 화학적·물리적 요인〉과 〈표 2. 여성의 모성건강에 위험한 작업장 내 질병유발 요인〉을 합쳐 재구성한 것이다. 화학적·물리적 요인에 대한 노출을 방지하는 방법은 원표에도 제시되어 있지 않다.(www.cdc.gov/niosh)

2) EU의 명령

화학적 요인

화학적 위험요인은 흡입, 섭취, 피부침투, 피부흡수 등을 통해 인간에 들어온다. 다음의 화학적 요인은 임신 여성과 태아에 위험하다고 알려진 것들이다.

〈표 38〉 임신 여성과 태아에 위험하다고 알려진 화학적 요인

목록	위험이 무엇인지?	어떻게 위험을 다룰 것인가? 보호조치의 예
수은과 수은화합물	임신 기간 동안 수은에 노출되면 태아 성장이 느려지고 신경계가 손상 받고 모체에 중독을 야기할 수 있다. 유기수은은 혈액이나 모유를 통해 전달된다. 즉, 모체가 임신 전·후에 고농도로 노출이 되면 태아나 신생아에게 위험을 줄 수 있다.	노출 방지가 최우선이다. 위험을 예방하고 노출을 조절할 수 없는 곳은 재택근무, 개인보호구 착용 같은 기술적 조치를 병행할 수 있다. 개인보호구는 모든 다른 방법이 실패했을 때 사용되어야 한다. 또한 다른 방법과의 조합에서 이차적 보호로서 사용될 수 있다.
세포독성 약물	이런 약물을 오랜 기간 동안 복용하는 것은 정자와 난자에 유전적 손상을 줄 수 있다. 암을 유발시킬 수도 있다. 흡입이나 피부를 통해 흡수된다. 약의 조제(약사, 간호사), 약의 주입과 폐기물 처리 때 주의해야 한다.	알려진 허용 한도는 없고 노출은 방지되거나 최소화되어야 한다. 아이를 가지려고 하거나 임신 혹은 수유 중인 자는 약물의 생식기계 위험에 대해 알아야 한다. 약물을 조제할 때 노출은 보호의류(장갑, 가운, 마스크)의 사용, 기구(후드시설) 그리고 좋은 작업방법에 의해 최소화할 수 있다. 항암제를 조제하는 임신근로자는 다른 작업으로 전환해야 한다.
위험이 알려진 경피 흡수 화학물질	피부접촉을 통해 흡수되는 해로운 화학물질들은 대부분 관련 법령에서 리스트로 하여 특별히 언급한다. 모든 물질과 마찬가지로 위험은 물질이 사용되는 방식과 위험한 성상에 좌우된다. 피부를 통한 흡수는 국소적 감염에서 발생할 수 있는데 예를 들어 피부나 의복의 얼룩에서 혹은 어떤 경우에는 고기압의 증기 노출에서 발생한다. 농업근로자의 경우에 위험도 평가를 해야 한다.	노출방지가 최우선이다. 피부접촉을 예방하는 특별한 주의가 필요하다. 가능한 한 개인보호구보다는 노출을 조절할 수 있는 기술적 조치를 사용한다.

목록	위험이 무엇인지?	어떻게 위험을 다룰 것인가? 보호조치의 예
일산화탄소	일산화탄소는 엔진의 연료와 가전제품에서 가솔린이나 디젤 그리고 액화석유가스를 사용할 때 발생한다. 위험은 엔진이나 가전기구가 밀폐된 장소에서 운전이 될 때 일어난다. 임신 여성은 일산화탄소에 민감성이 높다. 일산화탄소는 쉽게 태반을 통과하여 태아에게 산소결핍을 유발할 수 있다. 임신한 여성에 대한 일산화탄소의 영향에 관한 자료는 제한되어 있지만 태아에게 역효과가 있다는 증거는 있다. 노출수준과 기간은 태아의 영향에 중요한 인자이다. 수유 아기가 모체의 일산화탄소 노출로 고통을 받는다던지, 출산 이후 모체가 일산화탄소에 더 민감하다는 증거는 없다.	가장 훌륭한 예방조치는 공정을 변화시키거나 시설을 사용하여 위험을 제거하는 것이다. 예방이 적절하지 않을 때는 좋은 작업방법과 개인보호장비를 종합한 기술적 조치가 필요하다.
납과 납화합물	임신 여성의 납 노출은 유산과 관련이 있다. 그러나 현재의 노출기준에 대한 타당한 증거는 없다. 납에 대한 노출은 신경계와 조혈기관의 발육에 문제를 낳는다. 여성, 신생아 그리고 어린이는 성인 남성보다 납에 더 민감하다. 납은 혈액을 통해 모유로 전달되므로 여성이 임신 전, 임신 동안 고농도로 노출되면 아기에게 위험을 줄 수 있다.	가임여성은 태아를 보호하기 위해 다른 근로자들보다 낮은 혈중 납 농도 상태에 있어야 한다. 일단 임신이 확정이 되면 납에 노출되는 작업을 중지해야 한다. 신체에서 납이 제거되는 것은 매우 느린 과정이므로 생식능력이 있는 여성은 이것을 알고 있어야 한다. 사업주는 임신근로자의 납에 대한 노출이 감소될 때까지, 배치에 대한 근로자 의견을 보장한다. 이런 관점에서 납이 있는 모든 지역에 임신 그리고 수유 근로자를 금지하는 것이 유일한 방법일 수도 있다.

출처: 이 표는 NIOSH의 "The Effects of Workplace Hazards on Female Reproductive Health" 중 〈표 1. 여성의 모성건강에 위험한 작업장 내 화학적·물리적 요인〉과 〈표 2. 여성의 모성건강에 위험한 작업장 내 질병유발 요인〉을 합쳐 재구성한 것이다. 화학적·물리적 요인에 대한 노출을 방지하는 방법은 원표에도 제시되어 있지 않다.(www.cdc.gov/niosh)

3) 우리나라의 규정

우리나라의 근로기준법 시행령 제37조에서는 모성보호를 위하여 여성이 취급해서는 안 되는 유해화학물질을 규정하고 있다.

- 임신 중인 여성이 취급해서는 안 되는 유해화학물질: 납, 수은,

크롬, 비소, 황린, 불소, 염산, 시안화수소, 2-브로모프로판, 아닐린, 수산화칼륨, 페놀, 에틸렌글리콜, 아세테이트, 염화비닐, 벤젠 등

• 출산 후 1년이 경과되지 않은 여성이 취급해서는 안 되는 유해화학물질: 납, 비소, 2-브로모프로판 등

• 18세 이상의 여성이 취급해서는 안 되는 유해화학물질: 2-브로모프로판 등
〈표 29〉 근로기준법 시행령 제40조【별표 4】 임산부 등의 사용 금지 직종 참고

4) 일본의 규정

가. 임신 중인 여자에 대한 취업금지 직종(24가지)

① 다음 표의 상단에 열거된 연령의 구분에 따라 각각 이 표의 하단에 열거된 중량 이상의 무거운 물건을 취급하는 업무

〈표 39〉 일본의 연령별 임신 중인 여성에 대한 중량물 취급 규정

연령		만 16세 미만	만 16세 이상 만 18세 미만	만 18세 이상
(중량 단위: kg)	단속 작업의 경우	12	25	30
	계속 작업의 경우	8	15	8

② 보일러 취급 업무

③ 보일러 용접 업무

④ 끌어올리는 화물 중량이 5톤 이상인 크레인 혹은 트럭 또는 제한화물 중량이 5톤 이상을 들어 올리는 장치의 운전 업무

⑤ 운전 중의 원동기 또는 원동기로부터 중간축까지의 동력전달장치의 청소, 급유, 검사, 수리 또는 벨트교체 업무

⑥ 크레인, 트럭 또는 들어 올리는 장치의 전구 거는 업무(두 사람

이상이 하는 전구 거는 업무에 보조작업인 업무는 제외)

⑦ 동력으로 움직이는 토목건축용 기계 또는 선박화물용 기계의 운전 업무

⑧ 직경이 25cm 이상인 둥근톱(횡절용 둥근톱 및 자동송급장치를 가진 둥근톱 제외) 또는 차의 직경이 75cm 이상인 띠톱(자동송급장치를 가진 띠톱 제외에 목재를 송급하는 업무)

⑨ 조차장(操車場)의 구내에서 철도차량의 갈아 넣음, 연결 또는 해방 업무

⑩ 증기 또는 압축공기에 의해 가동되는 프레스 기계, 단조(鍛造) 기계를 사용하는 금속가공 업무

⑪ 동력에 의해 작동하는 프레스 기계 등을 사용하는 두께가 8mm 이상인 강판가공 업무

⑫ 암석 또는 광물의 파쇄기 또는 분쇄기에 재료를 공급하는 업무

⑬ 토사가 붕괴할 위험이 있는 장소 또는 깊이가 5m 이상인 땅굴에서 하는 업무

⑭ 높이가 5m 이상인 장소로서 추락에 의해 근로자가 위해를 받을 위험이 있는 장소에서의 업무

⑮ 토대의 조립, 해체 또는 변경 업무(지상 또는 발판 위에서의 보조작업 업무를 제외한다.)

⑯ 가로 직경이 35cm 이상인 나무벌채 업무

⑰ 기계집재장치, 운재삭도 등을 사용하는 목재의 반출 업무

⑱ 납, 수은, 크롬, 비소, 황인, 불소, 염소, 시안화수소, 아닐린 기타 이에 준하는 유해물의 가스, 증기 또는 분진을 발산하는 장소에서 하는 업무

⑲ 다량의 고열물체를 다루는 업무

⑳ 현저하게 고온인 장소에서 하는 업무

㉑ 다량의 저온물체를 다루는 업무

㉒ 현저하게 냉온인 장소에서 하는 업무

㉓ 이상 기압하에서 하는 업무

㉔ 자르는 기계, 못 박는 기계 등 신체에 현저한 진동을 주는 기계 용구를 사용하여 하는 업무

나. 일본의 산후 1년을 경과하지 않은 여성을 취업시켜서는 안 되는 업무(22가지)

① 전항 제1호부터 제12호까지 및 제15호부터 제24호까지 열거한 업무로 함.

(임신 중인 여자에 대한 24가지 취업 금지직종 중, 토사가 붕괴할 위험이 있는 장소 또는 깊이 5m 이상의 땅굴에서의 업무, 높이가 5m 이상이고 추락에 의해 근로자가 위험이 있는 장소에서 하는 업무의 2가지를 제외한 것임).

② 다만, 동 항 제2호부터 제12호까지, 제15호부터 제17호까지 및 제19호부터 제23호까지에 열거한 업무(17가지)에 대해서는 산후 1년을 경과하지 않은 여성이 그 업무에 종사하지 않는다는 뜻을 사용자에게 신청한 때에 한하여 취업을 금지시킴.

다. 일본의 임산부 이외의 여성을 취업시켜서는 안 되는 업무(2가지)

전조 제1항의 제1호(중량물 취급) 및 제18호(유해물의 가스, 증기 또는 분진을 발산하는 장소에서 하는 업무)로 함.

5) 독일의 규정

독일은 임신 중인 여성과 수유 중인 산모에 대해 심한 육체적 노동과 건강에 해로운 물질과 방사선, 먼지, 가스, 증기, 열기, 냉기, 습기 등의

유해한 영향을 받는 근로에 취업되는 것을 금지하고 있다. 임산부에 대해서는 10가지, 수유 중인 산모에 대해서는 8가지 취업금지 직종이 법에서 명시되어 있다.

가. 임산부와 수유 중인 산모에 공통적으로 금지되는 직종(8가지)

① 항상 5kg을 초과하는 때로는 10kg 이상이 되는 하물을 기계적 보조용구 없이 손으로 들어 올려서 움직이거나 운반하는 노동(기계적 보조용구를 사용하는 경우에도 육체적 부담이 그러한 기준을 초과하는 중량의 노동보다 크면 안 됨)

② 여러 차례 신체를 심하게 펴거나 굽히든지 또는 지속적으로 쭈그려야 하거나 앞으로 구부린 채 있어야 하는 노동

③ 발에 고도의 부담을 가져오는 종류의 기구 및 기계의 조작, 특히 발로서 작동하는 기구 및 기계의 조작

④ 목재의 껍질을 벗기는 노동

⑤ 재해보상보험법에서 직업병이 발생할 가능성이 있다고 규정한 노동으로서 임신과 출산의 결과 당해 노동이 특별한 정도로 직업병의 위험이 있는 노동

⑥ 보다 큰 위험, 특히 미끄러지거나 넘어지거나 굴러떨어질 위험이 있는 노동

⑦ 생산고에 따라 임금이 지급되거나 작업속도를 높이면 더 많은 임금이 지급되는 노동

⑧ 사전에 작업속도가 규정되어 있는 노동(다만, 이 노동이 기업의 모든 종업원 여성에게 부여된다면 임산부근로자에게 적용될 수 있음)

나. 독일의 임신 중 여성에게만 특별히 금지되는 노동

① 임신 5개월 경과 후, 매일 4시간을 넘는 근로시간 중 임신 중인

여성이 항상 서 있어야 하는 노동

② 임신 3개월 경과 후, 수송기관에서의 노동

6. 관리방안

1) 작업 시 건강관리

작업 중에는 반드시 국소배기장치를 설치한다. 설치된 국소배기장치는 임의로 정지시키지 않는다. 유기용제 등의 증기가 작업장으로 퍼지지 않도록 작업한다. 방진마스크와 같은 보호구를 반드시 착용하고 작업한다. 유기용제를 사용하여 먼지를 제거할 때에는 조그만 양의 유기용제라도 충분히 씻어지므로 너무 많은 양의 유기용제를 사용하지 않는다. 얼굴 부위로 유기용제가 닿지 않도록 주의한다. 유기용제를 떨어뜨리지 않도록 주의한다. 옷에 유기용제가 묻지 않도록 주의한다. 유기용제를 사용할 때는 반드시 보호장갑을 착용한다. 통풍이 잘되는 곳에서 작업을 한다.

2) 개인 건강관리

유기용제 작업장 내에서 흡연을 하지 않는다. 유기용제 작업장 내에서는 음식물을 먹지 않는다. 작업 후 식사를 하는 경우에는 반드시 손이나 얼굴을 깨끗이 씻고 식사를 한다. 작업 시에는 반드시 작업복을 입고 일을 하고 퇴근 후에는 꼭 평상복으로 갈아입는다.

3) 산업간호사의 역할

임신한 여성을 파악하여 임신 기간 동안 건강하게 근무할 수 있도록 도와주는 역할을 한다. 남편과 사업주에게도 임신한 여성의 건강관리에 관심을 갖게 한다. 고위험 임신 여성은 작업시간 축소, 휴식시간 증가, 신체적 편안함 제공, 영양관리 등이 이루어지도록 관리하는 것이 필요하다. 고위험 임부에 대한 교육자료를 제공한다. 직장여성이 건강한 습관을 가질 수 있도록 도와주고, 물질안전보건자료(MSDS)에 근거해서 작업장의 화학적 유해물질의 노출에 대한 평가를 하는 것이 필요하다. 산업간호사는 임신으로 인한 변화에 대해 자세히 알고, 이에 대처할 수 있는 능력을 갖춰야 한다.

4) 작업관리 방안

임신 시 화학물질, 납, 다른 위험물질과의 접촉을 피한다. MSDS에 제시한 유의사항을 따른다. 임신 사실을 사업주에게 알린다. 1일 8시간 주 48시간으로 작업시간을 제한한다. 1일 2회 10분씩의 휴식시간을 갖는다. 다리를 올리고 쉴 수 있는 휴식 공간을 마련한다. 서서 작업하는 시간을 1일 4시간 이내로 축소한다. 취급하는 물체의 무게를 25파운드로 줄인다. 12주의 휴가를 제공한다. 유해인자에 노출된 경우에 대비한 시설을 마련한다.

MSDS에 제시된 유의사항을 고려하여 화학물질, 납, 다른 위험물질과의 접촉을 피하는 것이 좋다. 혹여 노출된 경우에 대비한 시설을 마련해야 한다.

직장여성의 임신과 출산

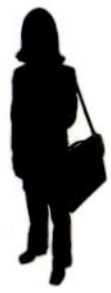

정재원

여성의 임신과 출산은 지극히 정상적인 생의 과정이며 여성만이 경험할 수 있는 의미 있는 일이다. 그러나 여성들 각자가 처한 환경이나 상황, 또는 건강상태에 따라 임신과 출산이 벅찬 감격일 수도 있고 때론 감당하기 힘든 부정적인 사건이 될 수도 있다.

요즘 우리 사회에는 결혼과 직장생활을 병행하는 여성들이 점차 많아지고 있다. 법적·제도적 장치가 마련되어 있지만 일하는 여성들에게 있어 임신과 출산은 여전히 어려운 과제이다. 따라서 임신에 대한 구체적 계획으로부터 출산 후 양육에 이르기까지 본인과 배우자의 현명한 선택과 준비가 필요하다.

직장여성은 직장환경, 업무의 특성, 또는 자신의 커리어에 대한 구체적 계획 등을 고려하여 출산 시기를 염두에 두고 임신을 계획해야 한다. 계획하지 않은 임신은 누구에게나 당황스러운 사건이며 무엇보다도 여성에게 신체적, 심리적 문제를 일으키고, 특히 직장생활 유지나 경제적으로도 스트레스가 될 수 있기 때문이다. 부모로서의 책임을 다할 수 있는 양육능력을 고려하여 몇 명의 자녀를 언제 낳을 것인가하는 문제를 부부가 함께 상의하여 신중하게 결정해야 한다. 특히 임신과 출산은 여성의 평생 건강에 영향을 미치므로 가족계획 시 여성의 자율성(autonomy)이 충분히 발휘되고 존중받아야 한다.

1. 임신 계획

어느 시기에 임신을 계획하더라도 평소 자신의 건강상태를 잘 유지하는 것이 가장 중요하다. 주요 가임기인 2, 30대 여성들은 젊고 비교적 건강하지만 유념해야 할 몇 가지를 언급하면 다음과 같다.

가. 정상체중 유지

날씬한 몸매에 대한 이미지가 지나치게 강조되면서 많은 여성들이 체중을 줄여야 한다는 강박적인 생각을 갖고 있다. 심한 저체중이거나 영양의 균형이 맞지 않는 경우 월경주기에 이상이 생기고 배란이 원활하게 되지 않는다. 그러면 정작 원할 때는 임신이 잘 안 되거나 임신 초기에 자연유산을 일으키는 원인이 될 수 있다. 비만인 경우도 마찬가지이다.

자신의 체중이 정상인지 체질량 지수(kg/m²)로 계산해 보자. 예를 들어 키가 163cm, 체중이 55kg라면 1.63을 제곱하여 체중을 나눈다. 55÷(1.63×1.63)=20.4라면 한국인의 정상 체질량지수인 18.5~23에 속하므로 적절한 체중을 유지하고 있다고 본다. 18.5 이하는 저체중, 23.0 이상은 과체중으로 분류된다.

물론 체중 외에도 체지방 정도, 콜레스테롤 수치 등과 같이 검사를 통해 확인해야 할 건강 지표들이 있지만 일차적으로 균형 잡힌 식사와 운동을 통해 스스로 체중을 관리하는 것은 건강한 임신을 위한 좋은

습관이다. 또한 맹목적 다이어트보다는 자기의 모습에 자신감을 갖는 것도 건강한 마음가짐이다.

나. 금연

최근에는 여성의 흡연율이 증가하고 있고 흡연이 건강에 미치는 유해에 대해서는 잘 알려져 있다. 임신 전 흡연습관은 생활양식, 음주, 식생활 균형, 스트레스 등과도 밀접한 관계가 있기 때문에 흡연 여성의 전반적인 건강상태가 비흡연 여성보다 더 나쁠 수 있다.

누구에게나 금연은 쉽지 않지만 임신과 출산을 계획한 여성이라면, 특히 임신 중에는 반드시 금연해야 한다. 임신이 되어도 담배를 쉽게 끊을 수 없고, 특히 입덧을 하는 시기에는 메스꺼움을 줄이기 위해 다시 피우고 싶은 유혹을 느낄 수 있다. 담배의 독성물질은 혈액 중에 포함되어 태반으로 전달되기 때문에 임신 초기에 태반과 태아발달을 방해하여 유산을 유발할 수 있다. 또한 태아에게 가는 충분한 산소와 영양 공급을 방해하기 때문에 저체중아 출산의 원인이 되기도 하고 조산(임신 37주가 되기 전에 분만하는 것), 태반 박리(분만 전에 자궁벽에서 태반이 떨어지는 것), 산전출혈 등의 합병증을 초래하기도 한다. 배우자의 흡연 또는 생활환경에서 노출될 수 있는 간접 흡연의 가능성도 차단해야 함을 잊지 말아야 한다.

다. 음주

직장생활을 하다 보면 잦은 회식으로 술을 마실 기회가 많아진다. 임신을 계획하거나 임신 중인 여성은 금주해야 하는데 억지로 술이 강요되는 자리라면 자신의 상황을 자연스럽게 그리고 분명히 밝히는 태도를 갖는 것이 필요하다. 임신은 부끄러워해야 할 일이 아니고 요즘과 같은 저출산 추세에서는 오히려 보호받아야 할 일이다. 많은 여성들이 임신사실을 밝히는 것을 불편하게 여기는데 이때는 같은 여성동료들의 도움을 구하는 것도 좋으며 서로를 지지하고 보호하는 분위기를 만들어가는 것이 현명하다.

라. 카페인과 약물

임신 중에도 하루 1~2잔의 커피는 마셔도 되지만 홍차, 초콜릿, 콜라 등도 카페인이 많이 함유된 식품이므로 총 섭취량이 지나치지 않도록 주의해야 한다. 또한 불필요한 약물복용을 피해야 하는데 특히 임신 여부를 확인하지 않은 채 복용한 약물 때문에 임신 기간 내내 아기의 기형 여부에 대해 불안해하고 죄책감을 느끼는 경우가 있다. 약물복용 전에는 반드시 지난 성교일을 기억하고 임신의 가능성이 있다면 전문의의 처방을 받아야 한다.

2. 임신 초기 관리

가. 임신 주수와 분만 예정일 계산

생리예정일이 지나도 생리가 없는 경우는 임신 가능성을 생각해야 한다. 약국에서 구입할 수 있는 임신 자가 테스트 기구는 민감도에 따라 조금씩 다르지만 보통 생리예정일이 1~2일만 지나도 임신 여부를 확인할 수 있다. 호르몬 농축이 많은 아침 첫 소변으로 검사하는 것이 정확하고 효과적이다.

임신이 확인되면 앞으로는 자신의 임신주수와 출산예정일을 알고 있어야 한다. 병원에서 임신 몇 주라고 말하는 것의 기준은 자신의 마지막 생리가 시작된 날이다. 그날부터 한 주(7일)씩 40주가 전체 임신 기간이 되며 38주부터 42주 내에 분만하게 되면 정상으로 간주한다.

생리주기가 28일인 경우 배란이 생리 시작 후 14일(2주)에 된다고 보면 임신 10주는 실제 수정된 이후 8주가 되는 시점이다. 임신주수 계산에서는 4주를 한 달로 보기 때문에 임신 5주라 해도 임신 2개월로 부르기도 한다.

자신의 분만예정일 계산법은 다음과 같다.

- 마지막으로 생리한 달의 수 – 3(혹은 + 9) = 분만예정일의 달
- 마지막으로 생리한 달의 첫날의 수 + 7 = 분만예정인 달의 일

따라서 마지막 생리 시작일이 9월 20일이라면 분만예정일은 그다음 해 6월 27일, 혹은 마지막 생리 시작일이 2월 28일이라면 분만예정일은 11월 35일이므로 12월 5일이 된다.

나. 산전 진찰

임신이 확인되면 산전 진찰을 받기 위해 산부인과 또는 조산원을 찾게 되는데 어느 기관을 갈 것인지를 선택할 때에는

- 집 혹은 직장에서의 거리
- 산전 진찰만 하는지 혹은 분만(정상 질분만 및 제왕절개분만)이 가능한지 여부
- 원하는 산전 교육 프로그램이나 분만(그네분만, 수중분만, 르봐이예분만, 가족분만 등)이 제공되는지
- 신생아가 태어나면 따로 별실 또는 동실을 쓰는지
- 모유수유나 분유수유에 대한 방침은 어떤지
- 입원 및 분만 비용은 어느 정도인지
- 임부나 태아의 건강상태에 따라 1차, 2차, 3차 수준의 진료가 가

능한지 등을 고려해야 한다.

인터넷을 통한 다양한 정보와 함께 경험자가 추천하는 곳을 고려하는 것도 좋다. 무엇보다도 자신의 산전관리 및 분만에 대한 가치관과 우선순위가 무엇인지에 따라, 그리고 자신의 건강상태에 따라 질적 서비스가 제공되는 기관을 선택하는 것이 바람직하다.

임신 기간은 크게 초기, 중기, 말기 혹은 임신 1기(임신 14주까지), 2기(임신 27주까지), 3기(40주까지)로 구분한다. 산전 진찰은 보통 임신 7개월까지는 한 달에 한 번, 임신 8~9개월에는 2주마다 한 번, 마지막 달에는 1주마다 한 번씩 받게 된다. 그러나 쌍태아 임신이나 다른 위험요인이 있는 경우에는 일정이 달라질 수 있다.

매 방문 시 임부는

- 체중과 혈압을 재고
- 소변검사(단백뇨와 당뇨 체크)를 하며
- 얼굴이나 손발 등에 부종이 있는지를 확인한다.
- 태아가 건강한지는 보통 태아심음의 양상과 횟수로 확인하며
- 의문사항에 대한 상담, 검사결과에 대한 설명, 다음번 진찰 약속 등 상담을 하고
- 특별한 경우가 아니라면 내진은 매번 하지 않는다.

3. 임신 중 건강관리

1) 영양관리

일반적으로 평소의 영양상태가 양호하다면 임신 초반기에는 평소보다

하루에 100~200kcal 정도 더 섭취하고 임신 중반기 이후에는 300kcal 정도만 더 섭취하면 된다. 출산 후 모유를 먹이는 경우에는 500kcal 정도 더 섭취하는 것이 적당하다.

임신 중에는 태아 몫까지 먹어야 한다고들 하지만 실제로 추가할 섭취량은 그렇게 많지 않다. 예를 들면 요거트 1개는 150~200kcal, 바나나 혹은 사과 1개는 100kcal, 그리고 피자 큰 1쪽은 300kcal 정도이기 때문에 자칫하면 필요한 칼로리를 초과하기 십상이다.

전체 열량보다는 탄수화물, 무기질, 단백질 등 영양소가 골고루 섭취되는지 여부가 더욱 중요하기 때문에 열량이 높은 패스트푸드 종류는 피하고 균형 잡힌 세 끼 식사와 간식 섭취를 통해 건강한 임신을 유지하는 것이 중요하다. 요즘은 각 식품의 열량과 영양소가 제품별로 표기되고 또한 영양정보를 쉽게 얻을 수 있으므로 임부들이 조금만 관심을 가진다면 영양과 체중관리를 통해 아름답고 건강한 임신기를 보낼 수 있다.

임신 전의 체중에 따른 바람직한 체중 증가량은 다음과 같다.

저체중군(BMI ≤ 18.5): 12.5~18kg

정상체중군(BMI 18.5~24.9): 11.5~16kg

과체중군(BMI 25.0~29.9): 7~11.5kg

비만군(BMI ≥ 30): 5.0~9.1kg

임신 1기에는 체중 증가나 신체의 변화가 두드러지지 않는다. 입덧이 이 시기의 특징 중 하나인데 입덧이 심한 여성은 오히려 체중이 줄어들기도 한다. 그러나 입덧은 보통 임신 14~15주 경이면 자연히 사라지므로 크게 염려할 필요는 없으며 태아에게 영향을 미치지는 않는다.

정상체중군을 기준으로 볼 때 전체 임신 기간 동안 임신 1기에는 2kg, 임신 2기와 3기에 각각 5kg 정도 증가하는 것이 바람직하며 한

주 동안의 체중 증가량이 일정한지 지켜봐야 한다. 임부의 체중이 적절하게 늘지 않으면 태아의 성장지연과 관련이 있는 반면, 지나친 체중 증가가 된 경우는 태아가 커서 수술로 분만해야 하게 되고 질분만 시 산도에 손상을 입거나 또는 신생아에게 위험을 초래할 수도 있기 때문이다.

게다가 늘어난 체중은 분만 후에도 쉽게 빠지지 않기 때문에 고혈압, 당뇨병, 심혈관계 질환과 같은 만성질환의 원인이 될 수 있고 여성의 신체상이나 자존감을 떨어뜨리기도 하므로 외모뿐 아니라 중년기의 건강을 위해서도 이 시기의 세심한 관리가 필요하다.

2) 휴식과 수면

임신 중에는 밤에 충분한 수면을 취하고 낮에 2~30분씩 낮잠이나 휴식하는 것이 좋다. 직장에서 근무하는 여성들은 현실적으로 자신이 원할 때 쉴 수가 없지만 만약 임신한 여성에 대한 배려가 있는 곳이라면 최대한 즐거운 마음으로 그 여건을 활용해야 한다. 만약 그렇지 않더라도 근무 자세에서 목, 팔, 어깨, 허리, 다리 등을 규칙적으로 스트레칭하거나 가벼운 맨손체조 등을 하는 것도 컨디션 조절에 큰 도움이 된다.

여직원 휴게실과 같은 공간이 있다면 잠시 옆으로 눕거나 편히 앉아 전신의 긴장을 풀고 깊이 호흡하며 이완하는 것도 좋은 방법인데 단순한 것 같지만 이는 스트레스 완화와 정서적 안정에 매우 도움이 된다.

임신 말기로 가면서 배가 무거워지면 자주 다리가 붓고 무거워지거나 신발이 맞지 않는 등 불편감을 느끼게 된다. 이때는 수시로 다리를 책상이나 의자에 올리거나 퇴근 후 또는 자기 전에 다리를 높이고 쉬면 붓는 증상이 심해지지 않고 불편감을 그때그때 조절할 수 있다.

꾸준히 맨손체조, 스트레칭, 관절 운동 등을 하면 만삭 때에도 몸놀림이 훨씬 가벼울 뿐 아니라 분만할 때의 자세 유지와 출산 후 회복에도 도움이 된다.

조산의 위험성이나 다른 건강문제가 없다면 걷기는 임부에게 가장 좋은 운동이다.

3) 여행과 운전

출퇴근길에 대중교통을 이용하는 경우 특히 이동거리가 멀고 시간이 오래 걸리면 지하철이나 버스에 지정된 임신부 우대좌석을 적극 활용해야 한다. 직접 운전을 하는 경우 임신 말기가 되면서 배가 많이 불러오면 운전하기가 불편하고 순간적인 대응이 둔해질 수도 있다. 따라서 특히 야간, 모르는 길, 인적이 드문 곳을 운전하는 일은 피하는 게 좋다.

장거리 여행 시 자동차를 타고 간다면 적어도 2시간마다 한 번씩 10분 이상 쉬어가면서 스트레칭, 앉았다 일어서기 등으로 몸을 풀고 혈액순환을 촉진시킨다. 안전벨트를 반드시 착용하되 가로 띠는 배 위에 놓지 말고 복부 아래를 가로지르게 하며 대각선 띠는 가슴과 옆구리를 지나게 하여 벨트가 복부 위에 직접 놓이지 않도록 매어야 한다.

기차는 임부 승객에 아무런 제약이 없는 반면 비행기로 여행할 경우 보통 32~34주 이후에는 의사진단서가 요구되므로 여행일정, 건강상태, 응급 시 대처방법 등을 사전에 고려해야 한다.

4) 임신 중 성생활

임신 중 성생활은 금기사항은 아니지만 유산을 경험한 적이 있거나 임신 초기 또는 말기에는 과격한 성교 혹은 오르가즘을 느끼는 성행위는 하지 않는 것이 좋다. 조산의 가능성이 있는 임부, 파막이 되어 양수가 흐르거나 출혈문제가 있는 경우에는 성교를 금해야 한다.

보통 임신 말기의 임부는 몸이 무겁고, 외모의 변화나 태아에 대한 생각 때문에 성생활에 대한 욕구가 낮다. 그러나 일방적으로 성생활을 피하지 말고 배우자의 욕구를 이해하며 서로 간에 만족할 수 있는 부부생활을 유지한다면 임신 동안 상대방을 존중하고 배려했다는 긍정적인 경험이 될 것이다.

5) 치아관리

임신 중에는 호르몬의 영향으로 잇몸이 붓거나 피가 나는 증상이 생길 수 있다. 치과 치료가 필요하다면 임신 중기가 가장 적절하고 임신 초기라면 반드시 임신임을 알려 X-ray 촬영과 약물 사용 등에 대해 전문의가 판단할 수 있도록 해야 한다.

6) 모유수유 준비

아기가 태어난 후에 엄마들이 겪는 가장 큰 어려움 중 하나는 모유수유이다. 그런데 출산할 때까지도 수유방법을 결정하지 못했거나 막연히 모유를 먹일 것이라고 생각하면서 이에 대한 지식이나 준비는 미비한 경우가 자주 있다.

직장에 다니는 여성들도 자신의 의지만 있다면 원하는 기간만큼 모유수유를 할 수 있다. 임신 중 특별한 유방관리는 필요하지 않지만 자신의 유두 상태가 수유에 적절한지, 혹은 편평유두인지, 함몰유두인지를 아는 것이 좋다.

임신 중 브래지어 안에 착용하여 유두가 돌출되도록 돕는 유두포

머(nipple former)나 유두덮개(nipple shield)가 출산용품으로 판매되므로 이러한 제품을 활용해 볼 수도 있다. 조산의 위험성이 없는 경우는 샤워할 때나 자기 전 등 하루에 몇 번씩 유두를 잡아당겨 손가락으로 잡을 수 있을 만큼 돌출시키는 방법도 있다.

유두 상태가 모유수유에 결정적인 요인은 아니며 아기가 빨기 어려운 유두인 경우에는 실리콘 재질의 유두 덮개도 있고 유축기로 짜서 먹일 수도 있으므로 모유를 먹이겠다는 엄마의 의지가 가장 중요하다. 이런 계획이 확실하면 출산 후에 어려움 없이 수유를 할 수 있으며 미처 준비하지 못했더라도 입원 기간 동안 간호사나 모유수유 전문가의 도움을 받을 수 있으니 퇴원 전에 모유수유가 익숙해지도록 반드시 도움을 요청해야 한다.

7) 출산전후 휴가

직종이나 업무양상, 또는 직장 내 분위기에 따라 임부가 받는 신체적, 심리적 스트레스는 다르다. 업무나 동료들 간의 관계에 부정적인 영향이 미치지 않도록 개인의 상황, 출산휴가 또는 육아휴직 등의 계획을 미리 의논하는 것이 현명하다.

출산 휴가는 다음과 같다.

- 출산전후 휴가기간: 90일간의 휴가를 부여받을 수 있으며 반드시 산후에 45일 이상 확보되도록 하여야 하므로 분만예정일이 늦어지는 경우를 고려하여 휴가시기를 결정한다.

  * 유산 또는 사산인 경우의 휴가 일수

  임신 16~21주: 유산 또는 사산한 날로부터 30일까지

  임신 22~27주: 유산 또는 사산한 날로부터 60일까지

  임신 28주 이후: 90일까지

- 출산전후 휴가급여: 90일 중 60일은 사업주가 지급하고 30일분은 고용보험에서 지급한다.
- 출산전후 휴가 및 육아휴직 그리고 휴직급여신청 등에 대해서는 노동부 고용보험 홈페이지 또는 거주지 관할 고용안정센터를 통해 필요한 서식과 정보를 얻을 수 있다.

4. 출산

1) 출산을 알리는 신호

가. 태아하강이 일어난다

태아하강은 분만 2~4주 전에 태아가 엄마의 골반 내로 들어가는 것을 말한다. 흔히 임신 마지막 달에 배가 아래로 처졌다고 표현하는데 아기 머리가 하강하면 가슴 밑까지 닿아 있던 복부가 내려가고 호흡이 한결 편해진다. 그러나 골반과 방광 압박은 증가되어서 다리에 쥐가 나거나 저릴 수 있고, 질 분비물이 늘어나거나 소변이 자주 마려운 불편감도 나타난다.

나. 이슬이 보인다

피가 섞인 끈적한 분비물을 이슬이라고 하는데 이는 자궁경부를 막고 있던 점액마개가 경관의 미세혈관이 파열되어 나온 소량의 혈액과 섞여 나오는 현상이다. 이슬이 보이면 분만이 곧 시작된다는 신호인데 임산부마다 달라서 곧 진통이 시작되기도 하고 2~3일 후에 진통이 오기도 하며 임산부에 따라서 진통이 시작된 후 이슬이 있을 수도 있다.

다. 진통이 온다

자궁이 일정한 시간 간격을 두고 반복해서 수축하는 것을 진통이라고 한다. 출산을 알리는 진통은 처음에는 아주 약하고 불규칙하게 시작되었다가 점점 간격이 짧아지면서 강하고 규칙적으로 온다.

수축 주기가 불규칙하고, 움직이거나 걸어서 통증이 사라지면 이를 가진통이라고 하는데 이때는 자궁문도 열리지 않고 분만이 진행되지 않으므로 병원에 갈 필요는 없고 진진통이 나타날 때까지 기다려본다. 가진통이 나타나는 시간은 개인마다 다른데 일단 배가 아프면 임부는 긴장하고 불안해질 수 있다. 분만은 그렇게 빨리 진행되지 않으므로 조급해하지 말고 자신의 수축양상을 기록하며 진행 상황을 지켜본다.

일반적으로 초산부인 경우에는 10분 간격으로 강하고 규칙적인 자궁수축이 반복되면 병원에 오도록 권한다. 경산부는 분만이 빨리 진행되므로 이보다 좀 더 서두를 것을 권하고 있다. 병원과의 거리와 교통혼잡 상황을 고려하여 시간을 결정할 필요가 있다. 진통이 시작되면 병원에 연락하여 상황을 이야기하고 지시에 따르는 것도 안전한 방법이다.

라. 양수가 흐른다

태아와 양수를 싸고 있는 양막이 찢어지면서 양수가 흘러나오는데 이를 파수되었다 한다. 진통 없이 파수가 먼저 되기도 하고 진통 중에 자궁구가 열리면서 파수가 되기도 한다. 또한 많은 양이 한꺼번에 흘러나오거나 경우에 따라서는 적은 양이 소변처럼 흐르기도 한다.

진통이 없더라도 양수가 흐르면 곧 병원으로 가야 한다. 양수가 터진 후에는 세균이 침입할 수 있으므로 목욕을 하거나 휴지를 사용하지 말고 병원이 가깝더라도 걸어가지 않도록 한다. 파수된 시간을 기억하고 있는 것이 좋은데 이는 파수 후 시간이 경과할수록 감염의 위험성이 높아지기 때문이다. 따라서 파수 후 임신 기간, 감염의 가능성 및 태아의 건강상태 등을 고려하여 분만 시기를 결정하게 된다. 병원에 따라서는 조기파수인 경우 예방적으로 항생제를 산모에게 투여하는데 이는 태아에게 영향을 미치지 않는다.

마. 위험증상

산전 진찰을 정기적으로 받더라도 임부는 태아와 자신의 상태변화에 주의를 기울일 필요가 있다. 태동을 느낀 이후로 태아의 움직임이 꾸준히 느껴지는지, 질 출혈이 있는지, 양수가 새어나오는지, 손발이나 얼굴 등이 갑자기 붓는지, 혈압이 높아지는지, 소변에서 심한 냄새가 나거나 거품이 있는지 등이다. 자신이 감지하는 몸의 변화 중 이상이나 문제가 있다면 정기방문 일정이 아니더라도 곧 병원으로 가야 한다.

바. 입원을 위해 준비할 것

최근 들어 분만 방법과 출산 장소가 다양화되면서 소비자의 선택의 폭이 넓어지긴 하였으나 우리나라의 경우는 병원에서 출산하는 경우가 대부분이다. 입원기간은 자연분만의 경우 3일, 제왕절개를 하게 되는 경우 7일 정도이다.

출산 장소가 정해지면 필요한 물품을 미리 가방에 준비해 두어 빠짐없이 가져갈 수 있도록 한다. 병원에 가기 전에 화장과 매니큐어를 지우고, 렌즈를 사용하고 있다면 제거한 후 안경을 쓰도록 한다.

주로 필요한 것들은

- 엄마용: 팬티, 보온용 내의(계절에 따라), 양말, 외투나 스웨터, 산모용 패드, 수유용 브래지어나 수유 패드, 유축기, 복대, 머리띠나 끈, 손수건, 기초화장품 등.

- 신생아용: 신생아 옷, 겉싸개, 속싸개, 가제수건, 카메라 등.
- 병실용품: 빨대가 달린 물통, 물컵, 비누, 수건, 치약, 칫솔, 화장지, 수저, 실내화 등.

2) 분만과정

규칙적인 자궁수축과 함께 진통이 진행되면 산전 진찰을 받던 병원이나 분만하기로 결정한 병원에 입원한다.

가. 병원도착

분만을 하기로 예정한 병원에 방문한 경우라면 보통 분만실로 직접 입원한다. 산전 진찰을 받지 않았던 병원으로 가게 된 경우는 응급실을 경유하기도 한다.

나. 진찰 및 검사

내진을 통해 자궁경관이 몇 cm 열렸는지, 태아는 골반 내로 얼마나 내려왔는지 확인한다. 분만이 진행되는 상태라면 입원이 결정되고 태아 모니터링 장치를 복부에 부착하는데, 이는 태아의 심박동과 자궁수축의 간격 및 강도를 지속적으로 측정하는 기계이다. 필요에 따라 초음파로 태아의 위치 및 상태를 확인하기도 한다.

다. 입원 후 분만 준비

- 면도: 정상 질 분만을 하는 경우 회음 주변의 체모를 면도한다.
- 관장: 관장을 하는 것은 아기가 나오는 산도를 확보하고 진통 중 대변이 배출될 경우 산모의 외음부와 아기한테로 세균이 감염되는 것을 예방하기 위함이다. 출산이 너무 임박한 경우 혹은 병원

방침에 따라 관장을 하지 않는 경우도 있다.

- 금식: 병원에 따라 진통 중 구토 예방과 응급 제왕절개 수술을 대비하기 위해 입원하면서부터 금식을 지시하기도 한다.
- 정맥주사: 제왕절개나 수혈 등 긴급하게 혈관을 확보해야 할 상황에 미리 대비하고, 금식으로 인한 수분과 전해질 보충을 목적으로, 혹은 진통 촉진제를 투여할 목적으로 정맥주사 라인을 확보해 둔다.

라. 진통실

- 태아 감시 장치: 엄마의 복부에 벨트 형태의 모니터를 부착하는데 이는 자궁수축의 강도, 빈도, 간격 등을 기록하면서 이에 따른 태아의 심박동 양상을 지속적으로 관찰하는 장치이다. 분만이 순조롭게 되면 일정 시간 동안 관찰하기도 하고 진통 촉진제를 투여한 때나 아기의 상태가 우려되는 경우에는 지속적으로 부착해 둔다.
- 진통 촉진제: 양수 파수 후 감염의 위험이 있거나 분만 도중 진통이 약해지며 분만이 지연될 때 정맥주사 라인으로 자궁수축 촉진제를 투여한다.
- 내진: 자궁경관이 열리는 상태, 태아가 내려오는 정도를 진찰하여 분만진행과 소요 시간을 예측할 수 있다. 자궁경관(문)은 10cm까지 열리면 완전 개대되었다고 하는데 규칙적인 자궁수축 시작으로부터 완전 개대까지 초산은 10~12시간, 경산은 5~6시간 정도 걸리며 개인마다 진행경과가 다르다.
- 진통: 진통은 쉼 없이 계속 오는 것이 아니기 때문에 무조건 두려워하거나 불안해할 필요는 없다. 자궁수축이 너무 약해서 진통이 적거나 또는 강하게 와서 급속히 분만하게 되는 것이 좋은

것은 아니다. 충분한 시간을 두고 점차 강해지는 자궁의 수축으로 태아가 서서히 밀려 내려오는 것이기 때문에 자궁수축이 오는 양상을 체크하면서 아기가 태어나는 순간을 기다린다.
간호사가 알려주는 대로 호흡법이나 이완법을 수행하고 주의를 전환시키거나 마사지 등을 하면 불안이 감소하고 통증에 보다 잘 대처할 수 있으며 특히 태아에게 더 많은 혈액과 산소를 공급하는 데 도움이 된다. 또한 진통이 너무 심하면 진통제를 투여하기도 하므로 너무 염려하지 말고 용기 있게 분만에 대처하기를 권한다.

- 무통분만: 분만진통을 경감시키기 위한 목적으로 보통 자궁경관이 3~4cm 열렸을 때 허리 위치의 척추에 카테터를 삽입하고 마취제를 주입하는 경막외 마취를 한다. 의식이나 운동기능에 변화가 없이 통증이 줄어들게 되는 반면, 감각이 없다보면 힘주기를 해야 할 때 제대로 힘이 주어지지 않아 마지막에 분만이 지연되는 경우도 있다. 경산부인 경우 초산부에 비해 분만이 비교적 빨리 진행되므로 보통 경막외 마취를 하지 않는다.
- 활동: 진통 중에 산모가 움직일 수 있다면 반드시 침대에 누워 있을 필요는 없으나, 병원에서 지속적인 태아감시 장치를 부착한 경우는 대부분 누워 있게 된다. 다양한 분만법을 제공하는 병원이나 조산원에서는 배우자나 가족과 함께 편안한 자세나 활동을 하게 된다.
- 분만용 침대로 이동: 자궁수축 시 저절로 힘이 주어지고 대변이 나올 듯한 느낌이 들면 이는 자궁문이 거의 열리고 태아가 곧 만출될 것이라는 신호이므로 간호사나 의사에게 알려야 한다. 진통이 올 때마다 아기 머리가 보이기 시작하면 분만용 침대가 있는 방으로 이동한다.

마. 분만실

- 분만 준비: 분만대로 옮겨 누우면 회음부를 소독하고 배 위에서부터 다리까지 소독포를 씌운다.
- 도뇨: 산도를 넓히고 아기 머리에 의한 방광의 압박을 줄이기 위해 분만 직전에 소변줄을 끼워 방광에 남은 소변을 빼낸다.
- 회음절개: 항문과 질 입구 사이를 회음부라고 하는데 산도를 넓히고 열상을 예방하기 위해 병원 분만 시에는 보통 이 부분을 절개한다. 국소마취 후에 시행하므로 절개 시에는 통증을 느끼지 않는다.

  회음절개술 시행 여부는 나라마다 큰 차이가 있고 분만기관이나 분만개조자에 따라서도 다르다.
- 힘주기: 자궁수축에 맞춰 의료진이 지시하는 대로 숨을 들이쉬었다가 변을 밀어내는 느낌으로 항문 쪽으로 힘을 준다.
- 신생아 처치: 아기가 태어나면 코와 입에 든 양수를 제거하고 탯줄을 자른 후(아기의 아빠, 혹은 의료진이) 산모 가슴에 아기를 안겨준다. 분만 기관에 따라 아기가 엄마 유두를 빨아보게도 하고 아기와 함께 있도록 하는 등 방침도 각각 다르다. 대부분의 병원에는 신생아실이 별도로 있어 이곳으로 아기가 이송된다.
- 태반배출: 신생아에 대한 기본적인 처치(탯줄 결찰, 몸 닦기, 코와 입의 흡인물 제거, 체온보온, 아프가 점수 측정, 신체검진, 포로 감싸기)를 하는 동안 산모에게는 다시 몇 번의 수축이 오면서 10~20분 이내에 태반이 떨어져 배출된다. 출혈을 줄이고 자궁이 다시 잘 퇴축되도록 정맥주사나 근육주사로 자궁수축 촉진제를 투여한다.
- 회음부 봉합: 태반이 깨끗이 배출되면 절개한 회음 부위를 봉합하는데 이때 사용한 실은 조직에 흡수되므로 나중에 봉합사를 풀지 않아도 된다. 특별히 시간이 지연된 경우가 아니라면 회음

절개 할 때의 마취로 인해 봉합 시에도 통증은 대부분 느끼지 않는다.

바. 회복실

병원 환경에 따라 다양한데 분만실에서 약 2시간 정도 혈압, 맥박, 호흡, 산후 출혈 정도, 자궁 퇴축 양상, 자연 배뇨 상태를 지켜보고 병실로 이송한다.

5. 출산 후 관리

1) 자궁의 퇴축

분만 후 2~3일 동안은 자궁이 아랫배에서 단단하게 공같이 만져지고, 수축하면서 크기가 점차 줄어드는 것이 정상이다. 자궁수축으로 산후통을 느끼기도 한다. 3~4일 후에는 거의 없어지고 산후 10~12일경에는 복부에서 자궁은 만져지지 않는다. 복부를 마사지하거나 아기에게 수유할 때 퇴축이 촉진되며 단단함과 경미한 통증을 느낄 수 있다.

2) 오로 분비

출산 후 자궁에서 분비되는 혈액 섞인 분비물을 오로라고 한다. 산후 1~3일간은 혈액성 분비물이 나오고 산후 4~7일간은 갈색의 조금 묽어진 분비물이, 그리고 이후 3주까지는 맑은 색깔의 분비물이 나온다. 계속 혈액성 분비물이 나오거나 분비물에서 악취가 나면 추후 검진일이 남아 있더라도 곧 진찰을 받아야 한다.

3) 회음부 상처

처음 2~3일은 회음절개 부위가 욱신거리거나 쓰린 감각이 있으나 보통 일주일 정도면 사라지는데, 좌욕을 하면 불편감과 통증은 매우 신속히 완화된다. 병원마다 좌욕방법이 다르기도 한데 소독 대야에 약물을 타서 쓰기도 하고 비데와 같은 좌욕기를 쓰기도 한다. 상처가 잘 회복되는 상태라면 퇴원 후 가정에서는 40℃ 정도의 온도로 샤워기를 이용해 10~15분 정도, 하루에 3~4회 좌욕을 하면 편안함을 느낄 것이다. 좌욕 후에는 상처 부위를 잘 건조시키고 깨끗한 패드를 착용한다. 대소변 후에는 앞에서 뒤쪽으로 닦아내는 것이 바람직하다. 봉합사는 흡수되므로 제거할 필요가 없다.

회음부의 상처 부위가 매우 아픈 경우는 진통제를 먹어도 된다. 만약 절개 부위가 염증이 생긴 것처럼 붉게 붓고 열감이 있거나 지속적으로 아프거나 단단해지거나 진물이 패드에 묻어나는 등의 증상이 있으면 곧 병원을 방문해야 한다.

4) 대소변

산후 며칠은 임신 동안 늘어났던 혈액량과 수분량을 제거하기 위해 소변량이 매우 증가한다. 그런데 임신과 분만 중에 자궁에 의해 압박받았던 방광이 일시적으로 감각을 소실해서 산모는 소변이 마려운 느낌을 못 느낄 수도 있다. 방광이 소변으로 가득 차 있으면 자궁이 제자리로 돌아가는 것이 방해를 받으므로 일정한 시간마다 편안한 화장실에서 소변을 보는 것이 좋다. 분만이 오래 걸렸거나 난산한 경우 또는 자궁압박이 심했던 경우에 자연배뇨에 어려움이 더 있을 수 있다.

분만 후에는 외음부 통증으로 혹은 아래로 힘주기가 겁나서 혹은 변의를 잘 못 느껴서 변비가 생기기 쉽다. 배변으로 인해 회음부 봉합 부위에 문제가 생기지는 않으며 변비가 있을 때는 처방된 하제를 복용하거나 좌약을 사용해도 무방하다. 우리나라 산모들이 먹는 미역국은 배변에 도움이 되며 또한 좌욕을 하면 편안하게 이완되면서 배변을 수월하게 할 수 있다.

5) 목욕 및 개인위생

정상 분만한 경우 샤워는 바로 가능하며, 제왕절개술을 받은 경우에는 봉합사를 제거한 후 2~3일 후부터 가능한데 특히 처음 혼자 움직일 때는 욕실에서 미끄러지거나 어지럼증으로 쓰러져 외상을 입지 않도록 주의해야 한다. 보통 퇴원 후 4~6주에 추후 검진을 받게 되는데 그때까지 통목욕이나 공중목욕탕 사용은 금하며 검진결과에 따라 재개할 수 있다.

전통적인 우리의 산후조리문화는 산모가 머리를 감거나 몸을 씻는 것을 금지하는데 현재는 주거환경, 실내온도, 온수사용 등이 과거와 달리 용이하므로 분만 후 개인위생을 잘 관리하는 것이 기분전환과 회복에도 도움이 된다.

6) 산후 월경 재개

출산 후 월경과 배란의 재개는 모유수유 여부와 기간에 따라 다르다. 산모가 모유를 먹이지 않는 경우 40~45%에서 6주 이내에 다시 월경이 시작되고 배란도 일어나는데 평균적으로는 7~9주경에 월경이 시작된다.

흔히 모유수유를 하면 자연 피임이 된다고 알고 있으나 이는 완전 모유수유 즉, 낮에는 물론 밤중에도 모유수유만을 하는 경우를 말한다. 모유수유 양상에 따라 개인마다 월경과 배란의 회복이 다르므로 출산 후 첫 성교를 하기 전에 피임을 준비해야 한다.

7) 성생활 및 피임

회음 상처가 완전히 회복되고 질 분비물이 없어지면 출산 후 4~6주 이후부터 성관계가 가능하다. 임신으로 인해 일어났던 신체의 부담이 임신 이전으로 회복되는 기간은 여성의 나이, 임신과 분만으로 인한 건강상태 등에 따라 다르다. 여성의 신체 회복과 터울을 고려할 때 분만 후에 바로 연이은 임신은 바람직하지 않으므로 배우자와 의논하여 적절한 피임법을 선택하는 것이 바람직하다. 분만 직후에는 콘돔 사용이 가장 좋은 방법이며, 계획하는 피임기간이나 이전의 경험에 따라 구강 피임약, 자궁내장치, 콘돔, 월경주기법 등을 이용한다.

8) 유방과 젖 분비

태반이 배출되고 나면 프로락틴이라는 호르몬이 분비되면서 점차 유즙 분비가 증가된다. 유즙이 생산되어 고이고 유방의 정맥과 림프가 팽창하면서 분만 후 3~4일경 되면 유방이 커지고 단단한 덩어리가 만져지며 통증이 있는 첫 유방울혈이 일어난다.

산모들이 가장 큰 어려움을 호소하는 경우가 유방울혈인데 실제로 분만 후부터 젖이 나오지 않더라도 아기가 빨도록 하는 것은 유즙 분비를 촉진시키고 울혈을 예방하는 가장 좋은 방법이다. 규칙적으로 수유를 하는 산모들은 울혈을 호소하지 않는다. 그러나 대부분이 병원 분만인 요즘에는 분만 후 신생아와 격리되어 있기 때문에 산모가 휴식하거나 수유를 자주 하지 않아 유방이 2~3일 사이에 울혈될 수 있다. 모자동실이 가능한 곳이라면 신생아와 함께 있으면서 아기가 원할 때마다 젖을 물리는 것이 울혈 예방에 좋다.

첫 유방울혈이 있으면 더운물 찜질이나 마사지로 젖 몽우리를 풀어주고 아기에게 젖을 먹인다. 젖은 아기가 빨수록 양이 점점 더 많아지는 반면 젖을 제대로 충분히 비우지 않으면 젖 생산량이 점점 적어지는 특성이 있다. 유두에 상처가 나서 통증으로 수유를 중단하는 경우가 있는데 가장 큰 원인은 아기가 유두를 물고 빠는 자세가 옳지 않기 때문이다. 유두의 상처에 감염이 되면 열이 심하게 나면서 젖몸살을 앓을 수도 있으므로 올바른 수유방법에 대해 간호사의 교육과 도움을 적극 활용해야 한다.

엄마 젖을 짜서 보관했다가 먹이거나 직장에서 젖을 짜 가져오는 경우가 있다. 젖을 짜 둔 상태로 실온에서는 6시간 동안, 냉장실에서는 72시간, 그리고 냉동실에서는 6개월간 보관이 가능하다. 냉장실에 두었던 모유는 실내에서 내놓아 미지근해질 때까지 기다렸다 바로 먹이면 된다. 해동시킬 때는 전자레인지 사용은 금하고 더운물에 젖병을 담가 중탕으로 녹여 먹이며 한번 해동시킨 젖은 다시 냉동하지 않고 버려야 한다. 해동한 젖은 냉장실에서 24시간만 저장 가능하고 아기가 먹다 남긴 모유는 냉장, 냉동하지 말고 버려야 한다.

9) 산후 우울감

산모들은 분만 후 수일 이내에 우울한 기분을 느끼거나, 슬픈 감정이 들거나 혹은 이유 없이 눈물이 흐르는 등 정서의 변화를 흔히 경험한다. 산후 우울감은 급격한 호르몬의 변화 뿐 아니라 엄마 역할에 대한 염려, 출산 후의 허무한 느낌, 아기에게 가족들의 관심이 집중되는 데 대한 서운함 등 여러 가지 이유 때문에 생긴다.

보통 산후 1~2주 정도면 사라지게 되므로 누구라도 겪을 수 있는 일시적인 기분의 변화로 생각하고 전환하려는 노력이 필요하다. 남편, 가족, 친구 등에게 자신의 감정을 표현하고 도움을 요청하는 것도 필요하다. 시간이 지나도 우울감에 변화가 없거나 심해지는 경우에는 산후 회복은 물론, 신생아 양육이나 가사일, 가족관계 등에도 영향을 미칠 수 있으므로 반드시 전문의의 도움을 받는 것이 필요하다.

참고문헌

강동묵 외(2005). 직무 스트레스의 현대적 이해. 고려의학.

국회여성위원회(2004). 여성비정규직의 차별실태와 법제도 개선과제. 정책연구, 4(1).

권혜자, 박선영(1999). 비정규 노동자의 규모, 법적 지위, 조직화방안. 한국노동조합총연맹.

금연길라잡이 홈페이지(www.nonsmokeguide.or.kr)

김남신, 문희자(1992). 임상간호사의 직무 스트레스 요인과 적응방법에 관한 연구. 성인간호학회지, 4(1).

김명순(2003). 여성의 음주문제와 절주교육방법. 대한보건협회 절주지도자 교육 및 워크숍 자료.

김명순(2003). 직업에 관련된 특성이 여성의 음주행동에 미치는 영향. 인제대학교 박사학위 논문.

김미선, 김용규, 이수현, 이왕준, 홍승권(2001). 외국인노동자 의료백서. 외국인노동자 의료공제회.

김성천(2001). 한국인의 음주실태와 정책대안. 한국여자의사회 심포지엄 자료.

김성훈(2003). 천안지역 외국인 노동자의 노동복지환경 개선을 위한 실태조사 연구. 목원대학교 산업정보대학원 석사학위논문.

김순영(2005). 비정규노동시장의 젠더구조: 한일비교를 중심으로. 한국여성연구소 정기심포지엄발표문.

김연명(2001). 비정규근로자에 대한 사회보험 확대. 한국사회복지학회. 한국사회복지학, 제45호. 여름호.

김유선(2004). 노동시장 유연화와 비정규직 노동. 한국노동사회연구소.

김유선(2007). 비정규직 규모와 실태.

김일호 외(2004). 비정규직 근로가 건강에 미치는 영향. 서울대학교 보건대학원 및 보건환경 연구소.

김현리, 김정희, 송연이, 이꽃메, 정혜선, 현혜진, 김희걸(2006). 유해화학물질취급 외국인 근로자의 적응과정. 한국산업간호학회지, 15(2).
김혜련 외(2004). 건강수준의 사회계층간 차이와 정책방향. 한국보건사회연구원 연구보고서.
김희걸(2001). 5인 미만 사업장에서의 근로자 절주 프로그램 적용 효과. 한국산업간호협회 근로자 건강증진 세미나 자료.
김희걸, 현혜진, 김용규, 김현리, 정혜선, 김정희, 이꽃메, 송연이(2005). 유해화학물질 취급 외국인 근로자를 대상으로 한 사례연구. 노동부 연구용역 보고서.
남재량, 김태기(2000). 비정규직, 가교(bridge)인가 함정인가. 노동경제논집, 제23호.
노동건강연대(2004). 특수고용직 여성 노동자에 관한 연구: 학교급식 조리근로자 건강실태의 연구.
노동건강연대, 여성노동조합(2004). 골프장 경기보조원에 관한 연구.
노동부(2004). 2004년 전국제조업체 작업환경실태조사.
노동부(2008). 2006년 산업재해분석.
노동부(2008a) 산업안전보건법 시행령. www.molab.go.kr
노동부(2008b). 외국인 근로자의 고용 등에 관한 법률. www.molab.go.kr
노동청(2000, 2006).「사업체 노동실태현황」.
박달순(2004). 외국인 근로자와 한국 근로자의 근로조건이 직무만족도에 미치는 영향에 관한 비교연구—반월·시화공단의 근로자를 중심으로. 연세대학교 행정대학원 석사학위논문.
박수만, 정혜선, 김용규, 이윤정(2007). 외국인 근로자의 사업장 보건관리 개선방안 연구. 한국노동조합총연맹. 한국산업안전보건공단 용역보고서.
박정선 외(2004). 직무 스트레스 평가 방법. 고려의학.
법무부/출입국외국인정책본부(2009). 외국인근로자현황. http://www.immigration.go.kr
보건복지부(2007). 보건복지통계 연보.
보건복지부, 한국금연운동협의회(2008). 흡연실태조사보고서.
서광석(2008). 이주노동자의 복지대책에 관한 연구. 인하대학교 행정대학원 석사학위논문.
서울대학교 간호대학(2008). 청소년 흡연예방 교육 사업 및 전략개발 연구 보고서.
설동훈(1999). 외국인노동자와 한국사회. 서울대학교출판부.
손경현(2006). 교대근무 여부에 따른 성인 남자의 주간 졸림증과 피로도: 4조 3교대의 빠른 교대주기에서. 서남대학교 박사학위논문.
송영숙(2002). 근로자 절주프로그램이 개인의 음주습관에 미치는 영향. 한국방송통신대학교 학사학위 논문.
양병환, 백기청 등(1999). 스트레스 연구. 하나의학사.
외국인노동자 의료공제회(2003). 외국인노동자 직업병 실태조사 보고서.

유길상, 이규용, 박성재(2005). 외국인 고용허가제 시행 1년의 평가 및 향후 발전방향. 노동부 고용허가제 도입 1년 평가 세미나 자료집.

윤순녕, 김숙영, 이지윤(2005). 한국 여성의 건강증진행위. 서울대학교출판부.

이덕희, 김창엽(2003). 건강상태와 노동시장 성과의 이중인과관계에 대한 연구. 한국노동연구원.

이명희, 박정일, 구정완, 임현우(1997). 외국인 근로자의 근로실태가 스트레스에 미치는 영향. 대한산업의학회지, 9(2).

이미형(2000). 알코올, 끝없는 사랑(두 번째). 이미형 알코올상담실.

이병훈, 윤정향(2001). 비정규노동의 개념정의와 유형화에 과한 연구. 산업노동연구, 제7권 제2호. 산업노동학회.

이연숙 외(2006). 생애주기 영양학. 교문사.

이윤정(2004). 취업기혼여성의 직무 스트레스 측정 도구 개발. 서울대학교 보건대학원 박사학위논문.

장세진, 고상백, 강동묵, 김성아, 강명근, 이철갑, 정진주, 조정진, 손미아, 채창호, 김정원, 김정일, 김형수, 노상철, 박재범, 우종민, 김수영, 김정연, 하미나, 박정선, 이경용, 김형렬, 공정옥, 김인아, 김정수, 박준호, 현숙정, 손동국(2005). 한국인 직무 스트레스측정도구의 개발 및 표준화. 대한산업의학회지, 17(4).

장지연(2001). 비정규직 노동의 실태와 쟁점. 경제와 사회, 통권 51호.

전국공공운수노동조합연맹, 강원대학교 의과대학, 한국노동안전보건연구소(2007). 교대노동 대안 마련을 위한 국제 세미나.

전국학습지 노동조합 외(2004). 학습지교사의 안전보건 실태조사. 토론회 자료집.

정연재(2008). 3교대근무 간호사들에서 야간교대근무로 인한 심혈관계 지표들의 일중변동양상. 동국대학교 석사학위논문.

정완순, 최재욱(2004). 외국인 근로자 안전보건 실태조사 연구. 산업안전보건연구원 연구용역보고서.

정이환(2003). 비정규노동의 개념정의 및 규모추정에 대한 하나의 접근. 산업노동연구, 제9권 제1호.

정진주 · 황정임(2005). 비정규직 여성근로자 건강증진방안연구. 한국여성개발원 연구보고서.

정혜선(2003). 직장여성의 취업현황 및 고용특성. 직업과 여성건강 연구회 세미나 발표자료.

정혜선, 김용규, 김현리, 이꽃메, 송연이, 김정희, 현혜진, 이윤정, 김희걸(2008). 성별에 따른 외국인 근로자의 건강실태 및 직업적 특성. 한국산업간호학회지, 17(2).

제갈 정(2001). 한국인의 음주실태. 한국음주문화 연구센터.

조동란(2003). 근로자의 음주문제와 절주교육방법. 대한보건협회 절주지도자 교육 및 워크숍 자료.
조동란(2004). 근로자의 음주실태에 관한 조사연구. 한국산업안전보건공단 산업안전교육원 연구논문.
조명우 외(2004). 비정규근로자의 건강실태 분석. 한국산업안전보건공단 · 산업안전보건연구원 연구보고서.
주선미(1998). 외국인 노동자의 특성과 의료이용 실태조사. 연세대학교 보건대학원 석사학위논문.
질병관리본부(2010). 2009년도 국민건강영양조사결과(http://www.cdc.go.kr)
최승희(2001). 서울지역 일부 남녀사무직 근로자의 음주행태 및 관련 요인에 관한 조사. 이화여자대학교 석사학위논문.
최은숙(2006). 제조업 남자 근로자의 심혈관 질환 위험요인에 대한 모형 구축. 지역사회간호학회지, 17(2).
최은숙, 윤순녕(2004). 직장여성의 심혈관계질환 위험요인에 관한 연구. 한국산업간호학회지, 13(1).
최은숙, 전경자(2005). 문헌고찰을 통한 근로자의 대사증후군 관리방안 제시. 한국산업간호학회지, 14(2).
최은진, 이미형(2002). 직장인 음주문제 현황과 절주프로그램 개발. 한국알코올과학회 동계 학술대회 자료.
최재욱, 김정아, 김해준, 박종태(1999). 한국 일부 지역의 이주근로자의 근로조건과 산업재해실태 조사. 대한산업의학회지, 11(1).
통계청(1990, 1995, 2000, 2005, 2006). 『경제활동인구연보』.
통계청(2007). 경제활동인구조사 부가조사(2007. 3).
통계청(2008). 경제활동인구조사. www.kosis.or.kr
통계청(2010). 평균수명 및 건강수명 추이.
하미나, 노상철, 박정선(2003). 교대근무기간과 심혈관 질환의 대사성 위험요인. 대한산업의학회지, 15(2).
하영수 외(2005). 모성, 여성 간호학. 신광출판사.
하은희, 이승길, 최재욱, 홍윤철(2002). 외국인 근로자들의 근로실태, 산업재해 및 건강실태. 산업보건, 166.
한국여성연구소(2000). 성 주류화 과정에서의 생산적 여성복지정책연구.
한국산업안전보건공단(1998). 여성근로자의 건강관리 지침서.
한국산업안전보건공단(1999). 근로자 순환기계 질환의 예방과 관리—작업관련 뇌 · 심혈관계 질환 예방을 중심으로.
한국산업안전보건공단(2004). 고령근로자의 재해예방.
한국산업안전보건공단(2004). 뇌 · 심혈관 질환 예방을 위한 기초질환관리.

한국산업안전보건공단(2008). 외국인 근로자 안전보건자료 무료로 드립니다. 보도자료.
한국산업안전보건공단(2008). 직장에서의 뇌 · 심혈관 질환 예방을 위한 실무형 발병위험도평가 및 사후관리지침. 뇌 · 심혈관 질환 예방을 위한 기초질환관리.
한국산업안전보건공단 산업안전보건교육원(2007). 근로자 건강증진(절주 및 영양관리) 전문과정 교재.
한국산업안전보건공단 산업안전보건연구원(2002). 작업관련 뇌 · 심혈관 질환 예방 관리 프로그램.
한국산업안전보건공단 산업안전보건연구원(2004). 여성근로자 보건관리지침 개발(3차년도).
한국산업안전보건공단 산업안전보건연구원(2005). 음주로 인한 산업재해 실태에 관한 연구.
한국여성연구소(2000). 성주류화 관점에서의 생산적 여성복지정책연구.
한국여성정책연구원(2007). 『여성통계연보』.
함정화, 김광기, 김명순(2001). 산업장 근로자의 음주양태 및 음주관련문제에 관한 연구. 한국알코올과학회지, 2(1).
허경화 외(2004). 골프장 경기보조원의 근골격계 자각증상과 관련 요인. 대한산업의학회지, 16(1).
허현주(2001). 외국인 노동자의 근로실태와 생활적응 연구. 경기대학교 정치전문대학원 석사학위논문.
홍승권, 오상우, 임강은, 최경만, 조비룡, 허봉렬(2000). 한국 일부 지역의 외국인 노동자의 의료이용 실태와 상병 사망 양상의 조사. 가정의학회지, 21(8).
홍윤철, 하은희(1996). 외국인 근로자의 근로실태 조사. 대한산업의학회지, 8(1).
황성호(2006). 서울 · 경인지역 일부 외국인 근로자들의 산업재해에 관한 통계조사. 서울대학교 보건대학원 석사학위논문.
황수경(2003). 단시간 근로 여성인력 활용방안. 한국노동연구원 연구보고서.

Anthony, M., Williams, J. M., & Avery, A. M. (2008). Health needs of migrant and seasonal farmworkers. *J Community Health Nurs*. 25(3).
Aronsson G. (1999). Contingent workers and health and safety. *Work Employment Society*. 13(3).
Barton J. (1994). Choosing to work at night: a moderating influence on individual tolerance to shift work. *J Appl Psychol*. 79(3).
Benavides F. G. et al (2000). How do types of employment relate to health indicators · Findings from the second European survey on working conditions. *Journal*

of Epidemiology and Community Health. Jul. 54(7).

Bőkerman P, Laukkanen E. (2010). What makes you work while you are sick? Evidence from a survey of workers. *Eur J Public Health*, 20. 43e6.

Blankfield R. P., Ahmed M., Zyzanski S. J. (2004). Idiopathic edema is associated with obstructive sleep apnea in women. *Sleep Med*. 5(6).

Bohle P. et al (2004). Working hours, work-life conflict and health in precarious and "permanent" employment. 11. *Revista de Saude Publica*. 38 Supplment. E-pubished.

Bonzini M, Palmer KT, Coggon D, Carugno M, Cromi A, Ferrario MM. (2011). Shift work and pregnancy outcomes: a systematic review with meta-analysis of currently available epidemiological studies. *BJOG*. 118(12).

Bosch L. H. M., De Range W. A. M. (1987). Shiftwork in health care. *Ergonomics*. 30(5).

Cash-Smith, S. (2002). Woman and cardiovascular disease. *AAOHN J*. 50(10).

Domenighetti G. et al (2000). Health effects of job insecurity among employees in the Swiss general population. *International Journal of Health Service*. 30(3).

Gimeno D. et al (2004). Psychosocial factors and work related sickness absence among permanent and non-permanent employees. *Journal of Epidemiology and Community Health*. Oct. 58(10).

Giovanni C. (1996). The impact of shift and work on health. *Appl Ergon*. 27(1).

Haines VY, Marchand A, Rousseau V, et al. (2008). The mediating role of work-to-family conflict in the relationship between shiftwork and depression. *Work Stress*. 22. 341e56.

Hänecke K., Tiedemann S., Nachreiner F., Grzech-Sukalo H. (1998). Accident risk as a function of hour at work and time of day as determined from accident data and exposure models for the German working population. *Scand J Work Environ Health*. 24(3).

Hossain J. L., Shapiro C. M. (1999). Considerations and possible consequences of shift work. *J Psychosom Res*. 47(4).

Kilbom, Å., Messing, K., & Thorbjörnsson, C. B. (1998). Women's health at work. Stockholm: Arbetslivsinstitutet. *National Institute for Working Life*.

Learthart S. (2000). Health effects of internal rotation of shifts. *Nurs Stand*. 14(47).

Leger D. (1994). The cost of sleep-related accidents: a report for the national commission on sleep disorders research. *Sleep*. 17(1).

McDonough P. (2000). Job insecurity and health. *International Journal of Health Service*. 30(3).

Messing, K. (1998). *One-eyed science: occupational health and women workers*. Philadelphia: Temple university press.

Moore VC, Jaakkola MS, Burge CB, Pantin CF, Robertson AS, Burge PS. (2012). Shift work effects on serial PEF measurements for occupational asthma. *Occup Med* (Lond). 2012 Jul 9. [Epub ahead of print].

Murata K., Yano E., Shinozaki T. (1999). Impact of shift work on cardiovascular functions in a 10-year follow-up study. *Scand J Work Environ Health*. 25(3).

Niedhammer I, Chastang JF, David S. (2008). Importance of psychosocial work factors on general health outcomes in the national French SUMER survey. *Occup Med* (Lond). 58, 15e24.

O'Connor, T., Loomis, D., Runyan, C., Abboud, dal Santo, J., & Schulman, M. (2005). Adequacy of health and safety training among young Latino construction workers. *J Occup Environ Med*. 47(3).

OECD (2005, 2007). *OECD Employment Outlook*.

Pavlic, D. R., Brovc, M., Svab, I., Ahcin, J., & Slajpah, M. (2007). Attitudes to illness and the use of health services by economic immigrants in Slovenia. *Croat Med J*. 48(5).

Probst T. M. (2004). Safety and insecurity: exploring the moderating effect of organization safety climate. *Journal of Occupational Health and Psychology*. 9(1).

Quinlan M. et al (2001). The global expansion of precarious employment, work disorganization, and consequences for occupational health: a review of recent research. *International Journal of Health Service*. 31(2).

Rodriguez E. (2002). Marginal employment and health in Britain and Germany: does unstable employment predict health?. *Social Science and Medicine*. 55(6).

Saha A. et al (2004). An accident-risk assessment study of temporary piece rated workers. *Industrial Health*. 42(2).

Skipper J. K., Jung F. D., Coffey L. C. (1990). Nurses and shift work: effects on physical health and mental depression. *J Adv Nurs*. 15(7).

Swaen G. M. et al (2004). Effects of job insecurity from a workplace closure threat on fatigue and psychological distress. *Journal of Occupational and Environmental Medicine*. 46(5).

Tenkane L., Sjoblom T., Kalino T., Alikoski T., Harma M. (1997). Shift work, occupation and coronary heart disease over a 6-years of follow up in the Helsinki Heart Study. *Scand J Work Environ Health*. 23(4).

Virtanen M. et al (2005). Temporary employment and health: a review. Int J Epidemiol.

34(3).

Xu X., Ding M, Li B., Christiani D. C. (1994). Association of rotating shiftwork with preterm births and low birth weight among never smoking women textile workers in China. *Occup Environ Med.* 51(7).

Zhao I, Bogossian F, Turner C. (2012). A cross-sectional analysis of the association between night-only or rotating shift work and overweight/obesity among female nurses and midwives. *J Occup Environ Med.* 54(7).

Zhu J. L.. Hjollund N. H., Andersen A. M., Olsen J. (2004b). Shift work, job stress, and late fetal loss: The National Birth Cohort in Denmark. *J Occup Environ Med.* 46(11).

Zhu, J. L., Hjollund N. H., Boggild H., Olsen J. (2003). SHift work and subfecundity: a causal link or an artefact? *Occup Environ Med.* 60(9). E12.

Zhu J. L., Hjollund N. H., Olsen J. (2004a). Shift work, duration of pregnancy, and birth weight: the National Birth Cohort in Denmark. *Am J Obstet Gynecol.* 191(6).

찾아보기

ㄱ

가사노동 16, 33
가임기 13, 21
가정경제 156
가정생활 145
가족간호제 32
가족건강관리 13
가족구성원 16
가족상담 168
가족 응집력 157
가족참여프로그램 31
가족치료 164
간경화 150
간장장애 151
간접고용 72
간접 흡연 287
강간범죄자 155
강박성 206
강박적 집착 163
개인 관리자 206
개인보호구 118
갱년기 증상 14, 32
거대적아구성 빈혈증 151
거세포성 빈혈증 151
건강검진 31
건강검진수진율 25
건강격차 15
건강관리법 25
건강관리지침 115
건강관리프로그램 28, 33
건강보험 119
건강보험급여비 143
건강보호 264
건강 소송 129
건강수준 15, 249
건강습관 27
건강실태 115
건강장애 19, 270
건강증진 방안 15
건강증진프로그램 28
건강진단 수검률 120
건강행위 13, 22, 27, 176
건강형평성 19
걷기 186
결근일수 161
결식률 27
결핍가설 204
결혼이민자 115
경력개발 210
경력개발요인 200, 201

경제적 손실 143
경제활동인구 17, 41
경제활동인구조사 72
경제활동참여율 17
경화요법 237
고객 접대 143
고긴장 집단 209
고도산업사회 175
고령근로자 35
고령자 고용촉진법 34
고밀도 지단백 179
고온환경 118
고용안정 201
고용 특성 207
고용형태 71, 91
고위험 음주율 143
고정교대 56
고지혈증 221
고충처리 121
고혈압 33, 175, 221, 222
골다공증 14, 32, 33, 37
골밀도 137
공공개인서비스업 29, 32, 34
공장 관리자 206
과다출혈 136
과로 35
과로·스트레스 27, 29
과음자 152
관계갈등, 조직체계 211
관리감독 201
관리인 208
관상동맥질환 138, 224
관절염 23, 32
광고업 207
광범위 하지정맥류 제거술 237
교대근무 56, 64, 122
교대근무 부적응 증후군 59
교대제 58
국립산업안전보건연구원 69
국소배기장치 283
국소적 하지정맥류 제거술 237
국제노동기구 68
궁암 14
근골격계 질환 21, 23, 27, 29
근력 177, 184
근력부족 175
근로기준법 66, 256, 268
근로복지공단 121
근로시간 66
근로자 상담요원 29
근로조건 19, 31, 158
근육통 190
근육활동 177
글루코겐 194
금단현상 163
금연 287
금연석 128
금연시도율 131
급성출혈성 회백염 151
긍정적 대처기제 226
기계문명 175
기관장 146
기능조화 191
기동성 15
기억력 35

ㄴ

나프탈렌 135
난소암 14
남녀고용평등법 256
남성근로자 18, 23
납 118, 273
내분비계 교란물질 271
내분비대사 176

내성 163
내인성 일주기리듬 58
내피세포 134
냉찜질 191
노년기 21, 22
노년기 여성근로자 36
노동부 121
노인복지법 34
노인부양 30
노폐물 177, 192
뇌경색 134
뇌빈혈 241
뇌·심혈관 질환 27, 29, 217
뇌·심혈관 질환 발병위험도 평가 218
뇌·심혈관 질환 예방을 위한 발병위험도 평가 및 사후관리지침(KOSHA GUIDE, H-1-2012) 218
뇌졸중 138, 217
능력개발 215
니코틴 132

ㄷ

다발성 뉴로파치 151
다이옥신 135
다중부담가설 204
다중애착가설 204
다중역할가설 204
단순공정작업 208
담배 125
담배규제 127
담배규제협약 128
담뱃진 133
당 223
당뇨병 221, 223
당화혈색소 223
대근군(large muscle group) 183
대사산물 153
대인관계 183
대인관계 갈등 144
대장암 150
대처능력 203
도로교통법 148
도소매업 29, 32
도플러 초음파 234
동맥경화증 178
동성 빈맥 227
동작반응시간 35
동치료 164
둔부 195
듀플렉스 컬러 초음파 234
땀구멍 192
또래 집단 문화 28

ㄹ

레이저 요법 238

ㅁ

마그네슘 195
마스크 118
마이오글로빈 177
만성질병 22
만성폐쇄성 폐질환 138
말초신경장애 186
말초호흡근 134
망막증 186
메탄올 135
멜라토닌 59, 64
면역기능 152, 202
면역저항 152
면역체계 152
모성보호 15, 19, 250
모성보호제도 249, 250
모성수당 265, 266
모성 역할 33

모성휴가 265
모유수유 294
무단결근 161
물리환경 211
미국 국립산업안전보건연구원 275
미끄럼방지조치 37
미숙아 136
미토콘드리아 179
미혼여성 22
미혼 집단 21

ㅂ
발암물질 135
방진마스크 283
배란 271
배상금 129
버거씨병 134
벤젠 120
병가일수 161
보건의료비용 199
보상부적절 211
본 운동 181
부인과질환 31
부정적 자아개념 35
분진 118
불법체류자 113
불안 202
불임 136, 272
불편한 자세 118
비동기화 59
비만 21, 24, 175, 192, 221
비만관리 34
비만상태 178
비만조절 195
비만해소 183
비소 135
비정규직 207
비정규직 고용 71
여성근로자 71
비타민 B_{12} 240
비흡연자 127
빈혈 239
빈혈유병률 29

ㅅ
사고 203
사고율 148
사무직 18
사산 272
사춘기 20
사회기술훈련 164
사회 불평등 80
사회적 기술 165
사회적 지원 16
사회적 지지체계 36
사후조치 114
산소섭취량 177
산소소비능력 177
산소운반능력 177
산업기술연수생 113, 119
산업보건 18
산업보건연구원 143
산업안전보건 74
산업안전보건법 시행령 120
산업재해 27, 29, 32
산업재해보상 221
산업재해보상보험 119
산재인정 32
산전건강검진 260
산전 진찰 289
산전출혈 287
산화효소 179
산후 우울감 307
상담치료 164

상담프로그램 28
상대적 평등 249
상습 음주자 141
상용근로자 18
상해 188
생리휴가 253
생산성 198
생식건강 205
생식독성물질 271
생애주기 20
생체리듬 58
생활양식 34
생활적응 서비스 121
서비스업 18
선천성 대사 이상증 153
성(性) 인지적 관점 250
성격유형 211
성교육 28
성생활 157
성 역할태도 146
성인병 183
성차별 145
성추행 155
성폭력 155
성희롱 28
세계보건기구 127
세균·바이러스질환 29
소규모 사업장 33
소년기~폐경 전 중년기 20
소득수준 143
소아기 천식 136
소음 118
손해배상소송 129
수면 192
수면각성리듬 58
수면장애 202
수면제 203
수선공 208
수영 187
수유 307
수정능력 136
수중체조 187
수축기(혹은 최고) 혈압 222
숙련기술 208
순환교대 56
스트레스 16, 33, 226
스트레스관리프로그램 28
스트레스 인지율 25
스트레칭 182
시간분배조절 능력 208
시스템 프로그래머 207
시안화수소 135
식당근로자 206
식도암 150
식사량 194
식사습관 193
식생활 178
식욕증대 147
식이요법 178, 194
식이장애 14
신경병 151
신경쇠약 202
신문잡지업 206, 207
신체구성 176
신체활동 147, 175
실업자 17, 41
심근경색 134
심근경색증 217
심리치료 164
심박수 192
심폐기능 176
심폐지구력 183

ㅇ

아세톤 135
아세트알데하이드 151, 153
악력 35
악성종양 34
안전보건교육 114
안전보건체계 91
안전불감증 161
알코올 120, 147
알코올 남용 151, 163
알코올성 간염 150
알코올성 소뇌변성증 151
알코올성 치매 151
알코올 소비 144
알코올 의존도 144, 163
알코올 중독 151, 155
암모니아 135
압박감 198
야간근로자 66
약물남용 176
약물치료 164, 178
양막 조기 파열 136
양수 297
언어소통 119
언어훈련 121
업무과다 204
업무의 불안정성 209
업무의 요구도 209
업무의 재량도 209
업무추진 159
에스트로겐 224
여가시간 175
여가 활동 183
여성건강 13
여성 경제활동인구 41
여성 경제활동참여율 42
여성근로자 19, 23, 249
여성 다발 질환 34
여성 취업률 49
역평형효과 204
역할갈등 201, 203
역할과다 204
역할 과부하 145
역할긴장가설 204
역할누적가설 204
역할모호성 201
역할수행 201
역할요인 200
역할증대가설 204
역할책임 201
역할확장가설 204
연수제도 113
연수취업자 119
열량섭취 193
열량소모 193
열사병 189
염색체이상증 153
염화페놀 273
엽산(folic acid) 151
영세 소규모 사업장 34
영아돌연사증후군 136
영양과다 175
영양불량 154
영양사 88
오로 303
외국인 근로자 112
외국인 근로자의 고용 등에 관한 법률 112
외국인 노동자 의료공제회 116
요통 32, 175
요통예방체조교육 32
우울인지율 25
우울증 33
운동강도 183, 184
운동능력 176

운동발육 지연 153
운동부족 175, 178
운동부하량 196
운동실천율 24
운동조절 기능 147
운동프로그램 185
운동호흡수 179
월경 전 증후군 14
월경주기 271
위궤양 150
위액분비 147
위험 수준 143
유기수은 273
유기용제 118, 270, 273, 283
유기용제중독 274
유방암 14, 31, 37
유방암 자가검진 프로그램 34
유방울혈 306
유·사산휴가 261
유산 272
유산소운동 33, 36
유소견자 115
유연성 184
유해인자 34, 118
유해화학물질 120, 270, 278, 279
육아휴직 253
음식숙박업 29, 32, 34
음주 141
음주거절 157
음주경험 143
음주량 143
음주 상태 169
음주습관 171
음주운전 157
음주율 24
음주일지 171
응급전화상담센터 121
의료공제회 119
의료문제 116
의료비용 199
의료서비스 14
의료요구율 14
의료용 압박 스타킹 234
의료이용 119
의료지원 121
의사결정 201
의사결정과정 145
의욕상실 202
이슬 296
이주근로자 112
이중역할 16
이직 198
이환율 14
인 195
인공유산 29
인슐린 224
인적자원 250
인종차별 114
인지행동치료 169
일산화탄소 132
일주기 교란 58
일주기 리듬 58
임시직 근로자 18
임신 285
임신주수 288
임신중독증 136
임신 중 자궁출혈 136
임신중절 29
임신중절경험률 30
임신중절수술 117
입덧 287

ㅈ

자가관리 37

자간증(eclampsia) 136
자궁 경부암 138
자궁암 31, 37
자궁외임신 136
자궁절제 14
자기결정권 14
자녀양육 14, 16, 30
자살 202
자살사고율 25
자아존중감 145
자연유산 205, 286
자전거 타기 187
자존감 204
작업감독 159
작업관련성 질환 141
작업대 31
작업속도 37
작업수칙 119
작업요구 199
작업조건 145
작업조직 73
작업지침 161
작업집중도 141
작업환경 18, 19, 29, 145
잔업 119
장갑 118
장기결근 199
재교육 199
재생산 249
재해 203
재해 발생 위험 118
저긴장 집단 208
저밀도 지단백 178, 179, 222
저온환경 118
저임금 33
저체중아 136
저항력 178
적대감 206
적응력 198, 215
적정 음주량 159
적혈구 239
전기 노년기 20
전신피로감 173
전치태반 136
절식 194
절주 프로그램 142, 157
점증부하 179
정규직 고용 71
정리 운동 182
정맥염 233
정맥촬영 234
정신건강 33, 176
정신건강상태 27
정신발달장애 154
정신지체 153
정신질환 33
젖산 190
제왕절개 14
제왕절개분만율 29
제조업 29, 32
조기양수파열 136
조깅 186
조립공 209
조산 295
조직정책결정 208
조퇴 203
조혈제 244
종교의식 125
좌골통 32
주관적 규범 146
주의력결핍장애 136
준고령자 34
준비 운동 181
중금속 및 화학물질 118

중년기 22
중노년 집단 21
중량물 취급 118
중성지방 194
중압감 190
중 · 장년기 21
중추신경계 147
중탄산 이온 150
지능발달 153
지방 177
지방간 150
지방조직 194
지역사회 자원 활용 37
지주막하출혈 138
직무과중 208
직무관련 긴장 203
직무긴장모델 202
직무만족도 32, 203
직무불안정 211
직무수행능력 35
직무수행도 32
직무 스트레스 145
직무요구도 208
직무요인 200
직무자율성 208
직무특성 145
직무환경 198
직업병 및 산업재해 115
직업성 스트레스 척도 207
직장과 가정의 조화요인 200
직장 내 운동프로그램 30
직장문화 211
직장상사 114
직장생활 145
직장여성 16, 41, 250
직종별 19
진동 118
진통 297
질병예방 27
질병이환율 14
집단 소송 129
집단심리치료 164

ㅊ

착상 지연 136
착유실 31
창구업무 근로자 209
철 240
철분제 244
청각 35
청각신호 37
청소년기 20
체력 저하 178
체력증진 31, 182
체온조절 189
체중감량 196
체중관리 183
체중부담 184
체중유지 34
체중조절 24, 28, 194
체지방 194, 286
체지방량 및 체중 감소 179
체질량 지수 286
최대심박수 183
최대환기량 증가 179
최저임금수준 113
출근 기피 203
출산 285
출산 · 양육기 21
출산율 113
췌장염 150
췌장질환 151
취급률 120
취업구성비 47

취업상담 121
취업인구 41
취업활동 16
취중범죄 155
치과의사 208
치료 프로그램 162

ㅋ

카드뮴 135
카페인 288
칼륨 195
칼슘 195
코티졸 59
콜라겐섬유 150
콜레스테롤 178, 222

ㅌ

타르 132
탄닌 246
탄력근로제 32
탄수화물 177
태반 287
태반 박리 136, 287
태반 조기박리 136
태아발달 154, 287
태아성 알코올 증후군 151
태아 알코올 증후군 153
태아조직 153
태아하강 296
톨루엔 135
트리글리세리드 223
특수고용 노동자 86

ㅍ

판막 231
평균수명 15
평생흡연자 131
폐경 32, 225
폐확산능 증가 179
폐활량 177
포괄적 화해 129
폴리클리네이트드비페닐(PCBs) 273
표재성 정맥 231
표재성 정맥 고혈압 235
표준작업기준 158
프로게스테론 233
프로락틴 59
피곤함 198
피로인지도 26
피부호흡 192
피임교육 28
피임약 136

ㅎ

하루 섭취열량 194
하지정맥류 231
학습능력 34
학업수행 장애 153
한국금연운동협의회 130
한국노동연구원 119
한국담배인삼공사 131
한국산업안전보건공단 121
한국형 알코올 중독 선별조사지 144
합리적 차별 250
합법체류자 113
핵가족화 16
행동발달 153
허혈성심질환 151
헛기침 190
헤모글로빈 177, 239
현기증 191
현대생활 193
혈관경화제 237
혈관확장 147

혈색소 134
혈압 222
혈압하강 147
혈액 239
혈액 응고인자 202
혈장 239
혈종 191
혈중알코올농도 148
협심증 217, 227
협심통 190
호모시스테인 202
호흡중추 134
확장기(혹은 최저) 혈압 222
환경호르몬 135, 271
환부높임 191
회사방침 162
회식 143
효소체계 153
후기 노년기 20
후유증 191
휴가제 32
휴식 190
흡수 이상 및 발암물질 151
흡수장애 154
흡연율 23, 127
흡연자 127

Adult Treatment Panel(ATP Ⅲ) 223
JCQ(Job Content Questionnaire) 207
KOSHA GUIDE 66
M자형 18